Jing Bian Guo Jia Yao Dian Yao Wu Cai Se Tu Dian

精编国家药典药物

彩色图典

第三卷

主编 周 尚 周重建

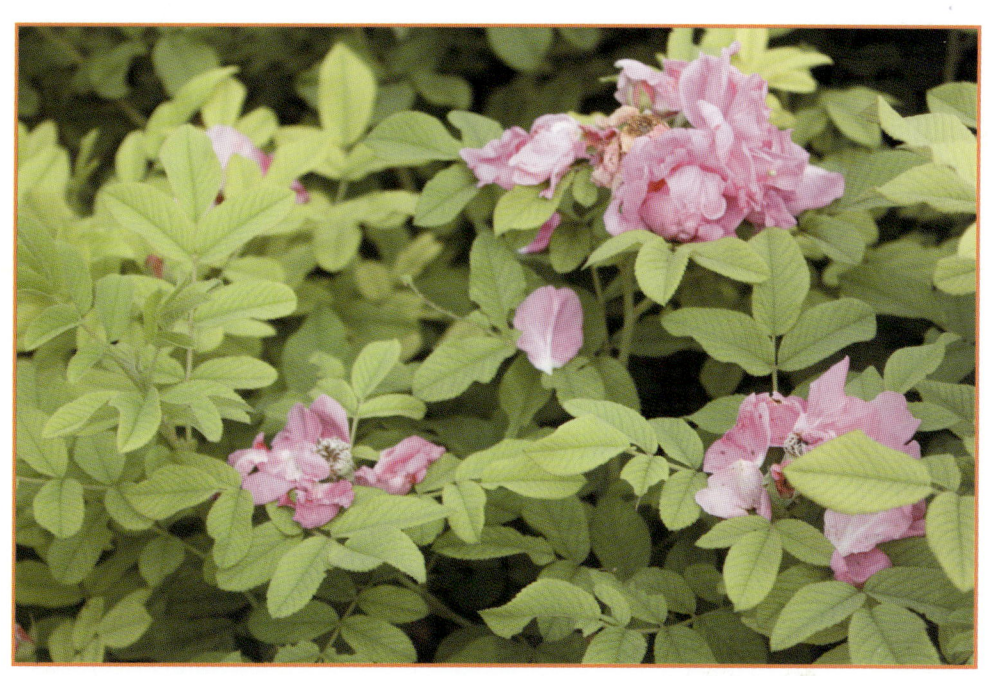

天津出版传媒集团

天津科学技术出版社

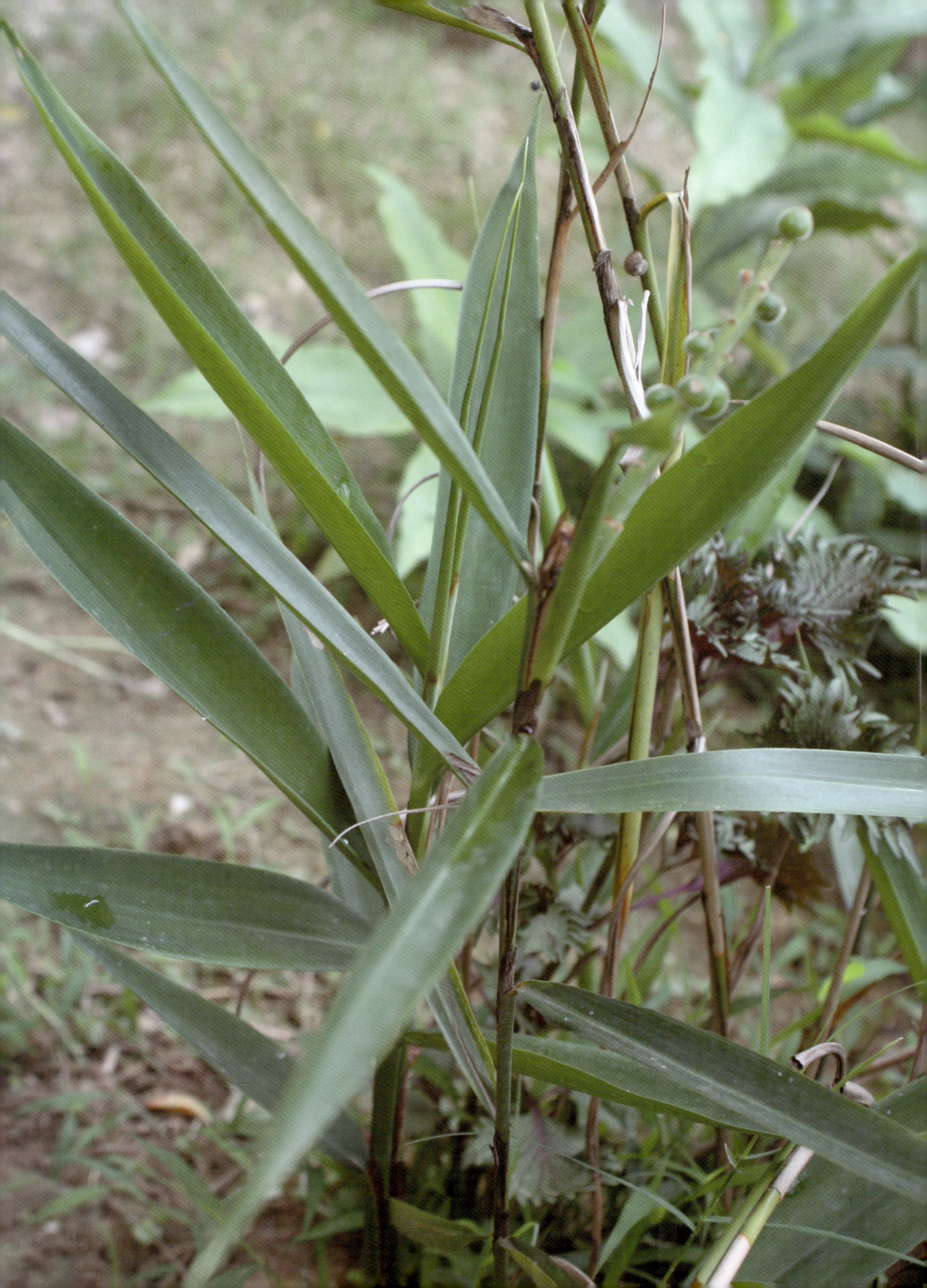

鸡血藤

- **别名** 红藤、活血藤、大血藤、血风藤、猪血藤、血龙藤。
- **来源** 本品为豆科植物密花豆 *Spatholobus suberectus* Dunn 的干燥藤茎。

【形态特征】木质大藤本，长达数十米，老茎扁圆柱形，稍扭转。三出复叶互生，有长柄，小叶宽卵形，先端短尾尖，基部圆形或浅心形，背脉腋间常有黄色簇毛，小托叶针状。大型圆锥花序生枝顶叶腋。花近无柄，单生或2～3朵簇生长于序轴的节上成穗状，花萼肉质筒状，被白毛，蝶形花冠白色，肉质。荚果扁平，刀状，长8～10.5厘米，宽2.5～3厘米。

【生境分布】生长于灌木丛中或山野间。分布于广西、广东、江西、福建、云南、四川等地。

【采收加工】秋、冬二季采收，除去枝叶，切片，晒干。

【性味归经】苦、甘，温。归肝、肾经。

【功能主治】活血补血，调经止痛，舒筋活络。用于月经不调，痛经，经闭，风湿痹痛，麻木瘫痪，血虚萎黄。

【用量用法】内服：9～15克，煎服，大剂量可用至30克，或浸酒服，或熬成膏服。

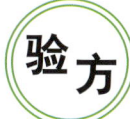

①**手脚痛**：鸡血藤100克，水煎服。②**贫血**：鸡血藤、土党参各30克，水煎服。③**风湿性关节炎**：鸡血藤、老鹳草各15克，忍冬藤30克，苍草、白薇各12克，水煎服。④**腰痛**：鸡血藤、伸筋草各9克，水煎服。⑤**贫血**：鸡血藤30克，水煎服，或熬膏服。⑥**白细胞减少症**：鸡血藤、黄芪各15克，大枣10枚，水煎服。⑦**血虚血瘀月经不调、痛经、闭经**：鸡血藤、当归、熟地各15克，川芎、香附各10克，水煎服。⑧**中风后遗症手足痿弱、偏瘫**：鸡血藤30克，黄芪15克，丹参、地龙干、赤芍各12克，水煎服。

使用注意

月经过多者慎用。

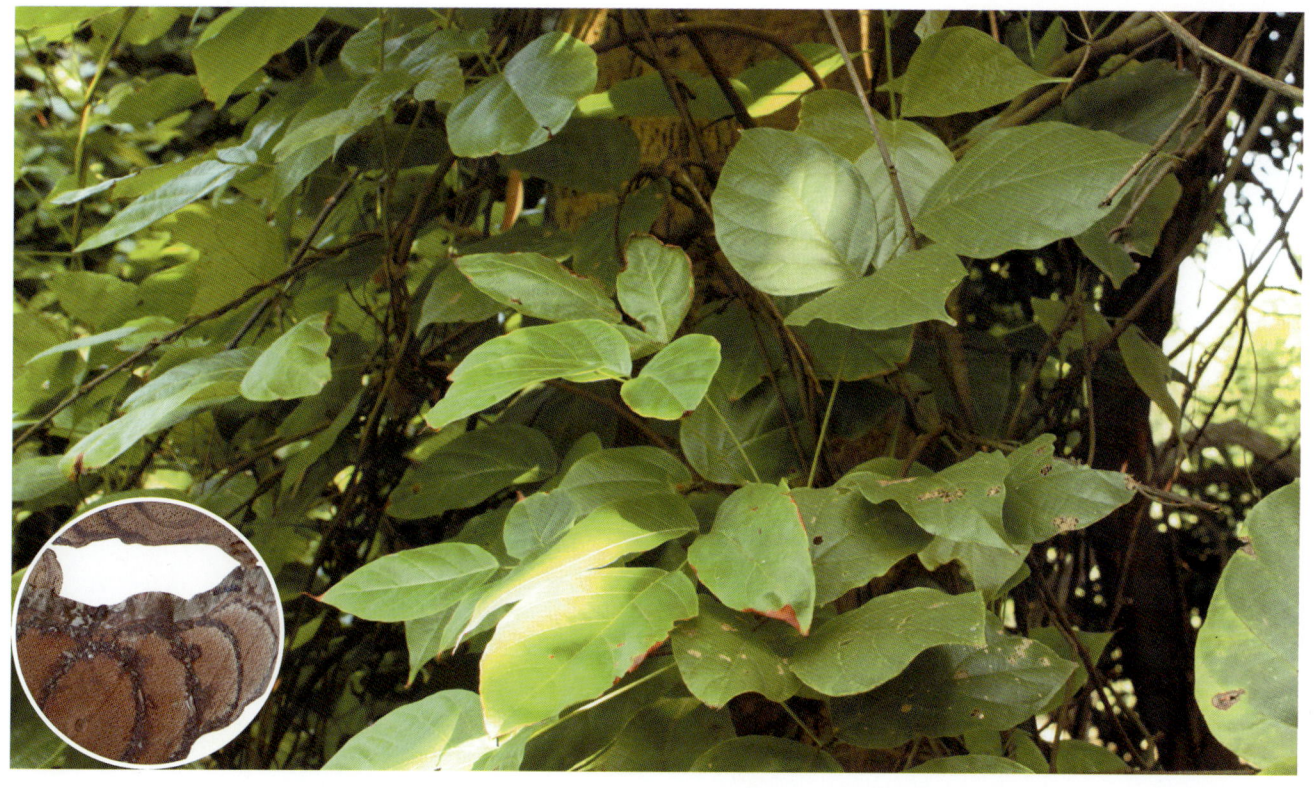

鸡骨草

- **别名** 大黄草、石门坎、黄食草、红母鸡草、细叶龙鳞草。
- **来源** 本品为豆科植物广州相思子 Abrus cantoniensis Hance 的干燥全株。

【形态特征】木质藤本，长达1米，常披散地上或缠绕其他植物上。主根粗壮，长达60厘米。茎细，深红紫色，幼嫩部分密被黄褐色毛。双数羽状复叶，小叶7~12对，倒卵状矩圆形或矩形，长5~12毫米，宽3~5毫米，膜质，几无柄，先端截形而有小锐尖，基部浅心形，上面疏生粗毛，下面被紧贴的粗毛，叶脉向两面凸起；托叶成对着生，线状披针形；小托叶呈锥尖状。总状花序腋生，花长约6毫米；萼钟状；花冠突出，淡紫红色；雄蕊9，合生成管状，与旗瓣贴连，上部分离；子房近于无柄，花柱短。荚果矩圆形，扁平，疏生淡黄色毛，先端有尾状凸尖；种子4~5粒，矩圆形，扁平，光滑，成熟时黑褐色或淡黄色，有明显的种阜。花期春、夏。

【生境分布】生长于山地或旷野灌木林边。分布于广东、广西等地。

【采收加工】全年均可采挖，除去泥沙，干燥。

【性味归经】甘、微苦，凉。归肝、胃经。

【功能主治】利湿退黄，清热解毒，疏肝止痛。用于湿热黄疸，胁肋不舒，胃脘胀痛，乳痈肿痛。

【用量用法】内服：15~30克，煎服。

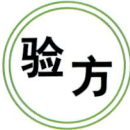

验方 ①**外感风热**：鸡骨草60克，水煎服，每日2次。②**丹毒**：鸡骨草10克，白芍12克，牡丹皮9克，银柴胡、地骨皮各6克，水煎服。③**小儿疳积**：鸡骨草10克，独脚金6克，配猪肝少许煎服。④**湿热黄疸**：鸡骨草60克，水煎服，每日2次。⑤**肝硬化腹水、胃痛、风湿骨痛**：鸡骨草30~60克，水煎服。

使用注意

本品种子有毒，不能入药，用时必须把豆荚全部摘除。

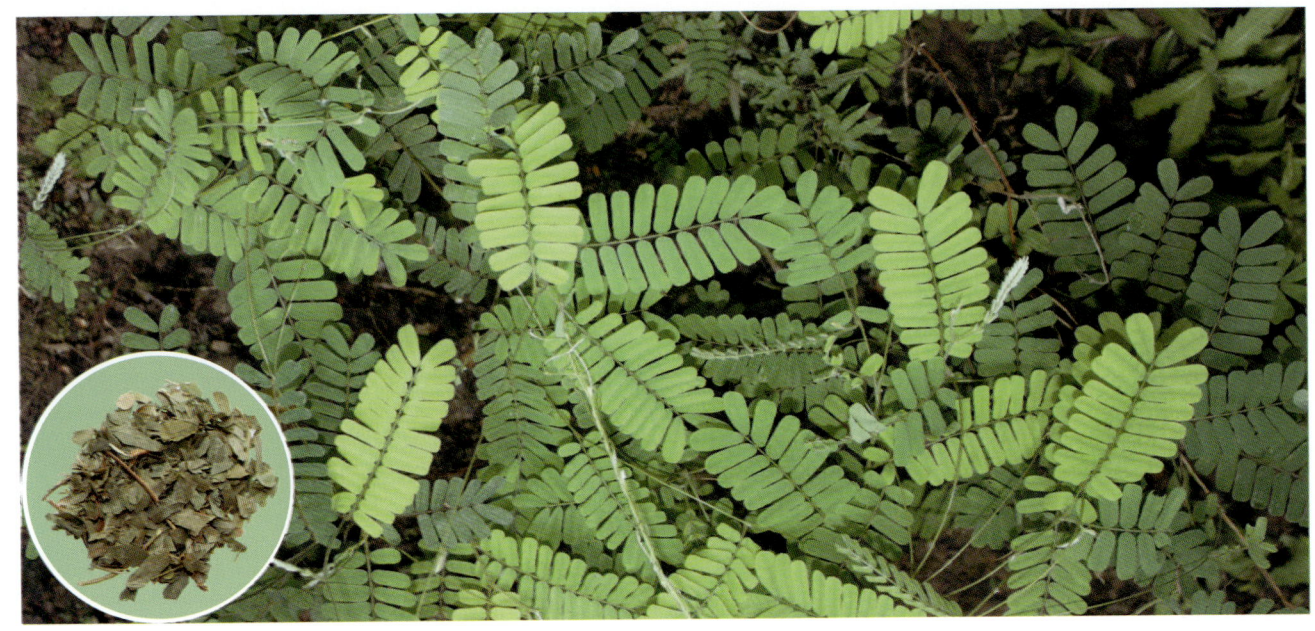

鸡冠花

- **别名** 鸡髻花、鸡公花、鸡角根、红鸡冠、老来红、大头鸡冠、凤尾鸡冠。
- **来源** 本品为苋科1年生草本植物鸡冠花 Celosia cristata L. 的干燥花序。

【形态特征】一年生草本，植株有高型、中型、矮型三种，高的可达2~3米，矮型的只有30厘米高，茎红色或青白色。叶互生有柄，长卵形或卵状披针形，有深红、翠绿、黄绿、红绿等多种颜色。花聚生长于顶部，形似鸡冠，扁平而厚软，长在植株上呈倒扫帚状。花色也丰富多彩，有紫色、橙黄、白色、红黄相杂等色。种子细小，呈紫黑色，藏于花冠绒毛内。

【生境分布】生长于一般土壤，喜温暖干燥气候，怕干旱，喜阳光，不耐涝。全国大部分地区均有栽培。

【采收加工】8~9月间，花序充分长大，并有部分果实成熟时，剪下花序，晒干，生用。

【性味归经】甘、涩，凉。归肝、大肠经。

【功能主治】收敛止血，止带，止痢。用于吐血，崩漏，便血，痔血，赤白带下，久痢不止。

【用量用法】内服：6~12克，煎服。

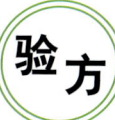

①**荨麻疹**：鸡冠花全草适量，水煎，内服外洗。②**便血、痔血、痢疾**：鸡冠花9~15克，水煎服（配生槐米、生地榆效果更好）。③**咳血、吐血**：鲜白鸡冠花15~24克，猪肺1只（不可灌水），冲开水炖约1小时，饭后分2~3次服。④**细菌性痢疾**：鸡冠花9克，马齿苋30克，白头翁15克，水煎服。⑤**月经过多**：鸡冠花适量，晒干研末，每次4~8克，空腹酒调下，忌鱼腥猪肉。

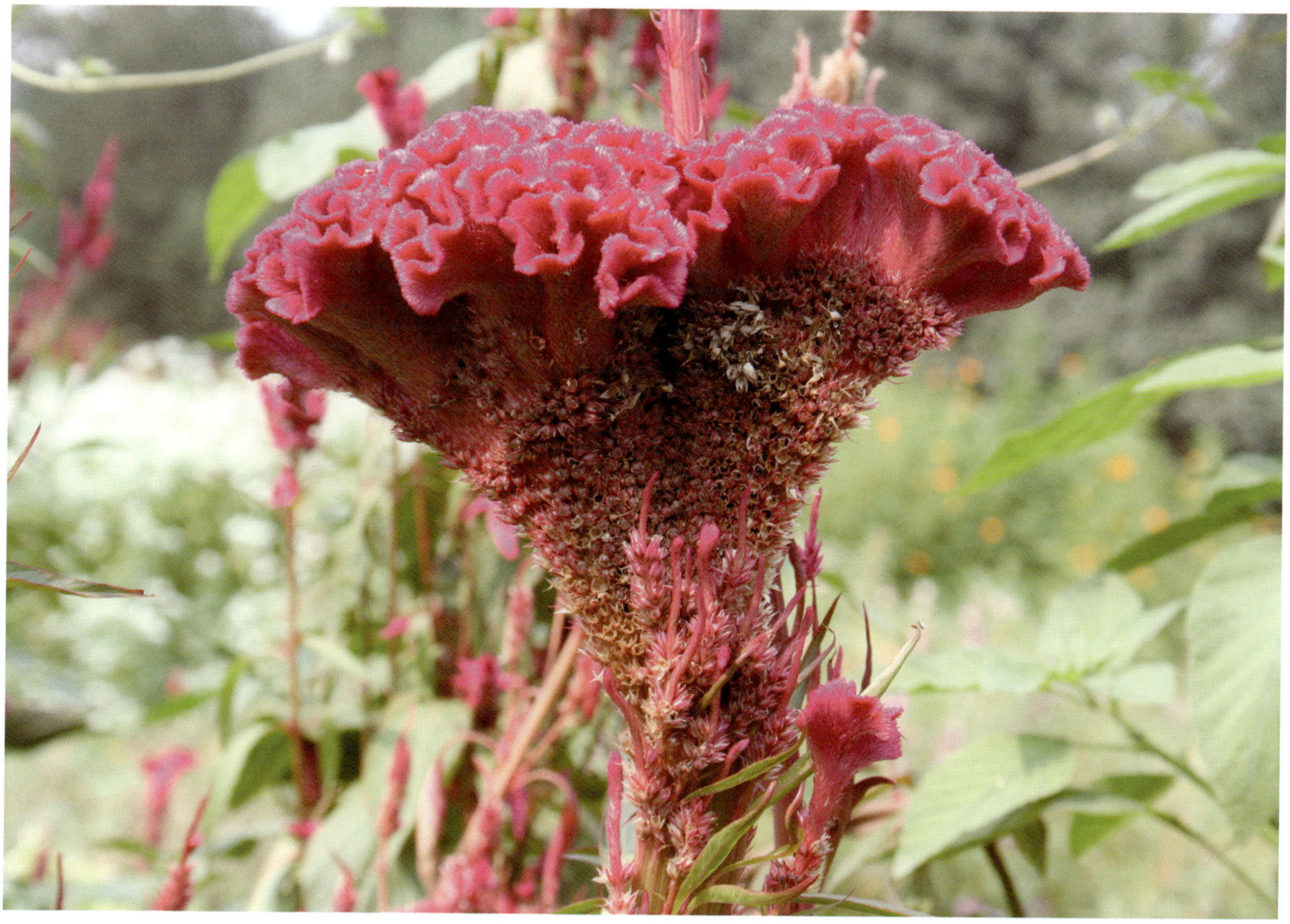

食疗药膳

●鸡冠花粥

原料：鲜鸡冠花15克，糯米60克。

制法：先将鲜鸡冠花洗净，水煎，去渣取汁，加水与糯米同煮为粥，先用大火煮，后用小火熬。待粥稠便可食用。

用法：每日早晚，温热食服。3~5日为1个疗程。

功效：凉血止血。

适用：咳血、衄血、吐血、便血、痔疮出血、高血压、妇人赤白带下等。

●白鸡冠花炖猪肺

原料：鲜白鸡冠花15~24克，猪肺250克。

制法：将鸡冠花与猪肺冲开水，共炖1小时许。

用法：饭后分2~3次服。

功效：凉血，止血，补肺。

适用：咳血、吐血等。

使用注意

本品为凉性的止泻痢、止血之品，故用于赤白下痢，痔漏下血，咯血，吐血，崩漏出血兼有热象者最为适宜。

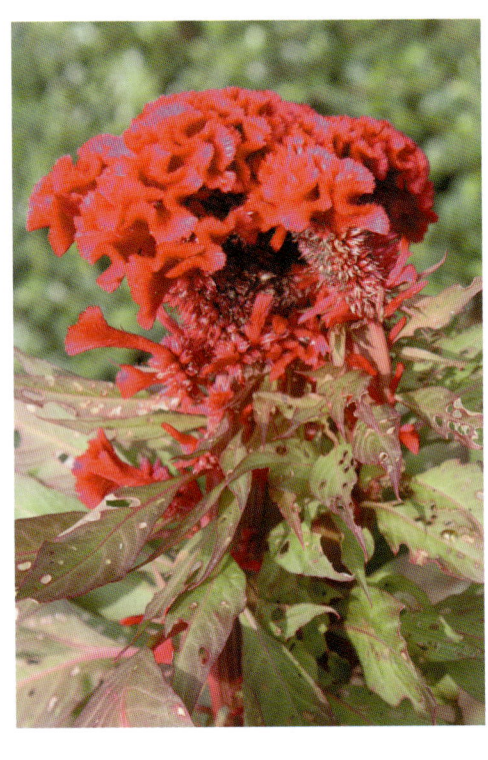
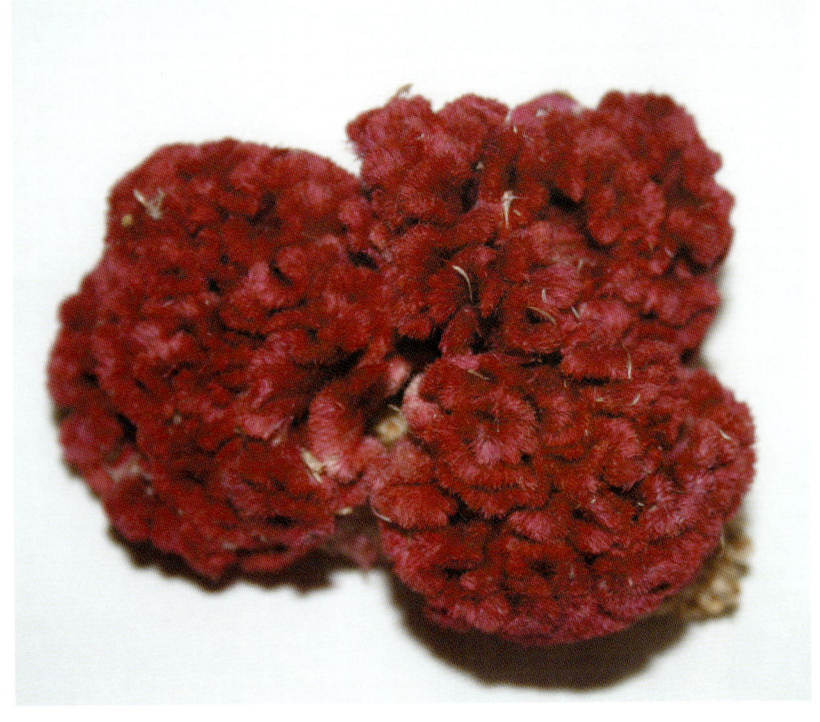

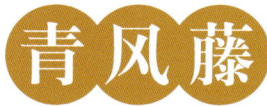

- **别名** 青藤、寻风藤、清风藤、滇防己、青防己、大青木香。
- **来源** 本品为防己科落叶缠绕藤本植物青藤Sinomenium acutum（Thunb.） Rehd et Wils.及毛青藤的干燥藤茎。

【形态特征】多年生木质藤本，长可达20米，茎圆柱形，灰褐色，具细沟纹。叶互生，厚纸质或革质，卵圆形，先端渐尖或急尖，基部稍心形或近截形，全缘或3～7角状浅裂，上面绿色，下面灰绿色，近无毛。花单性异株，聚伞花序排成圆锥状，花淡黄色。核果扁球形，熟时暗红色，种子半月形。

【生境分布】生长于沟边、山坡林缘及灌丛中，攀缘于树上或岩石上。主产于长江流域及其以南各地。

【采收加工】秋末冬初采割，晒干。用时润透切片，生用。

【性味归经】苦、辛，平。归肝、脾经。

【功能主治】祛风除湿，舒筋除痹。用于风湿痹痛，关节肿胀，麻痹瘙痒。

【用量用法】内服：6～12克，煎服；入酒剂者良。

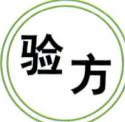

①风湿性及类风湿性关节炎：青风藤单味煎服。②关节疼痛：青风藤、红藤各15克，水煎服，每日1次，酒为引。③风湿痹痛：青风藤、红藤各15克，水煎，加酒适量冲服；或青风藤30～60克，全身痛则三味同用，水煎加黄酒适量，晚饭后服。

使用注意

脾胃虚寒者慎服。

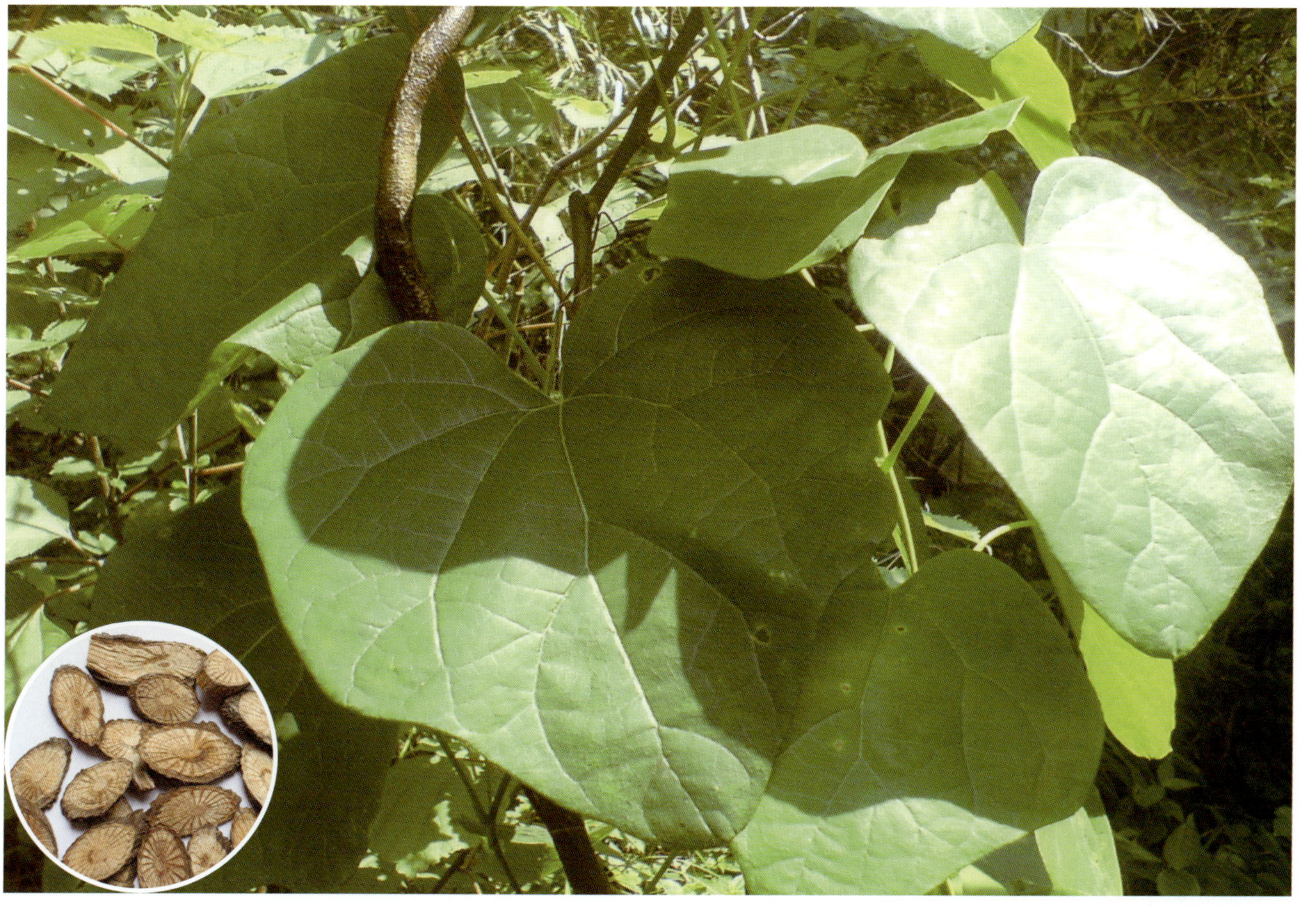

青皮

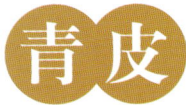

- **别名** 个青皮、青皮子、四花青皮。
- **来源** 本品为芸香科植物橘 Citrus reticulata Blanco 及其栽培变种的干燥幼果或未成熟果实的果皮。

【形态特征】常绿小乔木或灌木，高约3米；枝柔弱，通常有刺。叶互生，革质，披针形至卵状披针形，长5.5~8厘米，宽2.9~4厘米，顶端渐尖，基部楔形，全缘或具细钝齿；叶柄细长，翅不明显。花小，黄白色，单生或簇生长于叶腋；萼片5，花瓣5，雄蕊18~24，花丝常3~5枚合生；子房9~15室。柑果扁球形，直径5~7厘米，橙黄色或淡红黄色，果皮疏松，肉瓤极易分离。

【生境分布】栽培于丘陵、低山地带、江河湖泊沿岸或平原。主产广东、福建、四川、浙江、江西等地。

【采收加工】5~6月收集幼果，晒干，习称"个青皮"；7~8月采收未成熟的果实，在果皮上纵剖成四瓣至基部，除尽瓤瓣，晒干，习称"四花青皮"。

【性味归经】苦、辛，温。归肝、胆、胃经。

【功能主治】疏肝破气，消积化滞。用于胸胁胀痛，疝气疼痛，乳癖，乳痈，食积气滞，脘腹胀痛。

【用量用法】内服：3~10克，煎服。醋炙疏肝止痛力强。

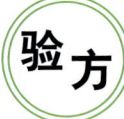

①**消化不良和术后腹胀：** 青皮、山楂、麦芽、神曲各等份，煎服。②**心胃久痛：** 青皮10克，玄胡索（以醋拌炒）6克，甘草2克，大枣3枚，水煎服。③**月经不调：** 青皮10克，生山楂30克，粳米100克，共煮成粥，早晚分服。

使用注意

本品性峻烈，易耗损正气，故气虚者慎用。

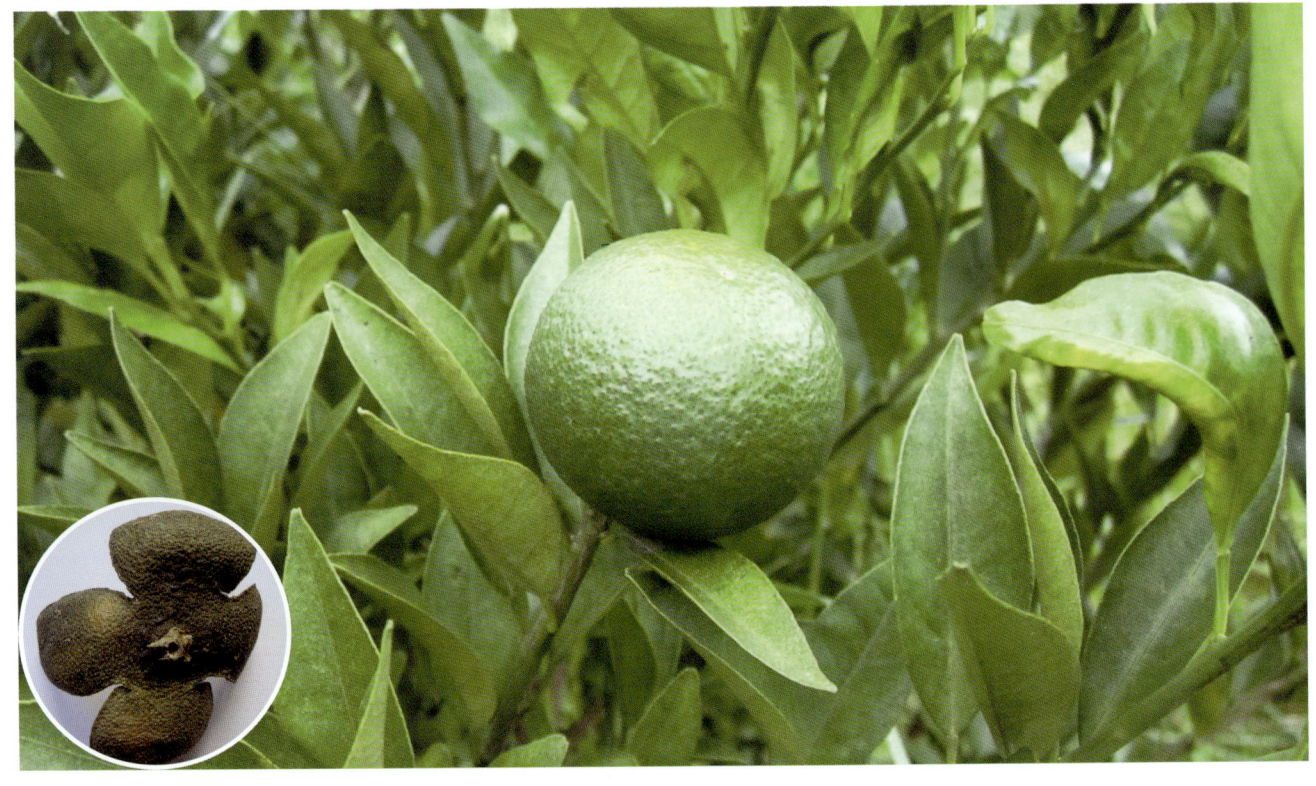

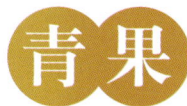

青果

- **别名** 橄榄、黄榄、白榄。
- **来源** 本品为橄榄科植物橄榄 Canarium album Raeusch. 的干燥成熟果实。

【形态特征】常绿乔木，高10～20米。有胶黏性芳香的树脂。树皮淡灰色，平滑；幼枝、叶柄及叶轮均被极短的柔毛，有皮孔。奇数羽状复叶互生，长15～30厘米；小叶11～15，长圆状披针形，长6～15厘米，宽2.5～5厘米，先端渐尖，基部偏斜，全缘，秃净，网脉两面均明显，下面网脉上有小窝点，略粗糙。圆锥花序顶生或腋生，与叶等长或略短；萼杯状，3浅裂，稀5裂；花瓣3～5白色，芳香，长约为萼之2倍；雄蕊6，插生长于环状花盘外侧；雌蕊1，子房上位。核果卵形，长约3厘米，初时黄绿色，后变黄白色，两端锐尖。花期5～7月，果期8～10月。

【生境分布】生长于低海拔的杂木林中，有栽培。主要分布在福建、广东（多属乌榄），其次广西、台湾，此外还有四川、云南、浙江南部。

【采收加工】秋季果实成熟时采收，干燥。

【性味归经】甘、酸，平。归肺、胃经。

【功能主治】清热解毒，利咽，生津。用于咽喉肿痛，咳嗽痰黏，烦热口渴，鱼蟹中毒。

【用量用法】内服：5～10克，煎服。

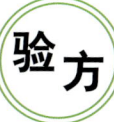

验方

①**肺胃热毒壅盛，咽喉肿痛：** 鲜青果15克，鲜萝卜250克，切碎或切片，加水煎汤服。②**癫痫：** 青果500克，郁金25克，加水煎取浓汁，放入白矾（研末）25克，混匀再煎，约得500毫升，每次20毫升，早、晚分服，温开水送下。③**呕逆腹泻：** 青果适量，绞汁，煎浓汤服。④**咽喉肿痛：** 青果适量，噙含。⑤**饮酒过度：** 青果适量，绞汁或熬膏服。

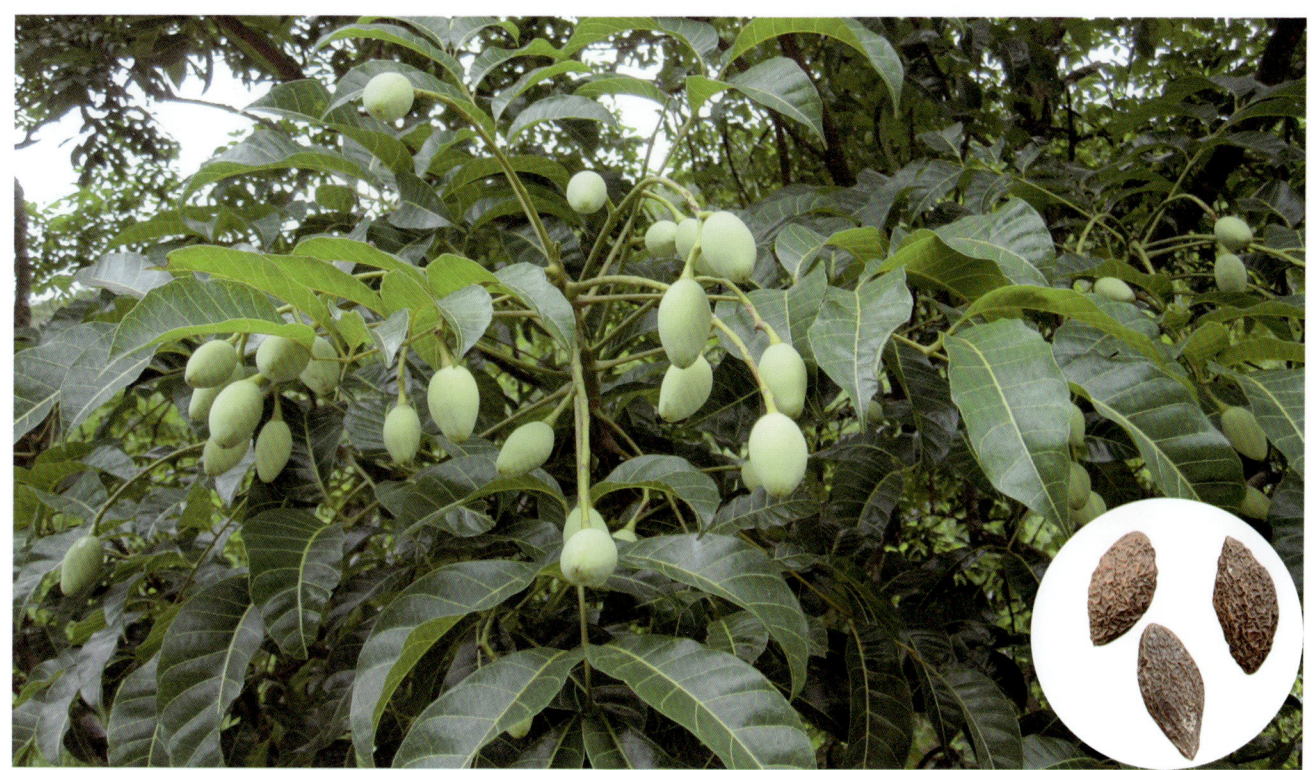

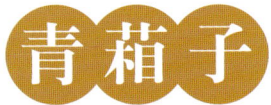 **青葙子**

- **别名** 鸡冠苋、狼尾花、狗尾巴子、野鸡冠花、牛尾花子、大尾鸡冠花。
- **来源** 本品为苋科植物青葙 *Celosia argentea* L. 的干燥成熟种子。

【形态特征】青葙子一年生草本，高达1米。茎直立，绿色或带红紫色，有纵条纹。叶互生，披针形或椭圆状披针形，长5~9厘米，宽1~3厘米。穗状花序顶生或腋生；苞片、小苞片和花被片干膜质，淡红色，后变白色，苞片3；花被片5；雄蕊5，花丝下部合生成杯状；子房上位，柱头2裂。胞果卵形，盖裂。种子扁圆形，黑色，有光泽。花期5~7月，果期8~9月。

【生境分布】生长于平原或山坡；有栽培，分布几遍全国。

【采收加工】秋季果实成熟时采割植株或摘取果穗，晒干，收集种子，除去杂质。

【性味归经】苦，微寒。归肝经。

【功能主治】清肝泻火，明目退翳。用于肝热目赤，目生翳膜，视物昏花，肝火眩晕。

【用量用法】内服：9~15克，煎服。

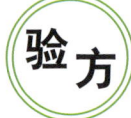 **验方**

①**慢性葡萄膜炎：** 青葙子、白扁豆各15克，元明粉（冲）4.5克，酸枣仁、茯苓各12克，密蒙花、决明子各9克，水煎服。②**急性结膜炎：** 青葙子、黄芩、龙胆草各9克，菊花12克，生地15克，水煎服。③**夜盲症：** 青葙子10克，乌枣30克，水煎服，饭前服用。

使用注意

本品有扩散瞳孔作用，青光眼患者禁用。

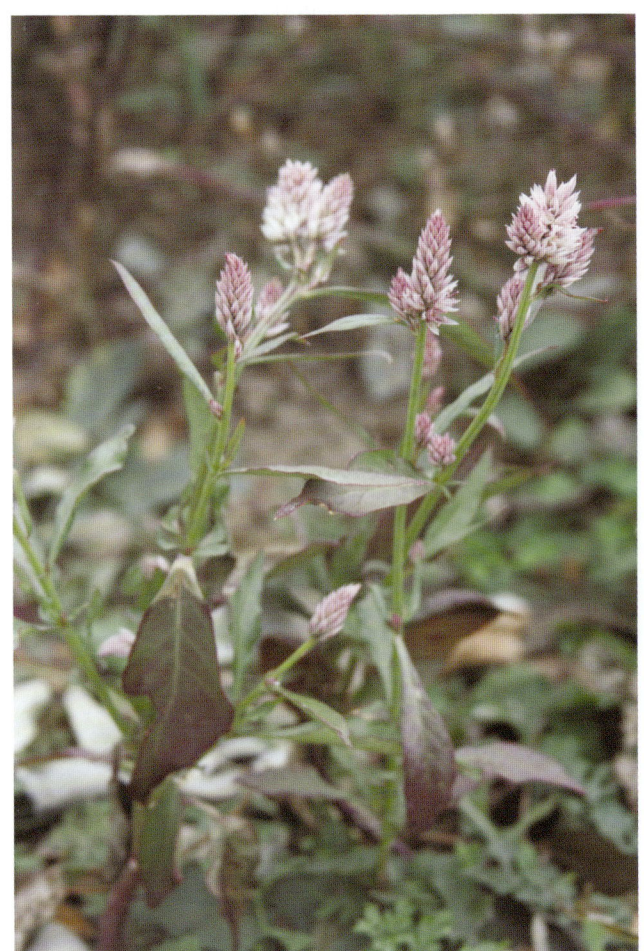

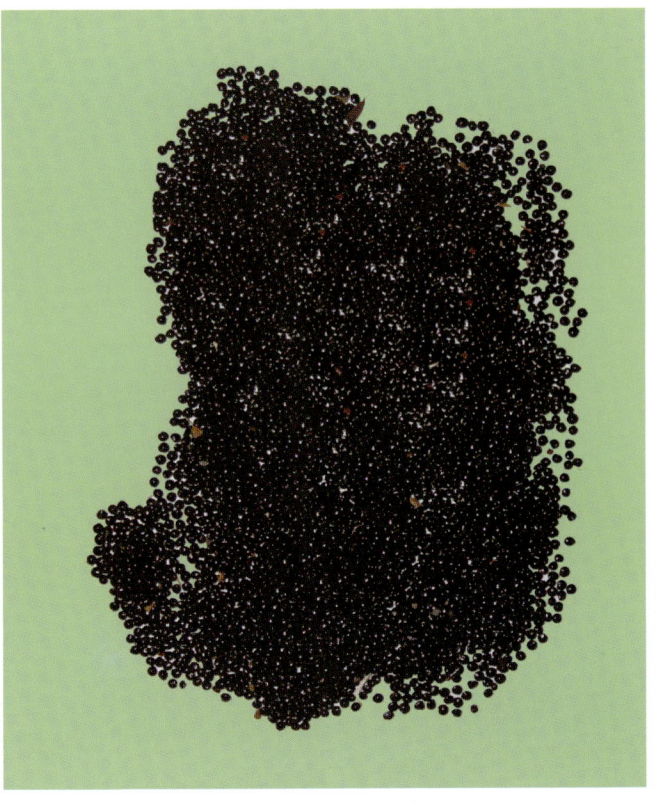

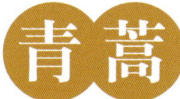

青蒿

- **别名** 草蒿、廪蒿、邪蒿、香蒿、苹蒿、黑蒿、茵陈蒿。
- **来源** 本品为菊科一年生草本植物黄花蒿 Artemisia annua L. 的干燥地上部分。

【形态特征】一年生草木,茎直立,多分枝。叶对生,基生及茎下部的叶花期枯萎,上部叶逐渐变小,呈线形,叶片通常3回羽状深裂,上面无毛或微被稀疏细毛,下面被细柔毛及丁字毛,基部略扩大而抱茎。头状花序小,球形,极多,排列成大的圆锥花序,总苞球形,苞片2~3层,无毛,小花均为管状、黄色,边缘小花雌性,中央为两性花,瘦果椭圆形。

【生境分布】生长于林缘、山坡、荒地。产于全国各地。

【采收加工】夏秋二季采收,阴干或晒干,切段生用。也可鲜用。

【性味归经】苦、辛,寒。归肝、胆经。

【功能主治】清虚热,除骨蒸,解暑热,截疟,退黄。用于温邪伤阴,夜热早凉,阴虚发热,骨蒸劳热,暑邪发热,疟疾寒热,湿热黄疸。

【用量用法】内服:6~12克,煎服,或鲜用绞汁。

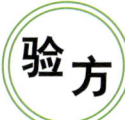

①**疥疮**:青蒿、苦参各50克,夜交藤100克,水煎外洗,每日2次。②**头痛**:青蒿、白萝卜叶各30克,山楂10克,水煎服,每日2~3次。③**低热不退、肺结核潮热**:青蒿、丹皮各10克,鳖甲、生地、知母各15克,水煎服。④**鼻出血**:鲜青蒿30克,捣汁饮,药渣纱布包塞鼻中。⑤**皮肤瘙痒**:青蒿120克,煎汤外洗。⑥**暑热烦渴**:青蒿15克,开水泡服;或鲜青蒿60克,捣汁,凉开水冲饮。⑦**小儿夏季热**:青蒿、荷叶各10克,金银花6克,水煎代茶饮。

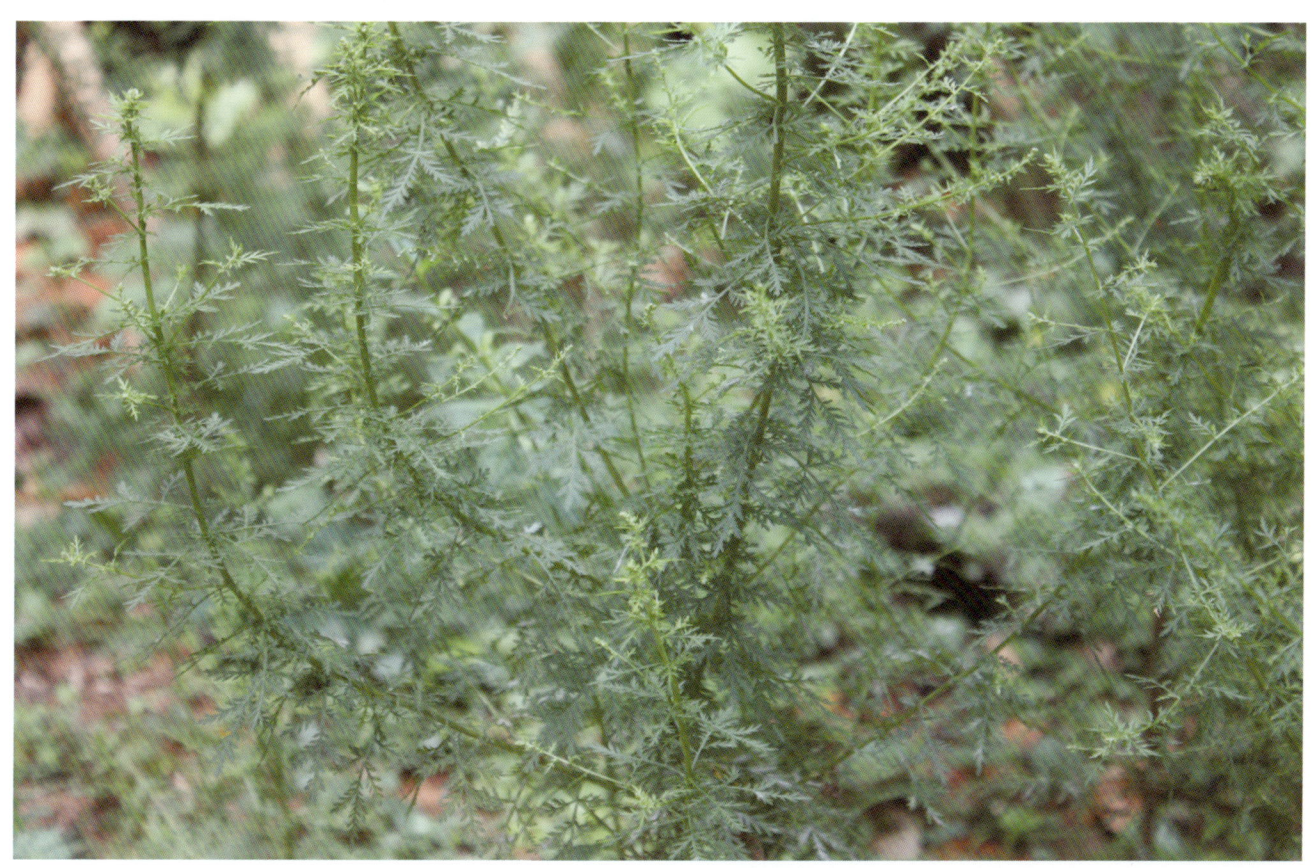

食疗药膳

●青蒿酒

原料：青蒿2500克，糯米、酒曲各适量。

制法：将青蒿洗净切碎，水煎取浓汁，糯米作饭，与酒曲一同按常法酿酒。酒熟即成。

用法：口服。不拘量服，勿醉，每日2次。

功效：清热凉血，解暑，退虚热。

适用：骨蒸潮热、无汗、夜热早凉、鼻出血、夏日感冒、黄疸、胸痞呕恶、小便不利等。

●青蒿粥

原料：鲜青蒿100克，粳米50克，白糖适量。

制法：鲜青蒿，洗净后绞取药汁约30～60毫升，以粳米煮粥，待粥熟后，倒入青蒿汁，加糖搅拌，煮1沸即可服食。

用法：每日2次，温热食用。

功效：清热退烧，除瘴杀疟。

适用：表证、里证的外感发热，对阴虚发热、恶性疟疾的发热等。

使用注意

不宜久煎。脾胃虚弱，肠滑泄泻者忌服。

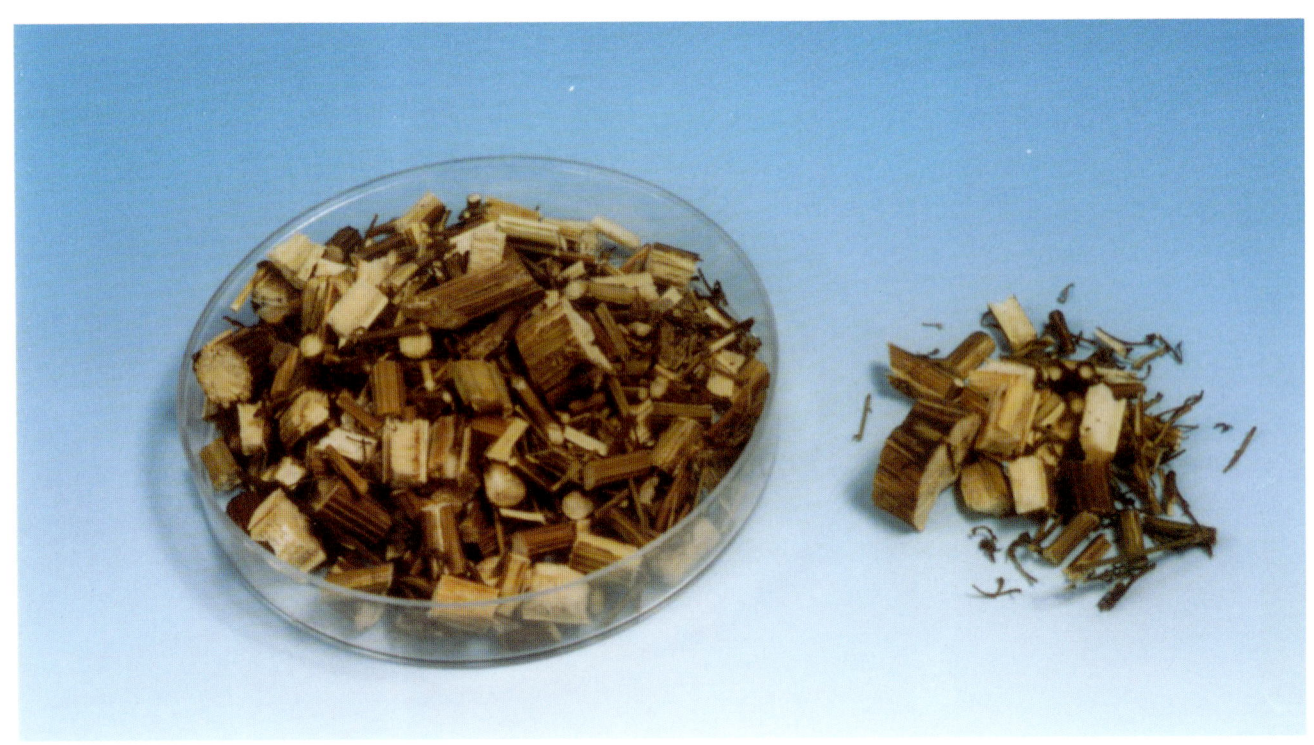

青礞石

- **别名** 礞石、烂石。
- **来源** 本品为变质岩类黑云母片岩或绿泥石化云母碳酸盐片岩。

【形态特征】绿泥石片岩：主要由绿泥石组成，常成细小鳞片或针状集合体，厚者呈块状。颜色由绿色以至暗绿色。硬度2~2.5。常含有磁铁矿、阳起石、绿帘石，多呈良好的小晶体，间或含有长石。

云母片岩：主要由云母属矿物组成，并含有石英、长石等其他矿物。最常见的是白云母片岩和黑云母片岩，具有极显著的片理构造。颜色视所含云母的种类而异，如含白云母较多时，就呈银白色或银灰色，如含黑云母较多时，则颜色深暗。

【生境分布】前者药材称青礞石，主产于湖南、湖北、四川等地；后者药材称金礞石，主产于河南、河北等地。

【采收加工】本品全年可采，采挖后，除去泥沙和杂石。

【性味归经】甘、咸，平。归肺、心、肝经。

【功能主治】坠痰下气，平肝镇惊。用于顽痰胶结，咳逆喘急，癫痫发狂，烦躁胸闷，惊风抽搐。

【用量用法】内服：10~15克，布包先煎；或入丸、散剂，3~6克。

验方

①**急慢惊风**：青礞石1小块，磨水灌服。②**精神分裂症**：青礞石、珍珠母各30克，配服牛黄清心丸或龙胆泻肝丸。③**百日咳**：青礞石27克，白矾9克，芒硝18克，共为细末，分为30份，每服1份，每日3次。④**食管、贲门癌梗阻**：青礞石、鼠妇各等量，研末，每次1~2克，每日4~6次，放舌根部含服。

使用注意

脾虚胃弱、小儿慢惊及孕妇忌用。

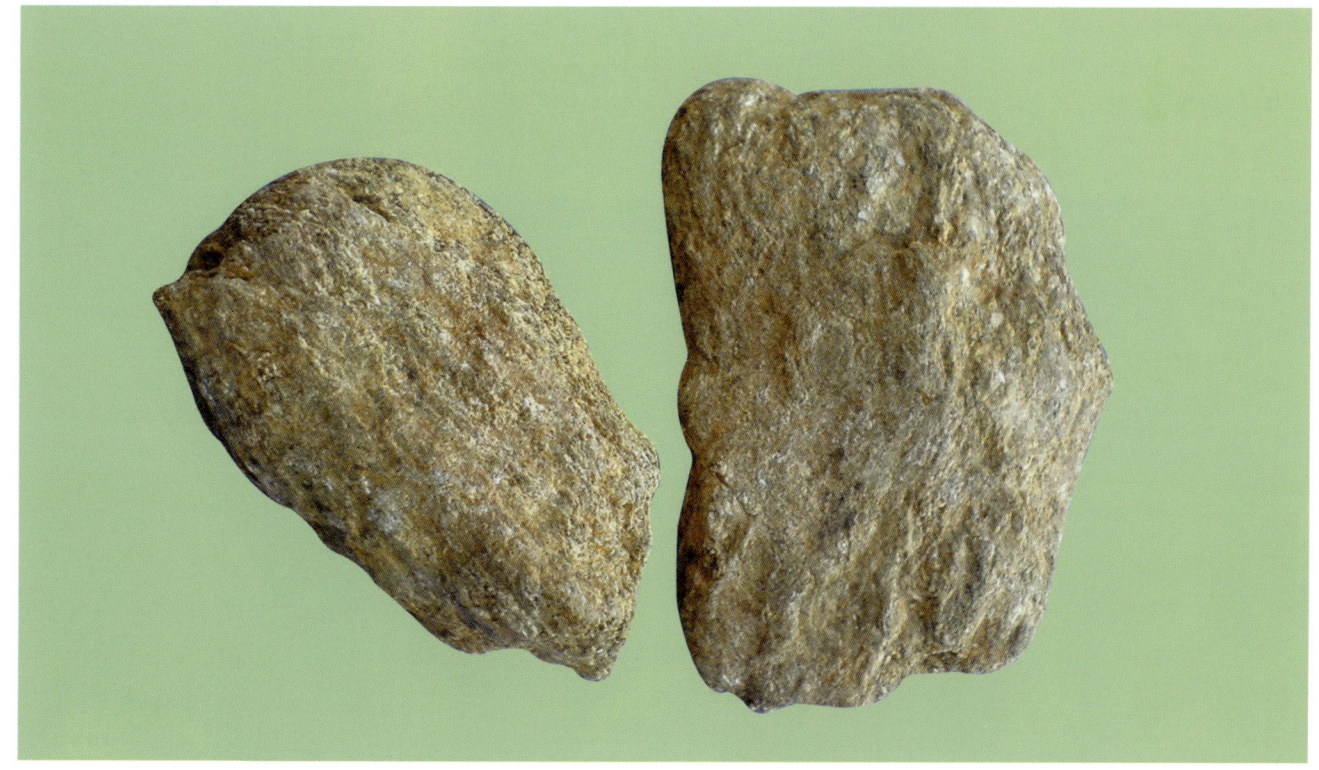

青黛

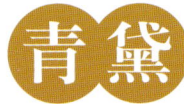

- **别名** 漂黛粉、飞青黛。
- **来源** 本品为爵床科植物马蓝 Baphicacanthus cusia (Nees) Bremek.、蓼科植物蓼蓝或十字花科植物菘蓝的叶或茎叶经加工制得的干燥粉末或团块。

【形态特征】马蓝：多年生草本，高达1米。根茎粗壮。茎基部稍木质化，略带方形，节膨大。单叶对生，叶片卵状椭圆形，长15～16厘米，先端尖，基部渐狭而下延。穗状花序马蓝顶生或腋生；苞片叶状；花冠漏斗状，淡紫色，裂片5，雄蕊4；子房上半部被毛，花柱细长。蒴果匙形，无毛。种子卵形，褐色，有细毛。

蓼蓝：一年生草本，高50～80厘米。须根细，多数。茎圆柱形，具显明的节，单叶互生；叶柄长5～10毫米；基部有鞘状膜质托叶，边缘有毛；叶片椭圆形或卵圆形，长2～8厘米，宽1.5～5.5厘米，先端钝，基部下延，全缘，干后两面均蓝绿色。穗状花序，顶生或腋生；总花梗长4～8厘米；苞片有纤毛；花小，红色，花被5裂，裂片卵圆形；雄蕊6～8，着生长于花被基部，药黄色，卵圆形；雌蕊1，花柱不伸出，柱头3歧。瘦果，具3棱，褐色，有光泽。花期7月，果期8～9月。

菘蓝：二年生草本。茎直立，上部多分枝。叶互生，基生叶具柄，叶片长圆状椭圆形，全缘或波状；茎生叶长圆形或长圆状披针形，先端钝或尖，基部垂耳圆形，抱茎，全缘。复总状花序顶生，花黄色；萼片4，花瓣4，雄蕊6，四强。长角果矩圆形，扁平，边缘翅状。

【生境分布】生长于路旁、山坡、草丛及林边潮湿处。分布于福建、江苏、安徽等地，以福建所产质量最佳。

【采收加工】秋季采收以上植物的落叶，加水浸泡，至叶腐烂，叶落脱皮时，捞去落叶，加适量石灰乳，充分搅拌至浸液由乌绿色转为深红色时，捞取液面泡沫，晒干而成。

【性味归经】咸，寒。归肝经。

【功能主治】清热解毒，凉血消斑，清泻肝火，定惊。用于温毒发斑，血热吐衄，胸痛咳血，口疮，痄腮，喉痹，小儿惊痫。

【用量用法】内服：1～3克，本品难溶于水，一般作散剂冲服，或入丸剂服用。外用：适量。

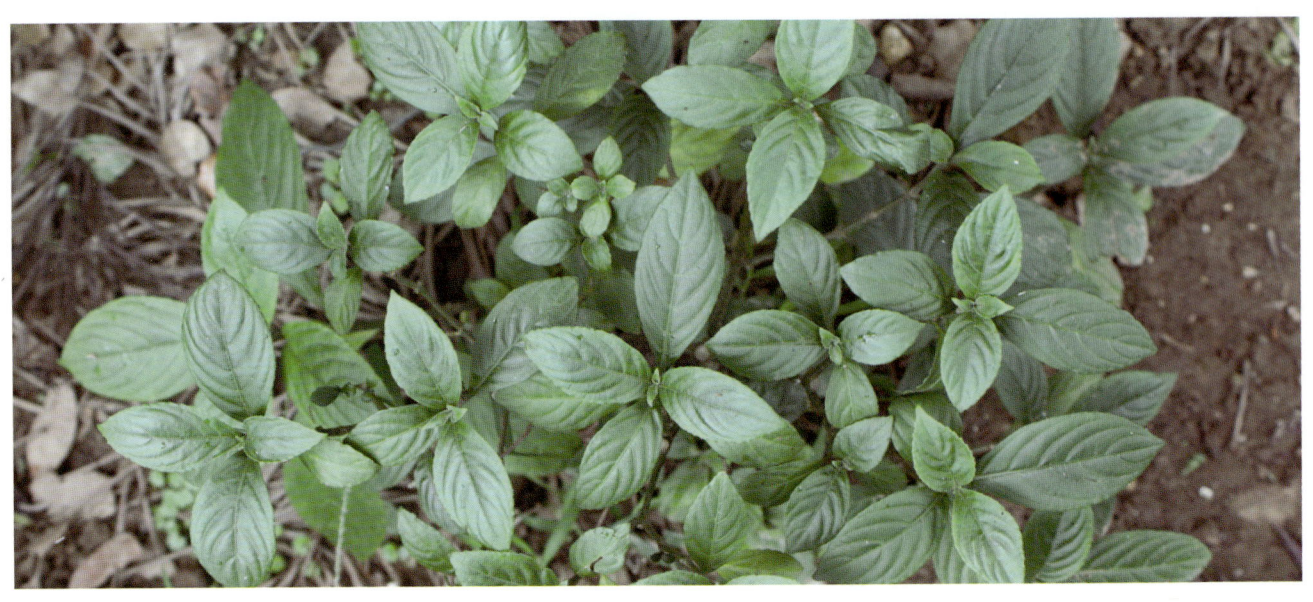

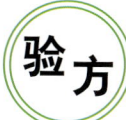

验方

①湿疹溃烂：青黛、煅石膏各适量，外撒患处。②百日咳：青黛、海蛤粉各30克，川贝、甘草各15克，共为末，每次1.5克，每日3次。③腮腺炎：青黛10克，芒硝30克，醋调，外敷患处。④湿疹、带状疱疹：青黛20克，蒲黄、滑石各30克，共研粉，患处渗液者，干粉外扑；无渗液者，麻油调搽。

食疗药膳

● 银黛百合汤

原料：青黛3克，银杏4～6克，乌梅、草豆蔻、木瓜、百合各6～9克。
制法：将上几味清洗干净，加适量水，煎取汤汁。
用法：每日1剂，每日2次，3～5日为1个疗程，一般需1～2个疗程。
功效：宣肺降逆，健脾和胃，清热养阴。
适用：支气管肺炎。

● 青黛柿饼

原料：青黛3克，大柿饼1枚。
制法：青州大柿饼，饭上蒸熟，每用1枚，掺真青黛。
用法：睡觉时食用，薄荷汤下。
功效：清热润肺止血。
适用：痰嗽带血。

使用注意

胃寒者慎用。

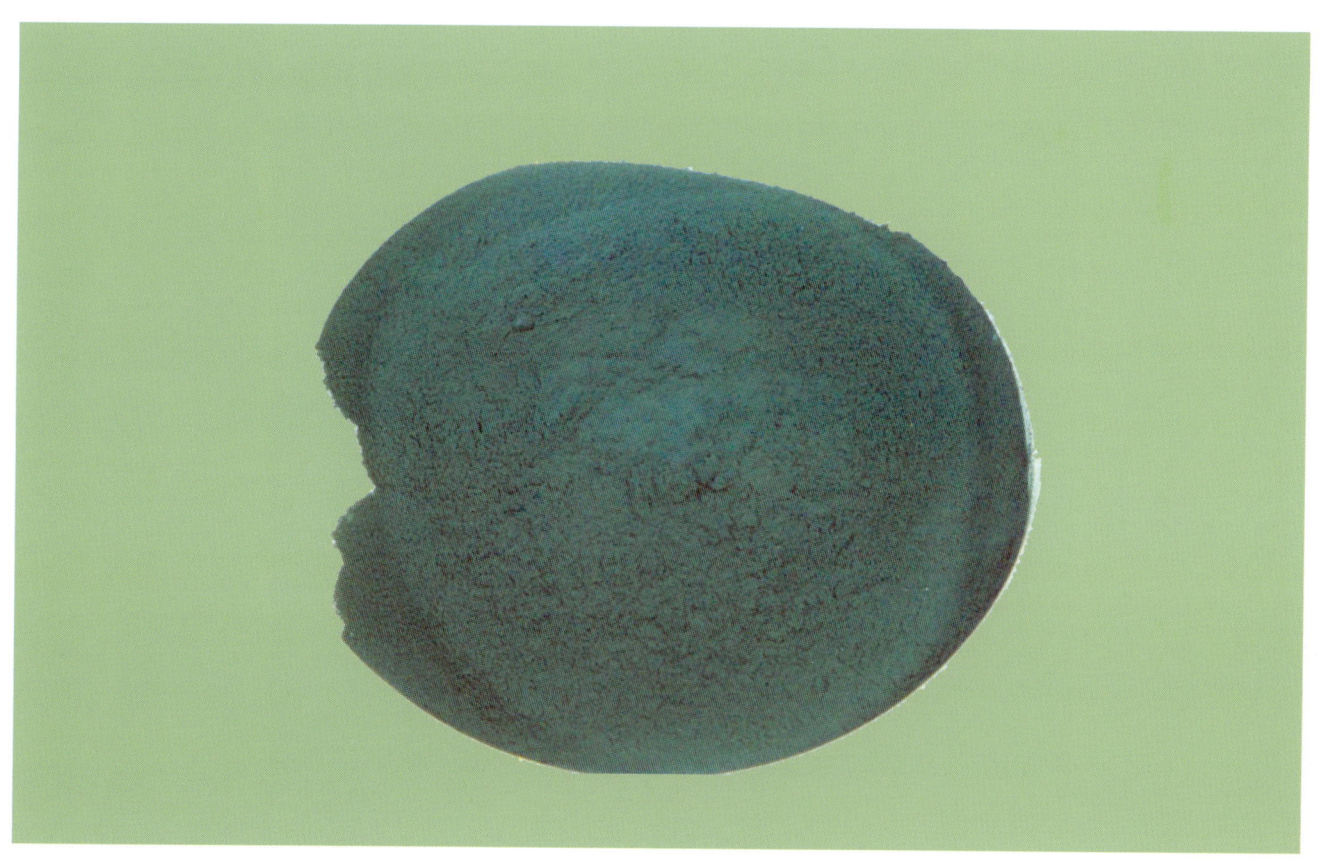

玫瑰花

- **别名** 刺客、徘徊花、穿心玫瑰。
- **来源** 本品为蔷薇科植物玫瑰 *Rosa rugosa* Thunb. 的花蕾。

【形态特征】直立灌木，茎丛生，有茎刺。单数羽状复叶互生，椭圆形或倒卵形，先端急尖或圆钝，叶柄和叶轴有绒毛，疏生小茎刺和刺毛。花单生长于叶腋或数朵聚生，苞片卵形，边缘有腺毛，花冠鲜艳，紫红色，芳香。

【生境分布】均为栽培。分布于江苏、浙江、福建、山东、四川等地。

【采收加工】春末夏初花将要开放时分批采摘，及时低温干燥。

【性味归经】甘、微苦，温。归肝、脾经。

【功能主治】行气解郁，活血止痛。用于肝胃气痛，食少呕恶，月经不调，跌仆伤痛。

【用量用法】内服：3~6克，煎服。

验方

①**急性乳腺炎**：玫瑰花7朵，母丁香7粒，加黄酒适量水煎服。②**肝胃气病**：玫瑰花研细，每次1.5克，开水冲服。③**月经不调**：玫瑰花根6~9克，水煎后冲入黄酒及红糖，早、晚各服1次。④**跌打损伤、吐血**：玫瑰花根15克，用黄酒或水煎，每日2次。⑤**肝风头痛**：玫瑰花5朵，蚕豆花12克，开水冲泡代茶饮。⑥**急慢性风湿痛**：玫瑰花9克，当归、红花各6克，水煎去渣，热黄酒冲服。⑦**月经过多**：玫瑰花根、鸡冠花各9克，水煎去渣，加红糖服。

使用注意

阴虚火旺慎服。

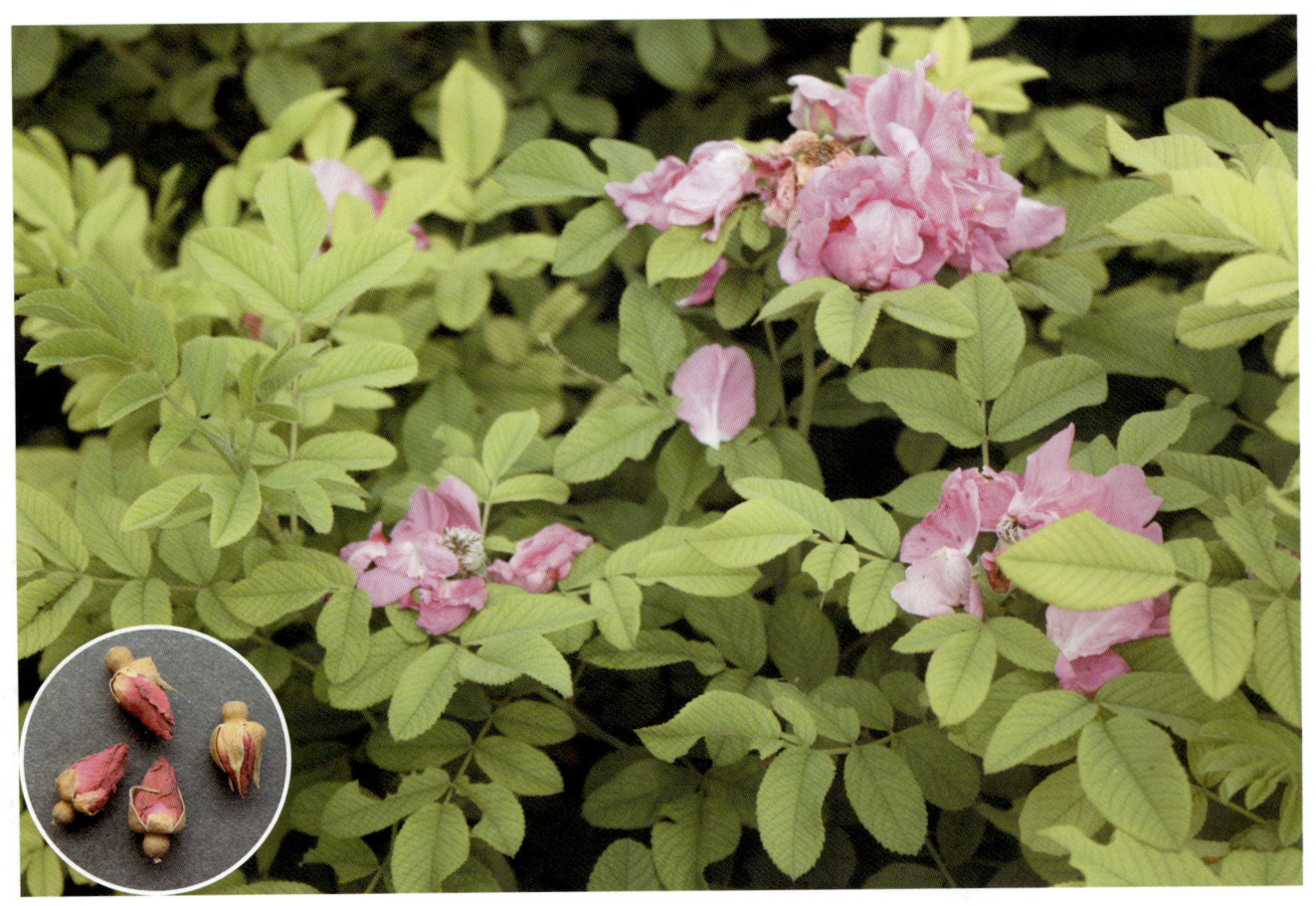

苦地丁

- **别名** 地丁、地丁草、扁豆秧、小鸡菜、紫花地丁。
- **来源** 本品为罂粟科植物紫堇 *Corydalis bungeana* Turcz. 的干燥全草。

【形态特征】多年生草本，高10～30厘米，基本无毛。根细直，长3～10厘米，少分枝，淡黄棕色。茎3～4条，丛生。茎叶互生；叶柄长0.4～4厘米；叶片长1.5～3.5厘米，灰绿色，二至三回羽状全裂，末裂片倒卵形，上部常2浅裂成3齿。总状花序顶生，长1～6.5厘米，果期可达12厘米；苞片叶状，羽状深裂；花梗长1～3毫米；萼片2枚，小，早落；花淡紫色，长10～12毫米；花瓣4，外轮2瓣先端兜状，中下部狭细成距，距长4.5～6.5毫米，内轮2瓣形小；雄蕊6，每3枚花丝合生，形成2束；子房狭椭圆形，外被柔毛。蒴果狭扁椭圆形，长1.2～2厘米，花柱宿存，内含种子7～12枚。种子扁球形，直径1.5～2毫米，黑色，表面光滑。花期4～5月，果期5～6月。

【生境分布】生长于山沟、溪流及平原、丘陵草地或疏林下。分布于甘肃、陕西、山西、山东、河北、辽宁、吉林、黑龙江、四川等地。

【采收加工】夏季花果期采收，除去杂质，晒干。

【性味归经】苦，寒。归心、肝、大肠经。

【功能主治】清热解毒，散结消肿。用于时疫感冒，咽喉肿痛，疔疮肿痛，痈疽发背，痄腮丹毒。

【用量用法】内服：9～15克，煎服。外用：适量，煎汤洗患处。

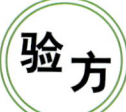

验方

①**急性传染性肝炎**：苦地丁30克，水煎服。②**痢疾**：地丁草、火线草、地榆各适量，煎汤服。③指头感染初起，淋巴管炎（红丝疔）红肿热痛：苦地丁、野菊花各30克，水煎服。④**疔肿**：鲜苦地丁、葱白、生蜂蜜各适量，捣敷。⑤**湿热疮疡**：苦地丁、金银花、蒲公英各30克，大青叶9克，水煎服。⑥**毒蛇咬伤**：鲜苦地丁捣汁1酒杯，内服；药渣加雄黄少许，调敷患处。⑦**跌打损伤**：苦地丁（鲜）捣烂，配方外敷。⑧**肠炎、痢疾**：苦地丁、红藤各30克，蚂蚁草60克，黄芩9克，水煎服。⑨**前列腺炎**：苦地丁、紫参、车前草各15克，海金沙30克，煎汤，每日1剂，分2次服，连服数日。

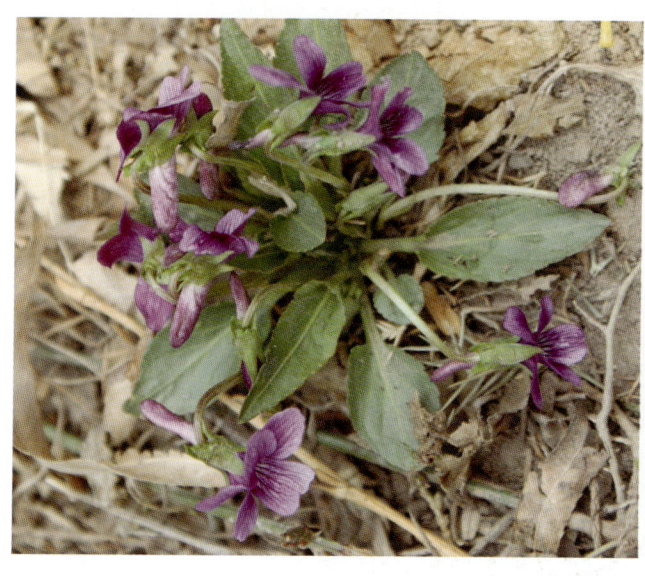
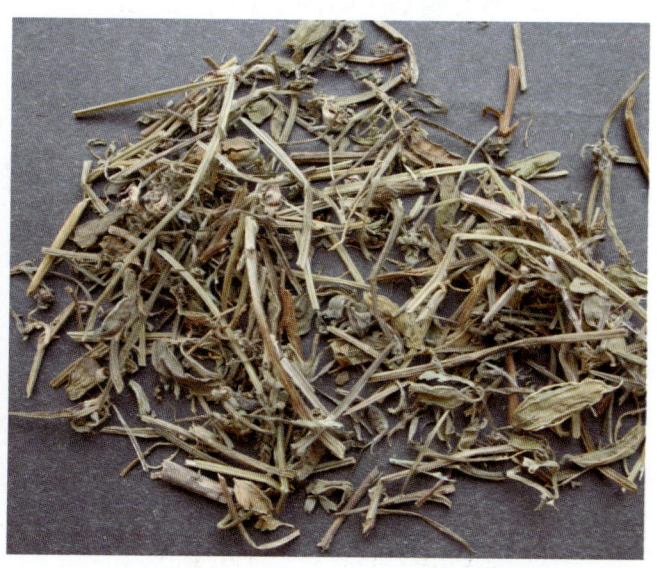

苦杏仁

- **别名** 杏仁、北杏、光北杏、光中杏。
- **来源** 本品为蔷薇科植物山杏 *Prunus armeniaca* L. var. ansu Maxim.、西伯利亚杏、东北杏或杏的干燥成熟种子。

【形态特征】落叶乔木，高达10米。叶互生，广卵形或卵圆形，先端短尖或渐尖，基部阔楔形或截形，边缘具细锯齿或不明显的重锯齿；叶柄多带红色，近基部有2腺体。花单生，先叶开放，几无花梗；萼筒钟状，带暗红色，萼片5，裂片比萼筒稍短，花后反折；花瓣白色或粉红色。核果近圆形，果肉薄，种子味苦。核坚硬，扁心形，沿腹缝有沟。

【生境分布】多栽培于低山地或丘陵山地。我国大部分地区均产，分布于东北各省，以内蒙古、辽宁、河北、吉林产量最大。山东产品质优。

【采收加工】夏、秋季果实成熟时采摘，除去杏肉及核壳，取出种子，晒干。

【性味归经】苦，微温；有小毒。归肺、大肠经。

【功能主治】止咳平喘，润肠通便。用于咳嗽气喘，胸满痰多，肠燥便秘。

【用量用法】内服：5～10克，打碎入煎。外用：适量。

验方

①**伤风咳嗽**：苦杏仁10克，生姜3片，白萝卜1个，水煎服。②**久喘**：苦杏仁10克，萝卜1个，猪肺1副，加水炖至烂熟吃。③**胃痛**：苦杏仁10粒，胡椒、大枣各7粒，捣碎，再用黄酒送服。④**便秘**：生苦杏仁去皮尖20～30粒，捣烂，加入10毫升蜂蜜，食用。⑤**风寒咳嗽**：苦杏仁6～10克，生姜3片，白萝卜100克，加水400毫升，小火煎至100毫升，每日1剂，分早、晚服。

使用注意

阴虚咳喘及大便溏泻者忌用。内服不宜过量，以免中毒，婴儿慎用。

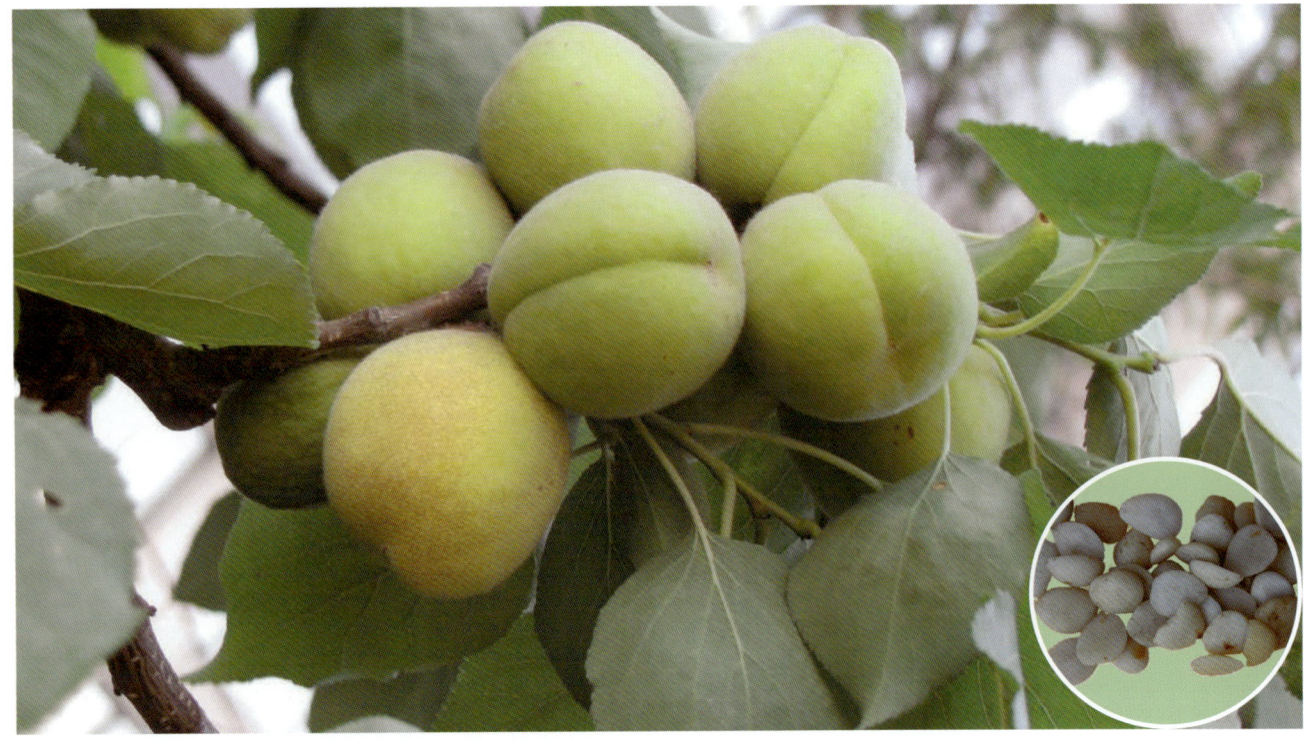

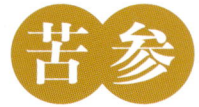

- **别名** 苦骨、地参、川参、牛参、地骨、凤凰爪、野槐根、山槐根。
- **来源** 本品为豆科多年生落叶亚灌木植物苦参 Sophora flavescens Ait. 的根。

【形态特征】本植物为落叶灌木，高0.5～1.5米。叶为奇数羽状复叶，托叶线形，小叶片11～25，长椭圆形或长椭圆披针形，长2～4.5毫米，宽0.8～2厘米，上面无毛，下面疏被柔毛。总状花序顶生，花冠蝶形，淡黄色，雄蕊10，离生，仅基部联合，子房被毛。荚果线形，于种子间缢缩，呈念珠状，熟后不开裂。

【生境分布】我国各地均产。生长于沙地或向阳山坡草丛中及溪沟边。

【采收加工】春、秋两季采收，除去芦头、须根，洗净，切片，晒干生用。

【性味归经】苦，寒。归心、肝、胃、大肠、膀胱经。

【功能主治】清热燥湿，杀虫利尿。用于热痢，便血，黄疸尿闭，赤白带下，阴肿阴痒，湿疹，湿疮，皮肤瘙痒，疥癣麻风；外治滴虫性阴道炎。

【用量用法】内服：4.5～9克，煎服。外用：适量。

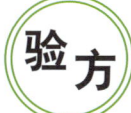

①**心悸：** 苦参20克，水煎服。 ②**婴儿湿疹：** 先将苦参30克浓煎取汁，去渣，再将打散的1个鸡蛋及红糖30克同时加入，煮熟即可，饮汤，每日1次，连用6日。

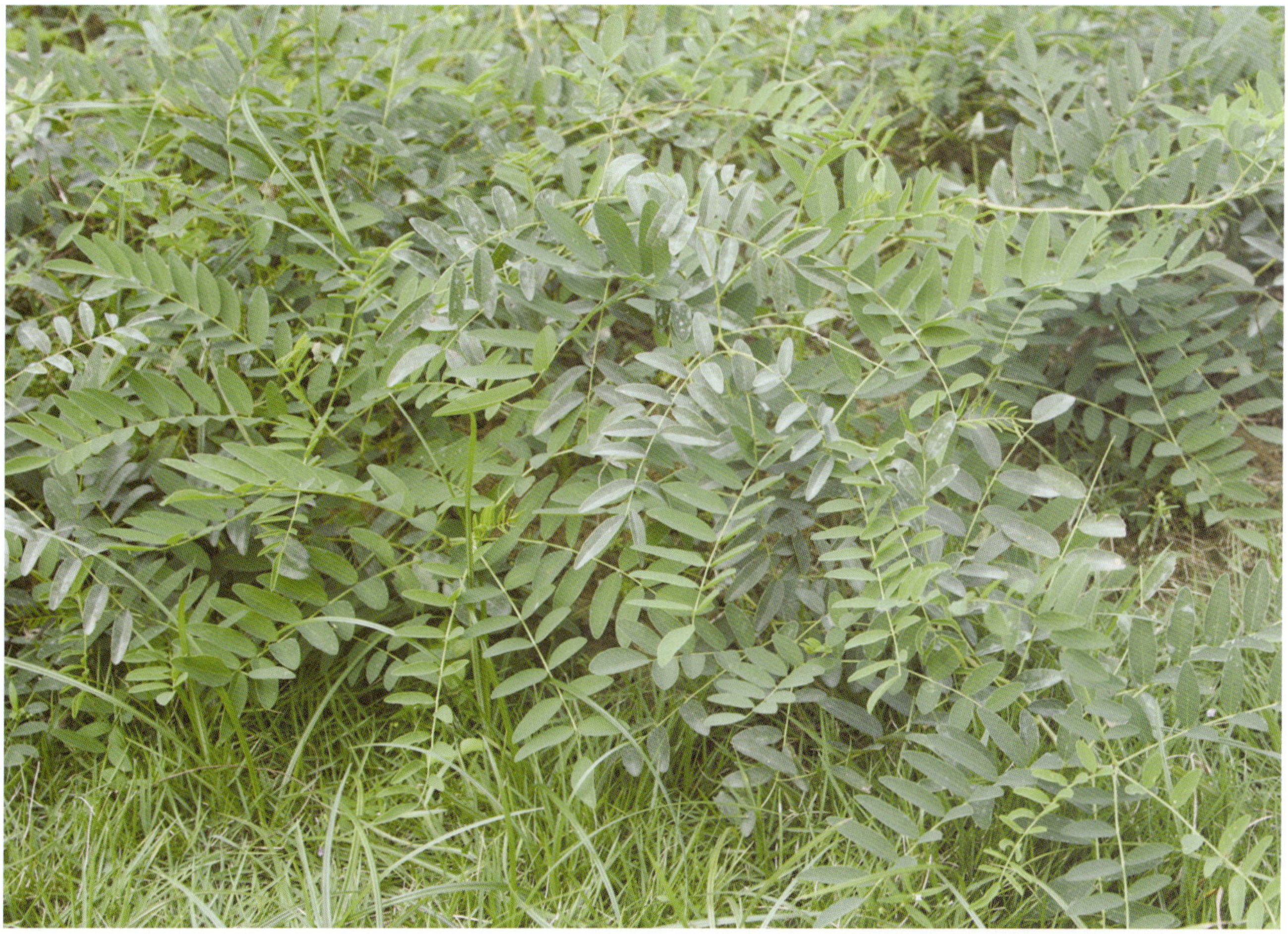

食疗药膳

●苦参菊花茶

原料：苦参15克，野菊花12克，生地10克。

制法：将苦参、野菊花、生地共研粗末，置保温瓶中，冲入沸水，焖20分钟。

用法：代茶频频饮服，每日1剂。

功效：清热燥湿，凉血解毒。

适用：痒疹属湿热夹血热症如痒疹红色（下肢、躯干为多）、遇热加重、皮肤瘙痒等。

●苦参刺猬酒

原料：苦参100克，刺猬皮1具，露蜂房15克，黍米1000克，酒曲150克。

制法：先将苦参、刺猬皮、露蜂房捣成粗末，放锅中，加水750毫升，煎取汁500毫升备用。再将黍米蒸成饭，与药汁、酒曲相拌，放容器中，密封瓶口，酿造7～10日，滤取汁，装瓶备用。

用法：每日3次，饭前温服10～15毫升，10日为1个疗程。

功效：清热解毒，通络止痒。

适用：各种疥疮。

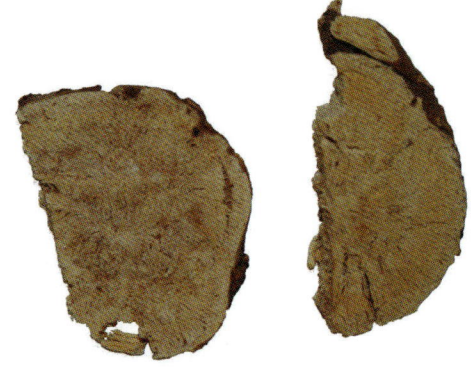

使用注意

脾胃虚寒及阴虚津伤者忌用或慎用。反藜芦。

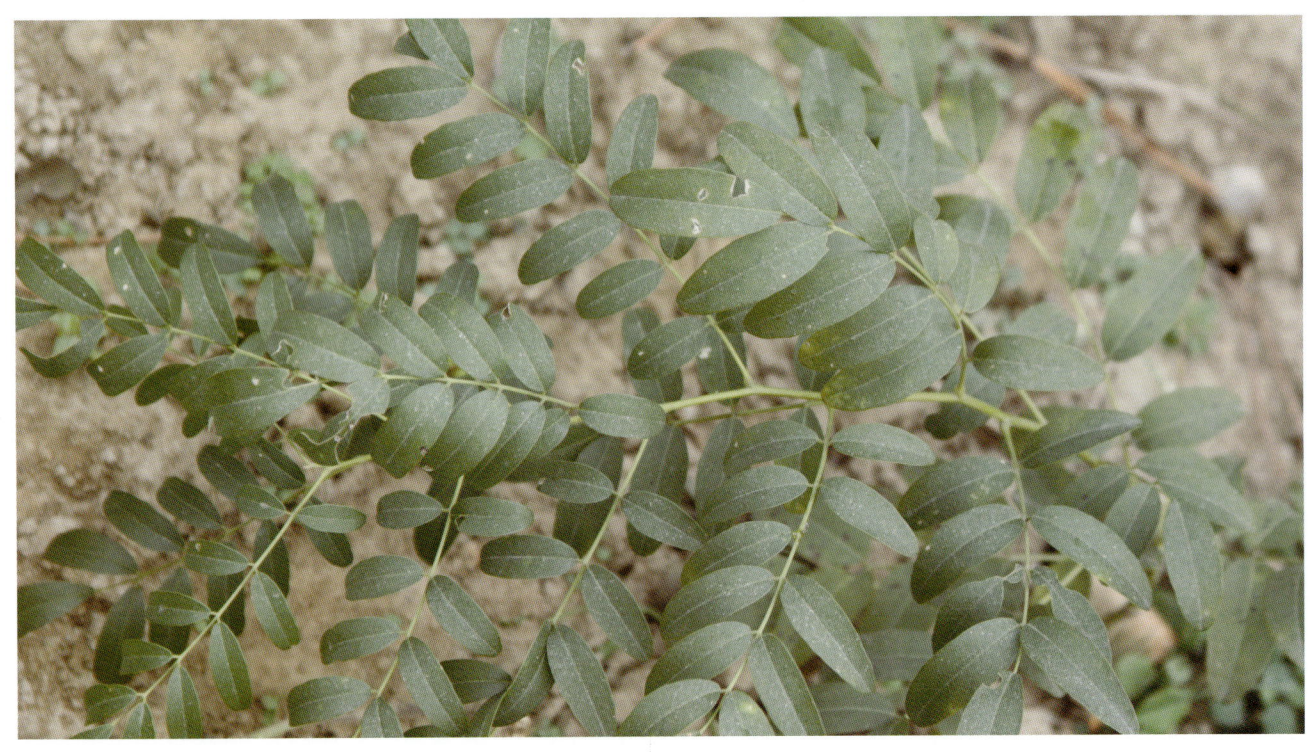

苦楝皮

- **别名** 苦楝、森树、翠树、楝树果、楝枣子、苦楝树、紫花树、川楝皮。
- **来源** 本品为楝科乔木植物楝树和川楝树 Melia toosendan Sieb .et Zucc. 的根皮或树皮。

【形态特征】落叶乔木，高15～20米。树皮暗褐色，幼枝有星状毛，旋即脱落，老枝紫色，有细点状皮孔。2回羽状复叶，互生，长20～80厘米；小叶卵形至椭圆形，长3～7厘米，宽2～3厘米，基部阔楔形或圆形，先端长尖，边缘有齿缺，上面深绿，下面浅绿，幼时有星状毛，稍后除叶脉上有白毛外，余均无毛。圆锥花序腋生；花淡紫色，长约1厘米；花萼5裂，裂片披针形，两面均有毛；花瓣5，平展或反曲，倒披针形；雄蕊管通常暗紫色，长约7毫米。核果圆卵形或近球形，长约3厘米，淡黄色，4～5室，每室具种子1枚。花期4～5月，果期10～11月。

【生境分布】生长于土壤湿润、肥沃的杂木林和疏林内，栽培于村旁附近或公路边。前者全国大部分地区均产，后者分布于四川、湖北、贵州、河南等地。

【采收加工】四时可采，但以春、秋两季为宜。剥取根皮或干皮，刮去栓皮，洗净。鲜用或切片生用。

【性味归经】苦，寒；有毒。归肝、脾、胃经。

【功能主治】杀虫疗癣。用于蛔虫病、蛲虫病，虫积腹痛；外治疥癣瘙痒。

【用量用法】内服：3～6克，煎服；鲜品15～30克；或入丸、散，以鲜者效果为佳。外用：适量，煎水洗或研末调敷。苦楝皮外粗皮毒性甚大，应去除。

验方

①**龋齿牙痛**：苦楝皮煎汤，漱口。②**小儿虫痛**：苦楝皮100克，白芜荑25克，为末，每次5克，水一小盏，煎取半盏，放冷，发作时服。③**疥疮风虫**：苦楝皮、皂角（去皮子）各等份，为末，猪油调搽。④**钩虫**：苦楝皮30克，槟榔20克，白糖适量。将苦楝皮、槟榔入砂锅内，加水适量，浓煎取汁，加入白糖拌匀。睡前空腹服完。儿童可按年龄酌减用量，连服2日。此方不宜久服。

使用注意

本品有一定毒性，不宜过量或持续服用。体虚及脾胃虚寒者慎用。肝、肾病患者忌用。有效成分难溶于水，需小火久煎。

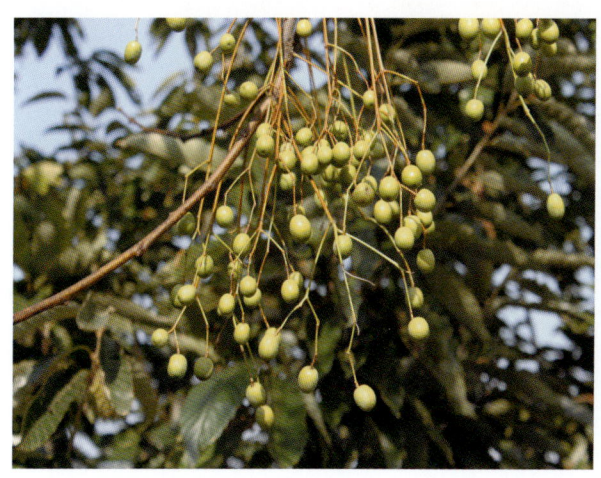
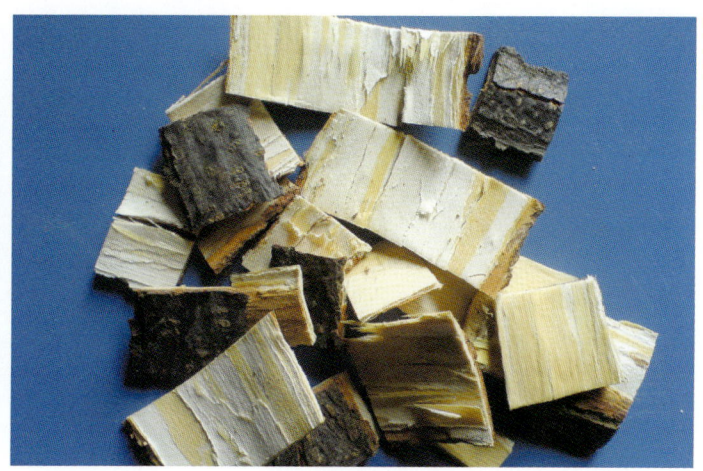

苘麻子

- **别名** 青麻、葵子、白麻、青麻子、白麻子、冬葵子、野棉花子。
- **来源** 本品为锦葵科植物苘麻 *Abutilon theophrasti* Medic. 的干燥成熟种子。

【形态特征】一年生草本，高0.3~2米，全株密生绒毛状星状毛。叶互生，圆心脏形，直径7~18厘米，先端长尖，边缘具粗锯齿，叶脉掌状；叶柄长。花单生长于叶腋，花萼5裂，绿色；花瓣5，黄色，倒卵形，顶端平凹，基部与雄蕊筒合生；雄蕊多数，花丝基部连合成筒；心皮15~20，环列成扁球形，先端突出如芒。果实半圆球形似磨盘，密生星状毛，成熟后形成分果。种子黑色。花期7~10月，果期10~11月。

【生境分布】常见于路旁、荒地和田野间。我国除青藏高原不产外，其他各地均产，东北各地也有栽培。

【采收加工】秋季采收成熟果实，晒干，打下种子，除去杂质。

【性味归经】苦，平。归大肠、小肠、膀胱经。

【功能主治】清热解毒，利湿，退翳。用于赤白痢疾，淋证涩痛，痈肿疮毒，目生翳膜。

【用量用法】内服：3~9克，煎服。

验方 ①**痈疽肿毒：** 苘麻鲜叶和蜜捣敷。②**小便涩痛：** 苘麻子、车前子（包）、木通各10克，滑石（包）、蒲公英各15克，水煎服，每日1剂，分2次服。③**瘰疬：** 苘麻幼苗6克，豆腐适量，煮服。④**目生翳膜久不愈：** 苘麻子适量，蒸熟，晒干为末，或散或蜜丸，温水服。

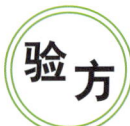

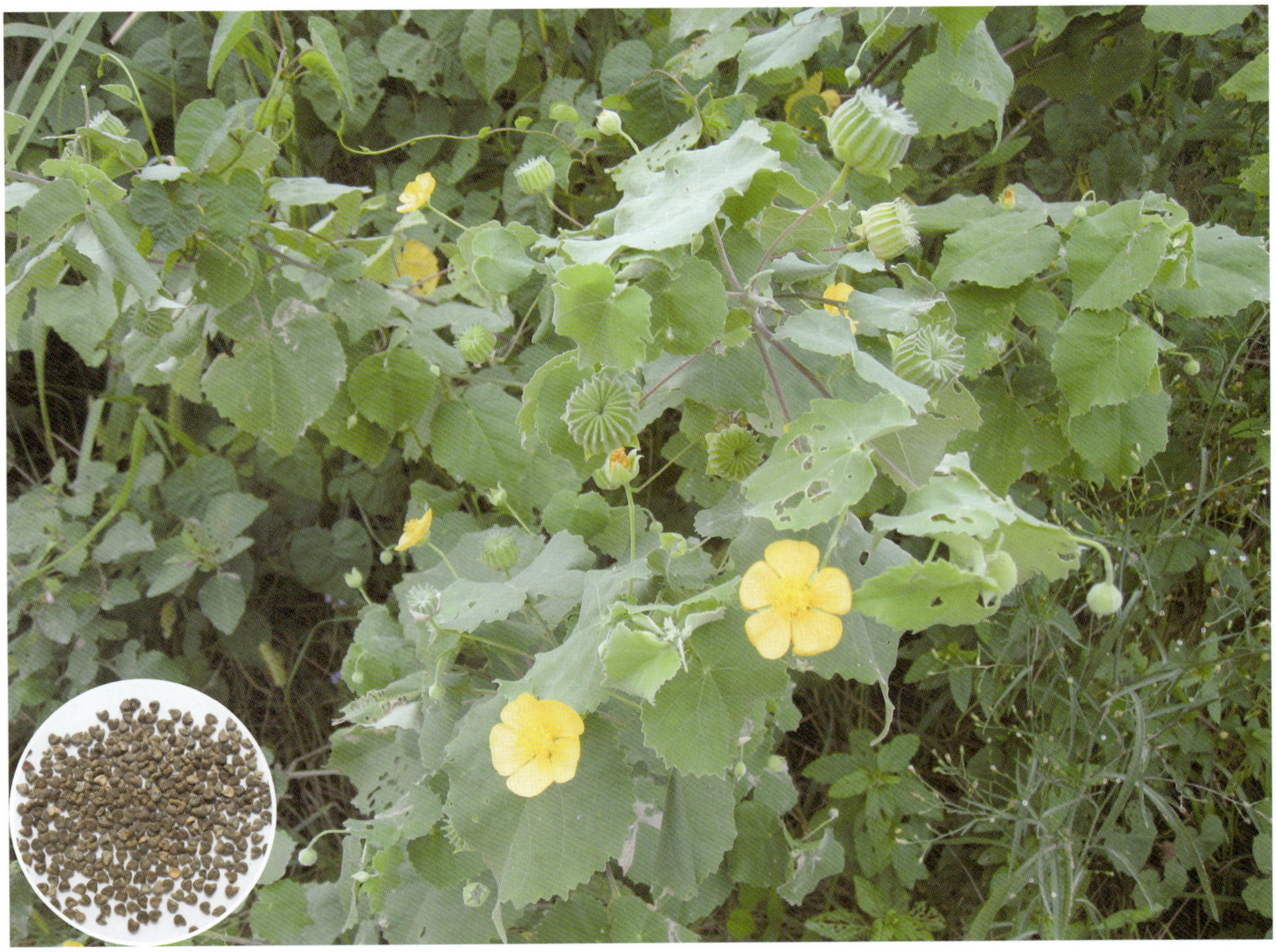

枇杷叶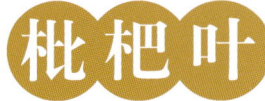

- **别名** 杷叶、巴叶、芦桔叶。
- **来源** 本品为蔷薇科植物枇杷 *Eriobotrya japonica* (Thunb.) Lindl. 的干燥叶。

【形态特征】本植物为常绿小乔木，小枝密生锈色绒毛。叶互生，革质，具短柄或近无柄；叶片长倒卵形至长椭圆形，边缘上部有疏锯齿；表面多皱，深绿色，背面及叶柄密被锈色绒毛。圆锥花序顶生，长7～16厘米，具淡黄色绒毛；花芳香，萼片5，花瓣5，白色；雄蕊20；子房下位，柱头5，离生。梨果卵圆形、长圆形或扁圆形，黄色至橙黄色，果肉甜。种子棕褐色，有光泽，圆形或扁圆形。

【生境分布】常栽种于村边、平地或坡边。分布于广东、江苏、浙江、福建、湖北等南方各地，均为栽培。

【采收加工】幼嫩叶片全年均可采收，一般多在4～5月间采叶，将叶采摘后，晒至七八成干时。扎成小把再晒干。

【性味归经】苦，微寒。归肺、胃经。

【功能主治】清肺止咳，降逆止呕。用于肺热咳嗽，气逆喘急，胃热呕逆，烦热口渴。

【用量用法】内服：6～10克，煎服。枇杷叶背面绒毛甚多，应刷去毛用或用布包煎。化痰止咳宜炙用，和胃止呕宜生用或姜汁拌炒。

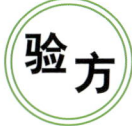 **验方** ①**急性支气管炎**：枇杷叶5克，百部、桔梗、十大功劳各9克，水煎服，每日1剂。②**上呼吸道感染**：枇杷叶、车前子、甘草各50克，南天竹40克，加水600毫升，煎取200毫升，每次15毫升，小儿每次3～5毫升，每日3次。

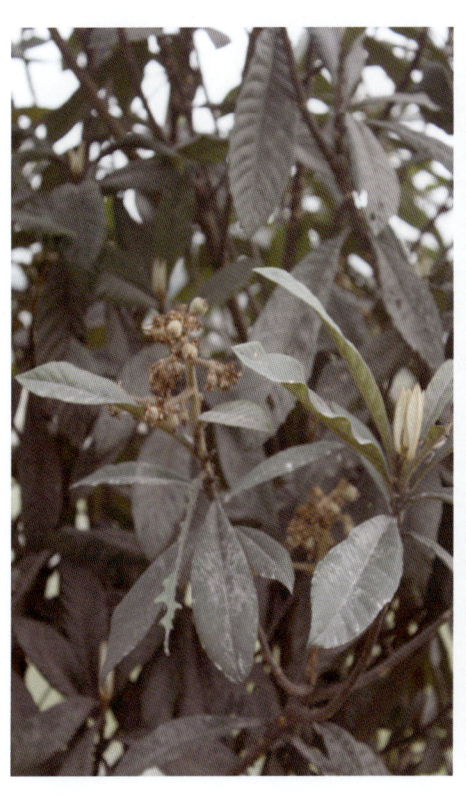
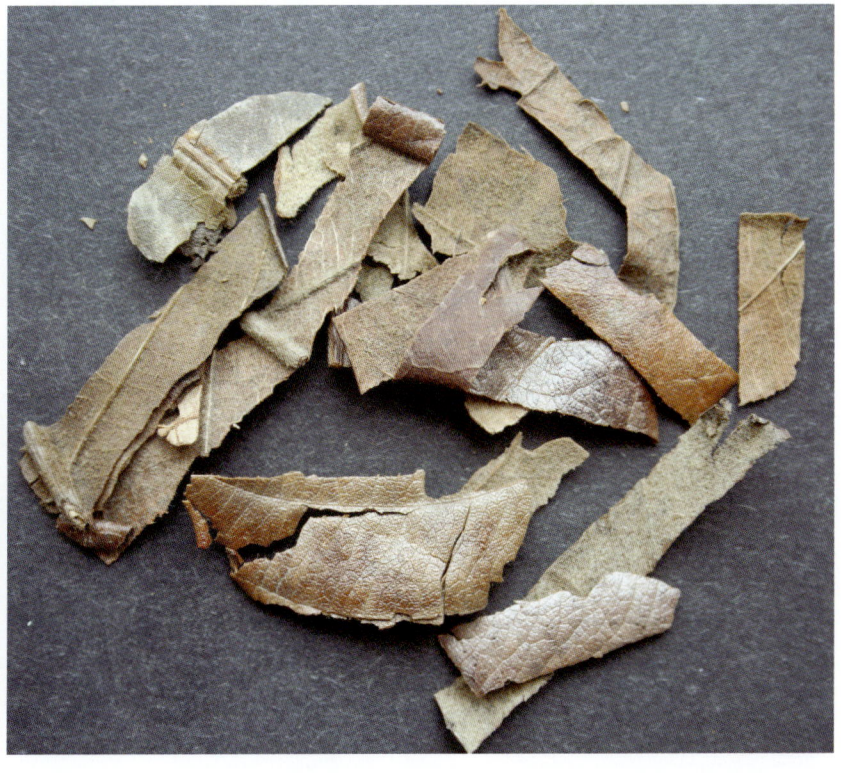

食疗药膳

●枇杷叶粥

原料：枇杷叶10～15克，粳米50克，冰糖适量。

制法：先将枇杷叶布包水煎，去渣取浓汁，再加入粳米和水煮粥，粥将成时加入冰糖稍煮即可。

用法：每日早晚佐餐食用。

功效：清热化痰。

适用：痰热型慢性支气管炎。

使用注意

本品清降苦泄，凡寒嗽及胃寒作呕者不宜用。

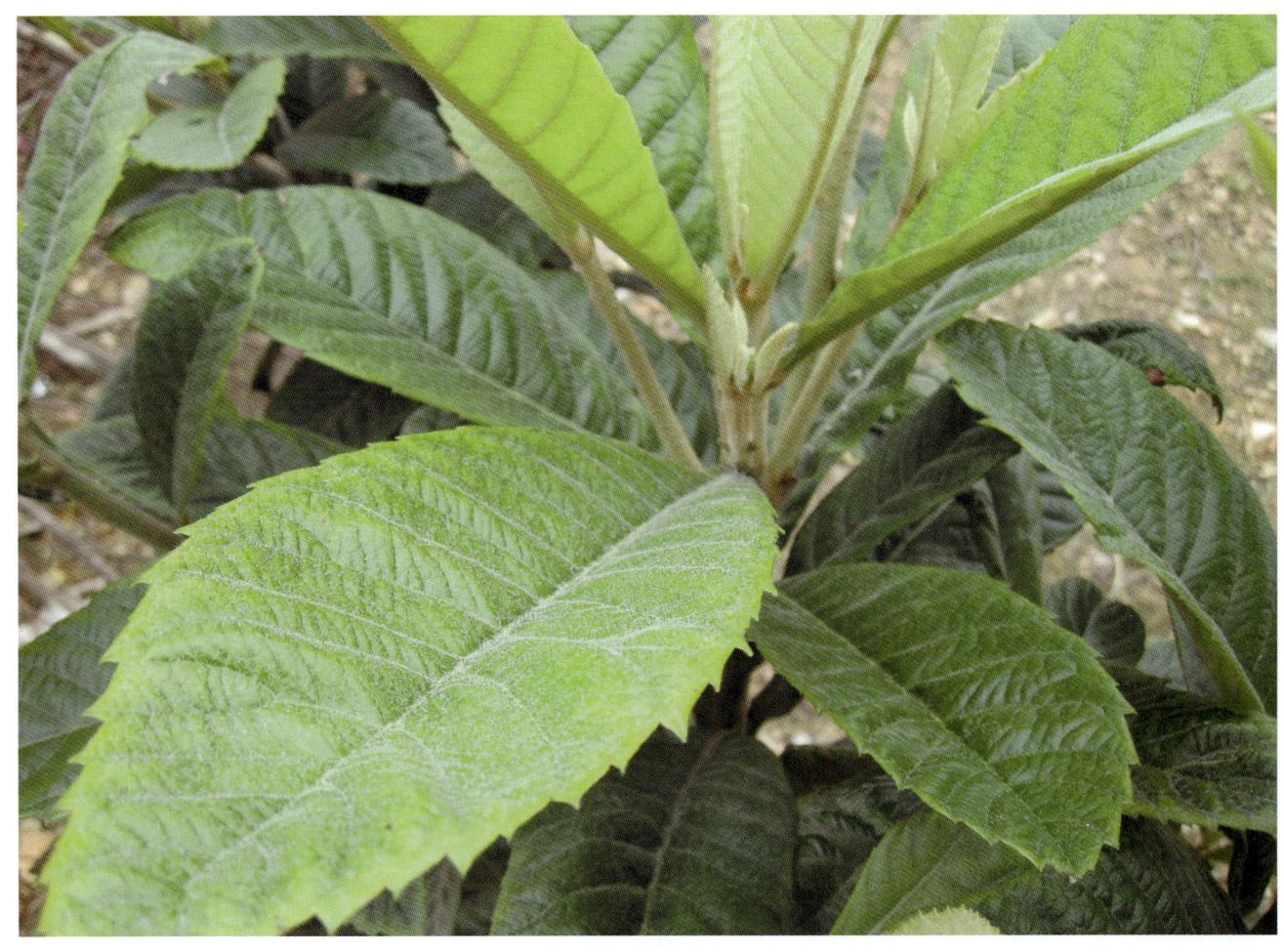

板蓝根

- **别名** 大靛、菘蓝、大蓝、马蓝、靛根、靛青根、蓝靛根、马蓝根。
- **来源** 本品为十字花科植物菘蓝 *Isatis indigotica* Fort. 的干燥根。

【形态特征】两年生草本，茎高40～90厘米，稍带粉霜。基生叶较大，具柄，叶片长椭圆形，茎生叶披针形，互生，无柄，先端钝尖，基部箭形，半抱茎。花序复总状；花小，黄色短角果长圆形，扁平有翅，下垂，紫色；种子一枚，椭圆形，褐色。

【生境分布】生长于山地林缘较潮湿的地方。野生或栽培。分布于河北、江苏、安徽等地。

【采收加工】秋季采挖，除去泥沙及残茎、须根，晒干。

【性味归经】苦，寒。归心、胃经。

【功能主治】清热解毒，凉血利咽。用于温疫时毒，发热咽痛，温毒发斑，痄腮，烂喉丹痧，大头瘟疫，丹毒，痈肿。

【用量用法】内服：9～15克，煎服。

验方

①流行性感冒：板蓝根50克，羌活25克，煎汤，每日2次分服，连服2～3日。②肝炎：板蓝根50克，水煎服。③肝硬化：板蓝根50克，茵陈20克，郁金10克，薏苡仁15克，水煎服。④流行性乙型脑炎：板蓝根15克煎服，每日1剂，连服5日。⑤偏头痛：板蓝根30克，生石膏15克，淡豆豉10克，水煎分2次服，每日1剂。⑥病毒性肺炎高热：板蓝根30克，鱼腥草20克，菊花25克，甘草10克，水煎服。

食疗药膳

●贯众板蓝根茶

原料：贯众、板蓝根各30克，甘草15克。
制法：将上三药放入茶杯内，冲入开水，加盖闷泡15分钟，代茶饮用。
用法：每日1剂，频频冲泡饮服。连饮6～8次。
功效：祛风，清热，利咽。
适用：流行性感冒、发热、头痛、周身酸痛等。

使用注意

脾胃虚寒者忌服。

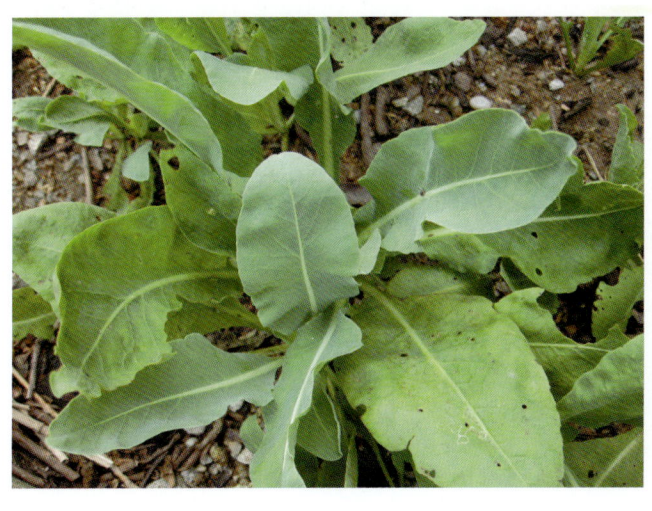
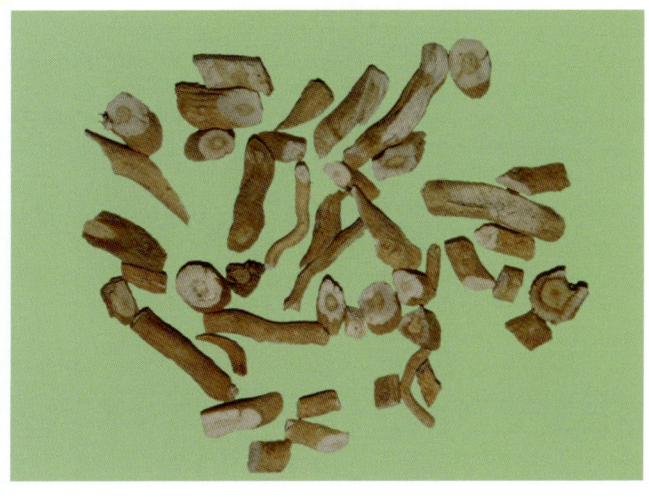

松花粉

- **别名** 松花、松黄。
- **来源** 本品为松科植物马尾松 *Pinus massoniana* Lamb.、油松或其同属数种植物的花粉。

【形态特征】常绿乔木，高达25米。一年生枝淡红褐色或淡灰色，无毛；二三年生枝上的苞片宿存；冬季红褐色，稍有树脂。树皮纵深裂或不规则鳞片状，少有浅裂成薄片剥落。针叶2针一束，粗硬，长10～15厘米，树脂管约10个，边生；叶鞘宿存。雄球花丛生新枝基部，雌球花生长于枝端。球果卵圆形，长4～10厘米，成熟后蝉褐色，宿存；鳞盾肥厚，横脊显著，鳞脐凸起有刺尖。种子长卵圆形，长6～8毫米，种翅长约10毫米。花期4～5月，球果次年10月成熟。

【生境分布】主产浙江、江苏、辽宁、吉林、湖北等地。

【采收加工】4～5月开花时，将雄球花摘下，晒干，搓下花粉，除去杂质。

【性味归经】甘，温。归肝、脾经。

【功能主治】收敛止血，燥湿敛疮。用于外伤出血，湿疹，黄水疮，皮肤糜烂，脓水淋漓。

【用量用法】内服：煎汤3～6克；浸酒或调服。外用：干掺或调服。

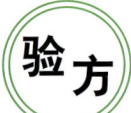

验方 ①**胃脘痛**：松花粉3克，冲酒服。②**湿疹**：松花粉、黄柏、苦参各60克，青黛15克，松香30克，先将前四味研为细末，再将松香熔化，同麻油调药末，搽擦患处，每日1次。③**胃及十二指肠溃疡，慢性便秘**：松花粉5克，冲服。④**久痢不止，延及数月，缠绵不净**：松花每服15克，饭前米汤调下。⑤**婴儿湿疹**：松花粉、炉甘石粉各5克，鸡子黄3个，先将鸡卵煮熟，去白取黄，再将松花粉袋装放金属小锅煎熬，即有卵黄油析出，取油去渣，用此油调松花粉、炉甘石粉搽患部，1～3次。⑥**尿布皮炎**：松花粉撒布患处。⑦**外伤出血**：松花粉外敷伤口。

使用注意

本品甘温，多食发上焦热病。有花粉过敏史者禁用。

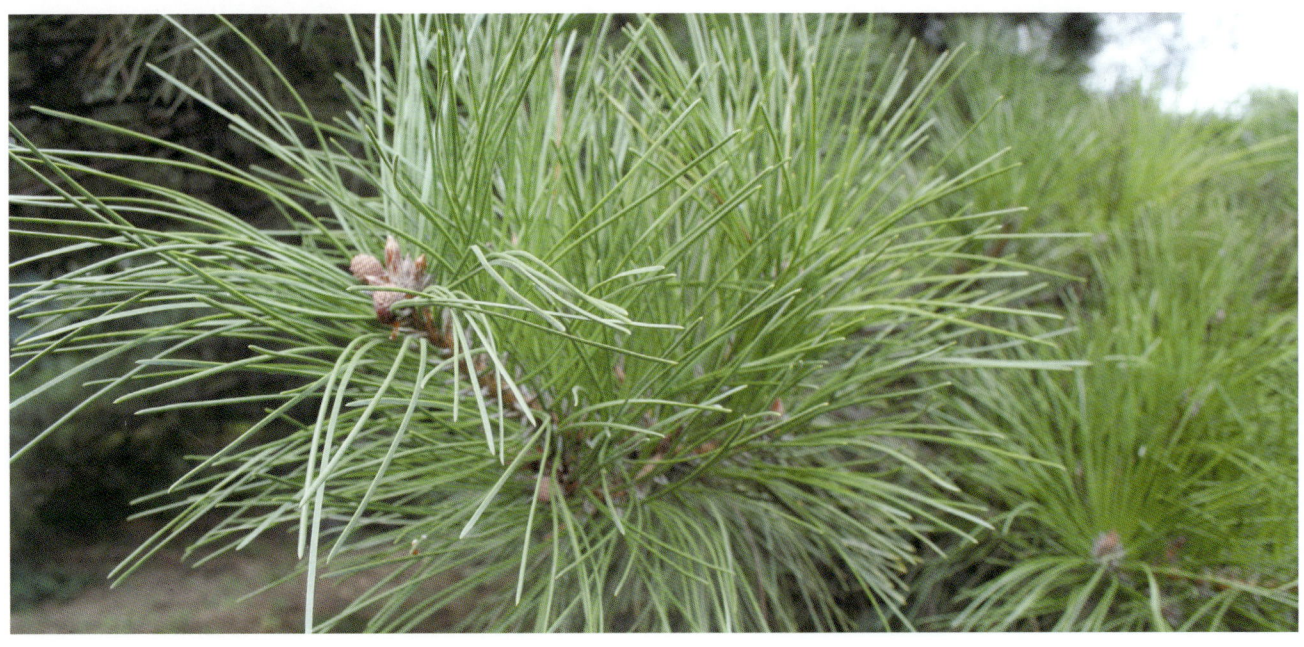

枫香脂

- **别名** 枫脂、白胶、芸香、胶香、白胶香、伯依嘎尔（蒙药名）。
- **来源** 本品为金缕梅科植物枫香树 *Liquidambar formosana* Hance 的干燥树脂。

【形态特征】落叶乔木，高20～40米。树皮灰褐色，方块状剥落。叶互生，叶柄长3～7厘米，托叶线形，早落，叶片心形，常3裂，幼时及萌发枝上的叶多为掌状5裂，长6～12厘米，宽8～15厘米，裂片卵状三角形或卵形，先端尾状渐尖，基部心形，边缘有细锯齿，齿尖有腺状突。花单性，雌雄同株，无花被；雄花淡黄绿色，成葇荑花序再排成总状，生长于枝顶；雄蕊多数，花丝不等长；雌花排成圆球形的头状花序；萼齿5，钻形；子房半下位，2室，花柱2，柱头弯曲。头状果序圆球形，直径2.5～4.5厘米，表面有刺，蒴果有宿存花萼和花柱，两瓣裂开，每瓣2浅裂。种子多数，细小，扁平。花期3～4月，果期9～10月。

【生境分布】生长于山地常绿阔叶林中。分布于秦岭及淮河以南各地。

【采收加工】7、8月间割裂树干，使树脂流出，10月至次年4月采收，阴干。

【性味归经】辛、微苦，平。归肺、脾经。

【功能主治】活血止痛，解毒生肌，凉血止血。用于跌仆损伤，痈疽肿痛，吐血，衄血，外伤出血。

【用量用法】内服：1～3克，宜入丸散服。外用：适量。

验方

①**上消化道出血**：枫香脂适量，研细为散，每服6克，新汲水调下。②**胃痉挛**：枫香树脂6～9克，研末，温水冲服。③**关节疼痛**：枫香脂20克，决明子、川楝子、茼麻子、五灵脂各15克，木香、苦参各10克，栀子、诃子、瞿麦各5克，制成散剂，每次1.5～3克，每日1～2次，温开水送服。④**皮疹，疥癣**：枫香脂、诃子、草乌（制）、决明子、茼麻子各5克，硫黄（制）30克，制成水丸，每次1～1.5克，每日1～2次，温开水送服。

使用注意

孕妇禁服。

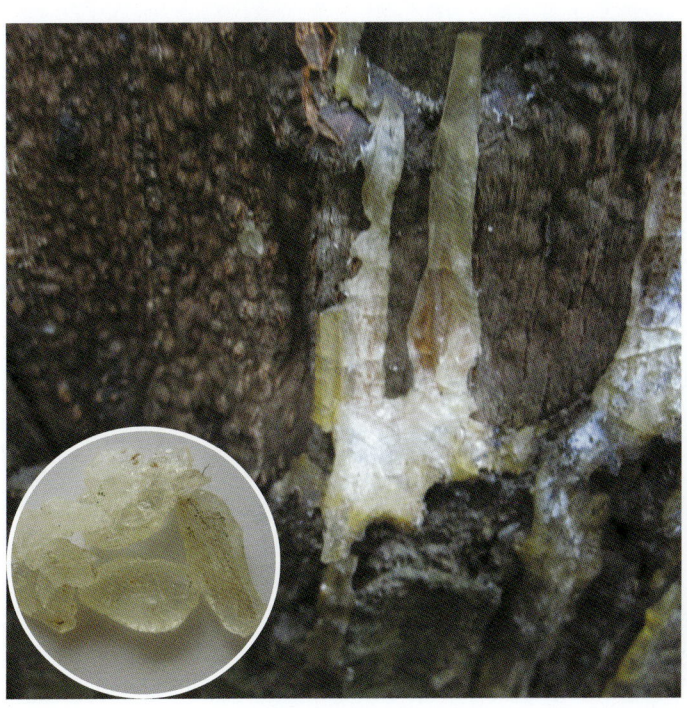
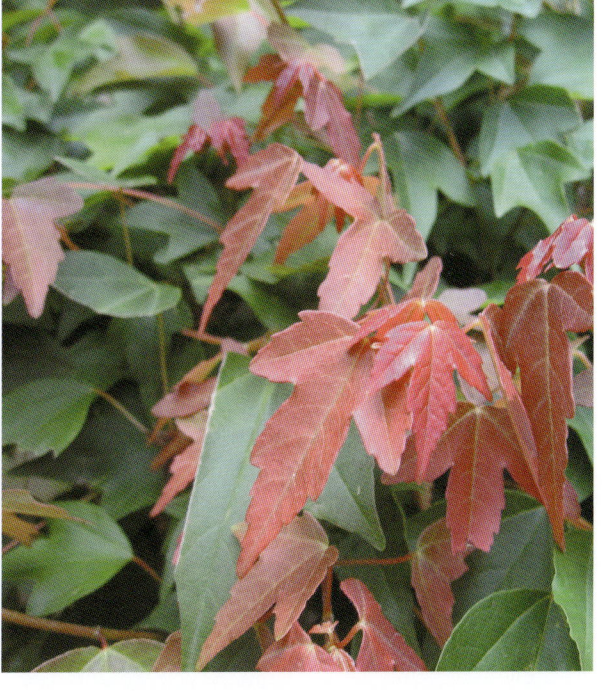

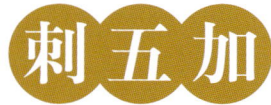

- **别名** 五谷皮、南五加皮、红五加皮。
- **来源** 本品为五加科植物刺五加 Acanthopanax senticosus (Rupr. et Maxim.) Harms 的干燥根和根茎或茎。

【形态特征】落叶灌木，高1～6米。茎密生细长倒刺。掌状复叶互生，小叶5，稀4或3，边缘具尖锐重锯齿或锯齿。伞形花序顶生，单一或2～4个聚生，花多而密；花萼具5齿；花瓣5，卵形；雄蕊5，子房5室。浆果状核果近球形或卵形，干后具5棱，有宿存花柱。花期6～7月，果期7～9月。

【生境分布】生长于山地林下及林缘。主产于东北地区及河北、北京、山西、河南等地。

【采收加工】春、秋二季采收，洗净，干燥。

【性味归经】辛、微苦，温。归脾、肾、心经。

【功能主治】益气健脾，补肾安神。用于脾肺气虚，体虚乏力，食欲不振，肺肾两虚，久咳虚喘，肾虚腰膝酸痛，心脾不足，失眠多梦。

【用量用法】内服：9～27克，煎服。

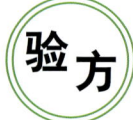

①**风湿痹痛，腰膝酸痛**：可单用刺五加浸酒服，也可与羌活、秦艽、威灵仙等配伍应用。
②**肝肾不足所致腰膝酸疼、下肢痿弱以及小儿行迟等**：刺五加、牛膝、木瓜、续断各适量，水煎服。③**水肿、小便不利**：刺五加、茯苓皮、大腹皮、生姜皮、地骨皮各适量，水煎服。④**黄褐斑**：刺五加片每次3片，每日3次，30日为1个疗程，一般需要3～6个疗程。⑤**辅助治疗心律失常**：口服刺五加片每次3片，每日3次，30日为1个疗程。⑥**低血压**：每日口服刺五加片3次，每次3片。⑦**足跟痛**：口服刺五加片每次3片，每日3次，30日为1个疗程。

使用注意

阴虚火旺者慎服。

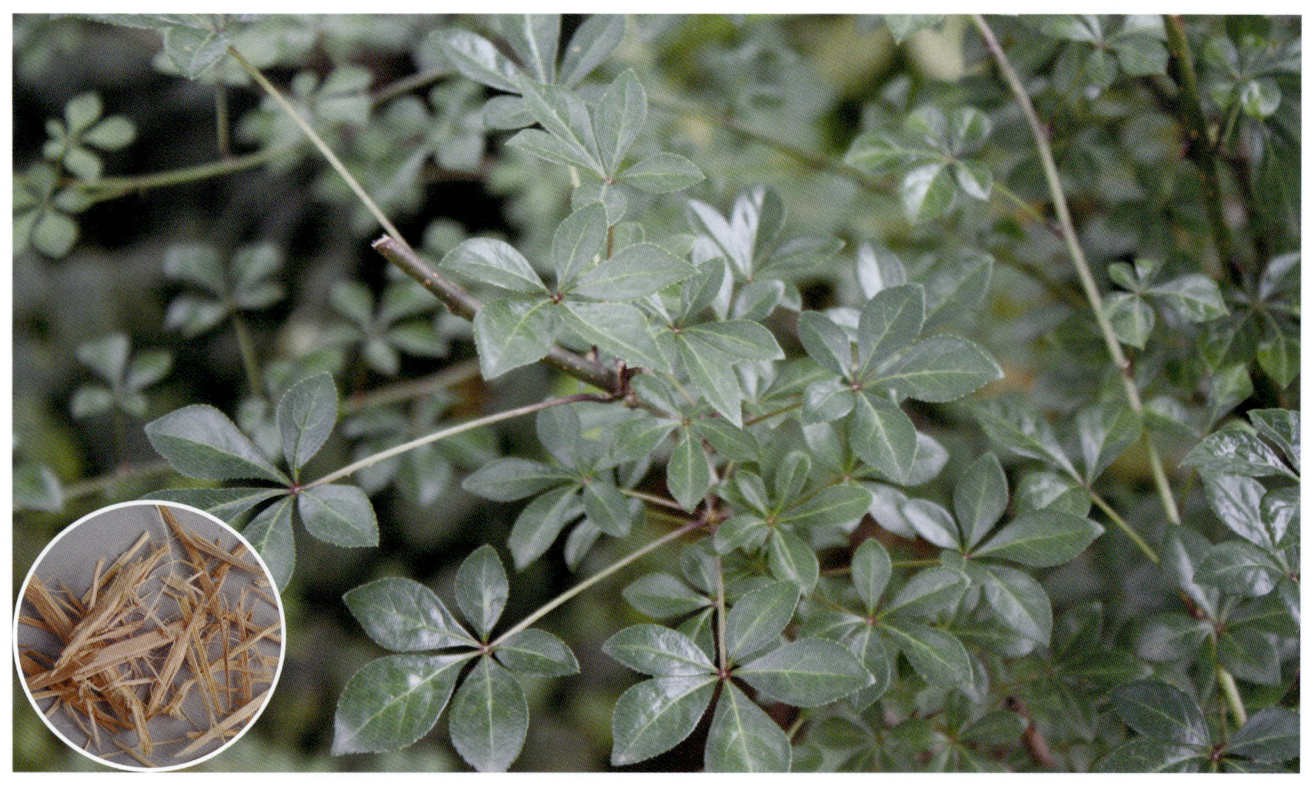

郁李仁

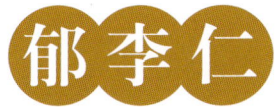

- **别名** 郁子、山梅子、小李仁、郁里仁、李仁肉。
- **来源** 本品为蔷薇科植物欧李 *Prunus humilis* Bge.、郁李或长柄扁桃的干燥成熟种子。

【形态特征】落叶灌木，高1～1.5米，树皮灰褐色，多分枝，小枝被柔毛。叶互生，叶柄短，叶片长圆形或椭圆状披针形，长2.5～5厘米，宽2厘米，先端尖，基部楔形，边缘有浅细锯齿，下面沿主脉散生短柔毛；托叶线形，边缘有腺齿，早落。花与叶同时开放，单生或2朵并生，花梗有稀疏短柔毛，花萼钟状，萼片5，花后反折；花瓣5，白色或粉红色；倒卵形，长4～6毫米；雄蕊多数，花丝线形，雌蕊1，子房近球形，1室。核果近球形，直径约1.5厘米，熟时鲜红色，味酸甜。核近球形，顶端微尖，表面有1～3条沟。种子卵形稍扁。郁李：与上种相似，唯小枝纤细，无毛。叶卵形或宽卵形，先端长尾状，基部圆形，边缘有锐重锯齿。核果暗红色，直径约1厘米。长柄扁桃：本种与上种形态相似，但灌木较矮小，高仅1～2米；叶片先端常不分裂，边缘具不整齐粗锯齿；核宽卵形，先端具小突尖头，表面平滑或稍有皱纹。花期5月，果期7～8月。

【生境分布】生长于荒山坡或沙丘边。分布于黑龙江、吉林、辽宁、内蒙古、河北、山东等地。

【采收加工】秋季果实成熟时采摘，除去果肉，取核，再去壳，取出种仁。

【性味归经】辛、苦、甘，平。归脾、大肠、小肠经。

【功能主治】润肠通便，下气利水。用于津枯肠燥，食积气滞，腹胀便秘，水肿，脚气，小便不利。

【用量用法】内服：6～10克，打碎入煎。

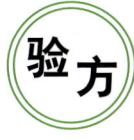 验方

① **风热气秘**：郁李仁、酒陈皮、京三棱各30克，共捣为散。每次6克，水煎空腹服。② **肺气虚弱**：郁李仁30粒，研末，生梨汁调和糊状，敷内关穴，胶布固定，每12小时更换1次。③ **疣**：郁李仁、鸡子白各10克，研搽患处。

食疗药膳

● **郁李仁粥**

原料：郁李仁15克，大米50克。

脂肪：将郁李仁捣烂，置水中搅匀，滤去渣取其汁，亦可将郁李仁加500毫升水煎煮取汁，以药汁同淘洗净的大米煮粥。

用法：每日早晚温热服食。

功效：润燥滑肠。

适用：老人便秘。

使用注意

孕妇慎用。

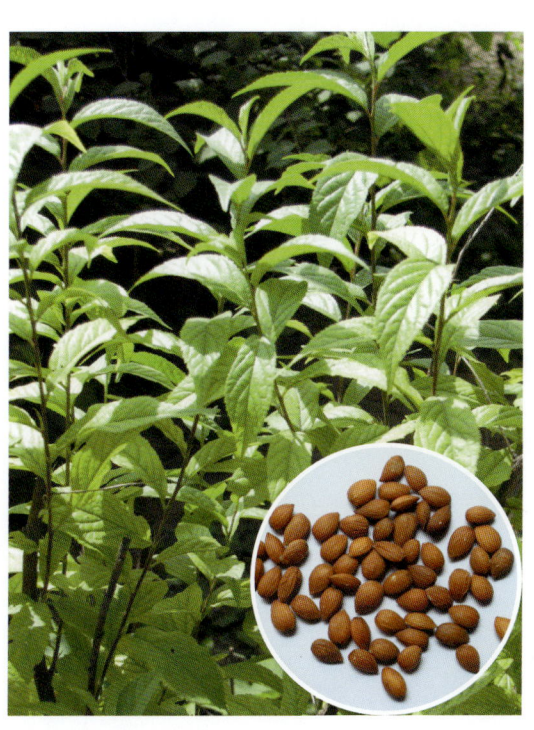

郁金

- **别名** 黄郁、黄姜、玉金、温郁金、广郁金、白丝郁金、黄丝郁金。
- **来源** 本品为姜科多年生草本植物温郁金 Curcuma wenyujin Y. H. Chen et C. Ling、姜黄、广西莪术或蓬莪术的干燥块根。前两者分别习称"温郁金"和"黄丝郁金",其余按性状不同习称"桂郁金"或"绿丝郁金"。

【形态特征】多年生宿根草本。根粗壮,末端膨大成长卵形块根。块茎卵圆状,侧生,根茎圆柱状,断面黄色。叶基生:叶柄长约5厘米,基部的叶柄短,或近于无柄,具叶耳;叶片长圆形,长15～37厘米,宽7～10厘米,先端尾尖,基部圆形或三角形。穗状花序,长约13厘米;总花梗长7～15厘米;具鞘状叶,基部苞片阔卵圆形,小花数朵,生长于苞片内,顶端苞片较狭,腋内无花;花萼白色筒状,不规则3齿裂;花冠管呈漏斗状,裂片3,粉白色,上面1枚较大,两侧裂片长圆形;侧生退化雄蕊长圆形,药隔距形,花丝扁阔;子房被伏毛,花柱丝状,光滑或被疏毛,基部有2棒状附属物,柱头略呈2唇形,具缘毛。花期4～6月,极少秋季开花。莪术:多年生草本,全株光滑无毛。叶椭圆状长圆形至长圆状披针形,长25～60厘米,宽10～15厘米,中部常有紫斑;叶柄较叶片为长。花茎由根茎单独发出,常先叶而生;穗状花序长约15厘米;苞片多数,下部的绿色,缨部的紫色;花萼白色,顶端3裂;花冠黄色,裂片3,不等大;侧生退化雄蕊;唇瓣黄色,顶端微缺;药隔基部具叉开的矩。蒴果卵状三角形。花期3～5月。

【生境分布】生长于林下或栽培。分布于浙江、四川、江苏、福建、广西、广东、云南等地。

【采收加工】冬季茎叶枯萎后采挖,摘取块根,除去细根,蒸或煮至透心,干燥。切片或打碎,生用,或矾水炒用。

【性味归经】辛、苦,寒。归肝、胆、心经。

【功能主治】活血行气,解郁止痛,清心凉血,利胆退黄。用于胸胁刺痛,胸痹心痛,经闭痛经,乳房胀痛,热病神昏,癫痫发狂,血热吐衄,黄疸尿赤。

【用量用法】内服:3～10克,煎服;研末服,2～5克。

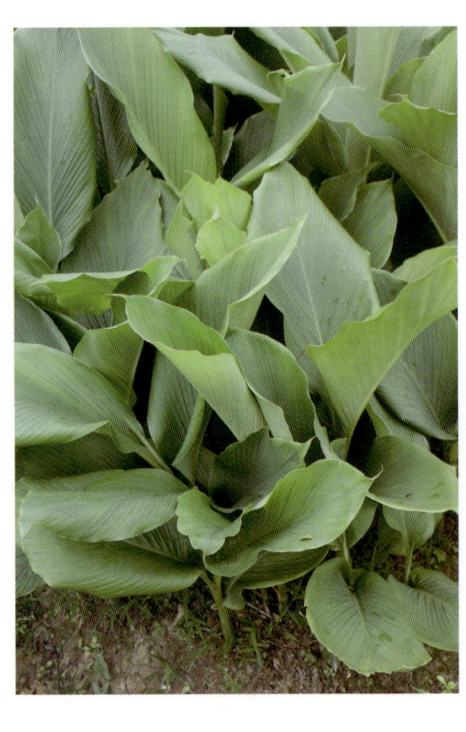
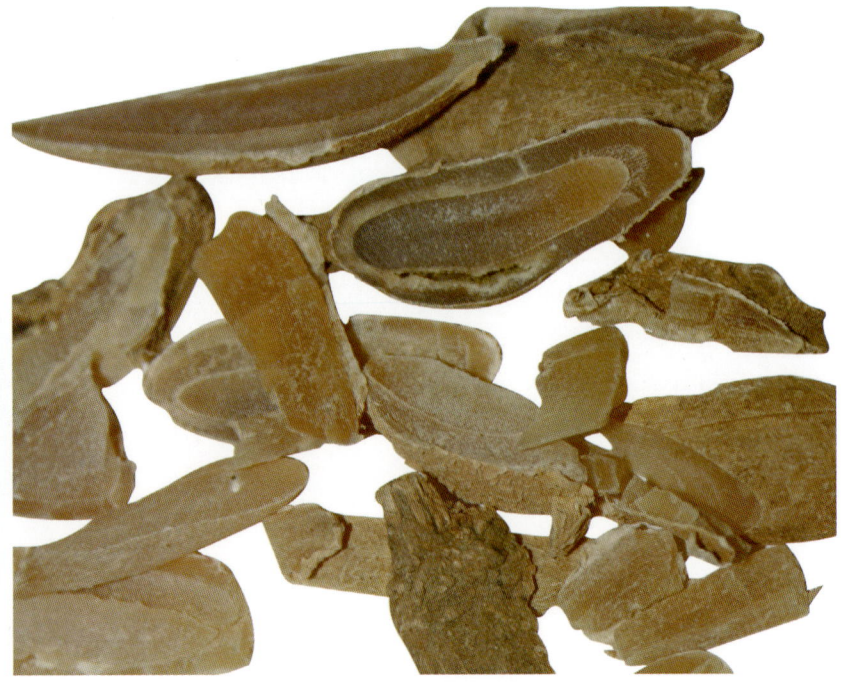

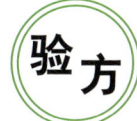

验方

①**鼻血、吐血：** 郁金10克，研为细末，水冲服。②**尿血（非器质性疾病引起的）：** 郁金50克，葱白1把，水煎温服，每日3次。③**肠梗阻：** 郁金、桃仁、瓜蒌各15克，水煎后加麻油250克，一次温服。④**痔疮肿痛：** 郁金末适量，水调搽之。

食疗药膳

● 郁金香附茶

原料：郁金10克，香附30克，甘草15克。
制法：将三味药放入砂锅内，加水1000毫升，煎沸20分钟，取汁代茶饮。
用法：每日1剂，分2次饮服，连用25～35日。
功效：行气解郁。
适用：虚寒性胃痛。

使用注意

畏丁香。

● 田七郁金蒸乌鸡

原料：郁金9克，田七6克，乌鸡1只（500克），绍酒10克，葱、姜、盐、大蒜各适量。
制法：把田七切成小颗粒（绿豆大小）；郁金洗净，润透，切片；乌鸡宰杀后，去毛、内脏及爪；大蒜去皮，切片；姜切片，葱切段。乌鸡放入蒸盆内，加入姜、葱、大蒜，在鸡身上抹匀绍酒、盐，把田七、郁金放入鸡腹内，注入清水300毫升。把蒸盆置蒸笼内，用大火大汽蒸50分钟即成。
用法：每日1次，每次吃鸡肉50克，佐餐食用。
功效：补气血，祛瘀血。
适用：肝硬化腹水患者食用。

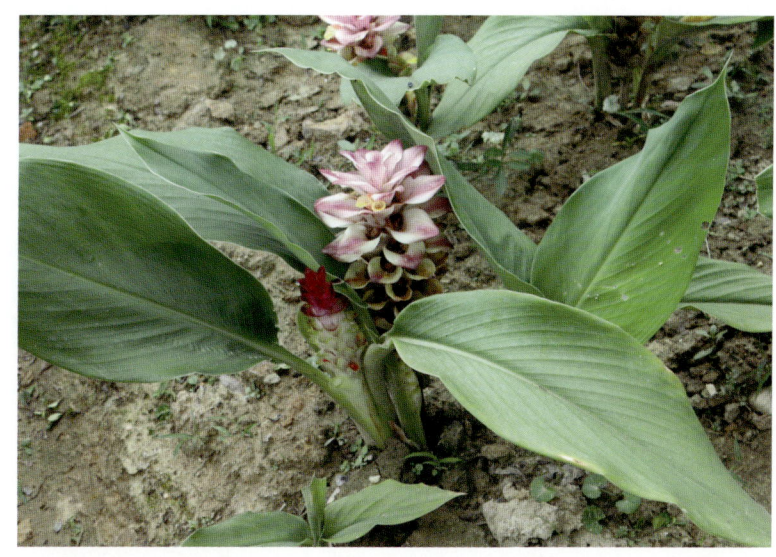

● 金胡莲子汤

原料：郁金、柴胡各10克，莲子30克。
制法：郁金、柴胡布包，加水适量与莲子煎煮，至莲子熟，去渣取汁留莲子。
用法：吃莲子饮汁，日服1剂，连用3～5日。
功效：解郁热，钦乳汁。
适用：肝经郁热所致之乳汁自出。

虎杖

- **别名** 斑庄、花斑竹、酸筒杆、酸桶笋、川筋龙、斑杖根、大叶蛇总管。
- **来源** 本品为蓼科多年生草本植物虎杖 Polygonum cuspidatum Sieb. et Zucc. 的根茎和根。

【形态特征】多年生灌木状草本，无毛，高1～1.5米，根状茎横走，木质化，外皮黄褐色，茎直立，丛生，中空，表面散生红色或紫红色斑点。叶片宽卵状椭圆形或卵形，顶端急尖，基部圆形或阔楔形，托叶鞘褐色，早落。花单性，雌雄异株，圆锥花序腋生；花梗细长，中部有关节。瘦果椭圆形，有3棱，黑褐色，光亮。

【生境分布】生长于疏松肥沃的土壤，喜温和湿润气候，耐寒、耐涝。分布于江苏、江西、山东、四川等地。

【采收加工】春、秋二季采挖，除去须根，洗净，趁鲜切短段或厚片，晒干。

【性味归经】微苦，微寒。归肝、胆、肺经。

【功能主治】利湿退黄，清热解毒，散瘀止痛，止咳化痰。用于湿热黄疸，淋浊，带下，风湿痹痛，痈肿疮毒，水火烫伤，经闭，癥瘕，跌打损伤，肺热咳嗽。

【用量用法】内服：9～15克，煎服。外用：适量。

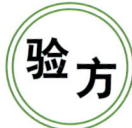

验方

①痈肿疮毒：虎杖、野菊花、千里光各15克，水煎服。②尿路感染：虎杖、萹蓄、车前草各15克，水煎服。③烧烫伤：虎杖粉1000克，浸入5000毫升75%乙醇中1～2日，取浸液喷洒创面。④妇女月经不利、行经腹痛：虎杖30克，没药、凌霄花各10克，共捣为散，每次3克，以热酒调下。⑤带状疱疹：虎杖、紫花地丁各15克，研末，浓茶调服。

食疗药膳

●虎杖酒

原料：虎杖30克，川茄皮、川牛膝、桂枝、防风各15克，木瓜9克，烧酒1500毫升。

制法：将前六味浸泡烧酒中5～7日。

用法：每日2次，每次10～25毫升。

功效：祛风湿，活络。

适用：筋骨痰火、手足麻木等。

使用注意

孕妇忌服。

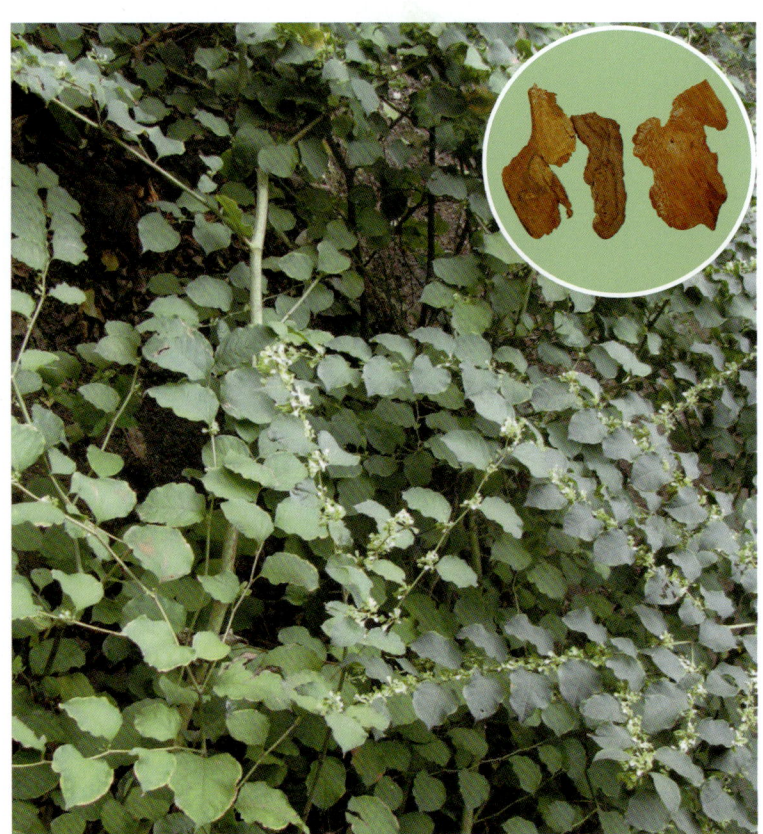

昆布

- **别名** 海带、江白菜。
- **来源** 本品为海带科植物海带 Laminaria japonica Aresch. 或翅藻科植物昆布的干燥叶状体。

【形态特征】多年生大型褐藻，植物体成熟时成带状，长可达6米以上。根状固着器粗纤维状，由数轮叉状分歧的假根组成，假根末端有吸着盘。其上为圆柱状的短柄，长5～15厘米。柄的上部为叶状体，叶状体幼时呈长卵状，后渐伸长成带状，扁平，长2～6米，宽20～50厘米，坚厚，革质状，中部稍厚，两边较薄，有波状皱褶。生殖期在叶状体两面产生孢子囊。昆布：多年生大型褐藻。根状固着器由树枝状的叉状假根组成，数轮重叠成圆锥状，直径5～15厘米。柄部圆柱状或略扁圆形，中实，长8～100厘米，直径10～15毫米，黏液腔道呈不规则的环状，散生在皮层中。叶状体扁平，革质，微皱缩，暗褐色，厚2～3毫米，1～2回羽状深裂，两侧裂片长舌状，基部楔形，叶缘一般有粗锯齿。孢子囊群在叶状体表面形成，9～11月产生游孢子。

【生境分布】海带生长于较冷的海洋中，多附生长于大干潮线以下1～3米深处的岩礁上。昆布生长于低潮线附近的岩礁上。分布于辽宁、山东及福建等地。

【采收加工】夏秋季采捞，除去杂质，漂净，稍晾，切宽丝，晒干用。

【性味归经】咸，寒。归肝、胃、肾经。

【功能主治】消痰软坚，利水消肿。用于瘿瘤，瘰疬，睾丸肿痛，痰饮水肿。

【用量用法】内服：煎汤，6～12克；或入丸、散。

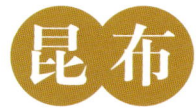

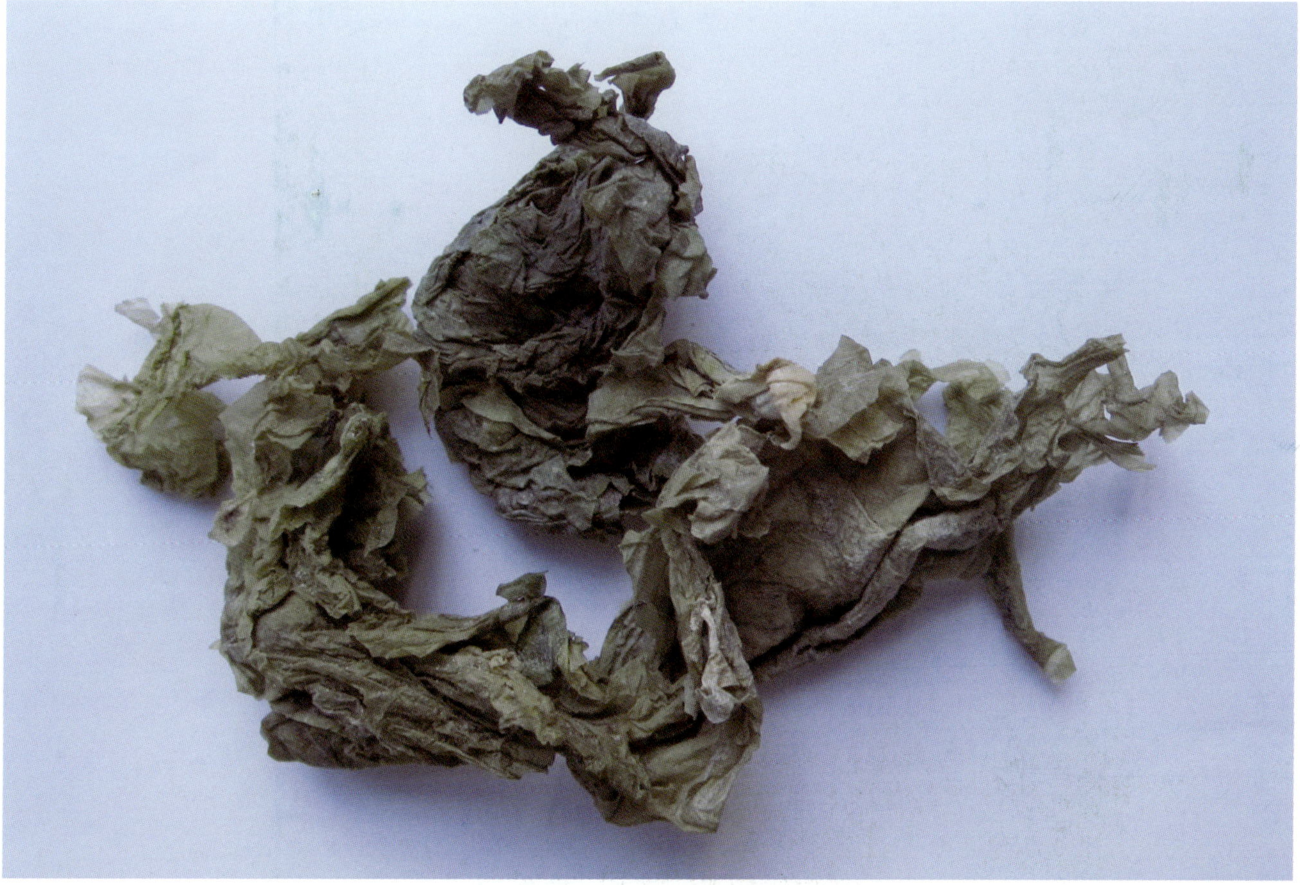

验方

①瘿瘤、瘰疬：昆布、猪瘦肉各50克，炒食，每日2次。或昆布50克，水煎服，每日2次。②皮肤湿毒瘙痒：昆布、绿豆、红糖各50克，水煮服食，每日1次。③暑热、高血压、高血脂：昆布30克，冬瓜100克，薏苡仁30克，同煮汤，加适量白糖食用，每日1次。④睾丸肿痛：昆布、海藻各15克，小茴香6克，水煎服，每日1次。⑤高血压，动脉硬化及慢性支气管炎咳喘：昆布15克，粳米100克，猪瘦肉50克，同煮粥，用适量食盐或白糖调味食用。⑥肝火头痛、眼结膜炎：昆布20克，草决明30克，水煎，吃昆布饮汤，每日2次。⑦慢性咽炎：水发昆布500克，洗净切小块，煮熟后捞出，加白糖200克拌匀，腌渍1日后即可食用，每日2次，每次50克。⑧肥胖病：昆布粉2克，话梅1粒，开水浸泡服用，每日2次。

食疗药膳

●凉拌昆布

原料：昆布500克，生姜末、橘皮末、花椒末各适量。

制法：将昆布以米泔水浸1宿，洗去咸味，放入砂锅，加水煮熟，捞出沥水，切细装盘；将葱白1握（切段）放入磁钵，捣极烂，与盐、醋、姜丝、橘、椒末等佐料同倒入盘中，拌匀备用。

用法：佐餐食用。

功效：清热消痰，软坚散结，下气利水。

适用：痰气交阻之瘿瘤瘰疬，或喘咳咯痰黄稠，或少腹胀满、小便不通、肢体浮肿等。

使用注意

脾虚便溏及孕妇禁服。本品所含碘化物能使病态的组织崩溃，故对有活动性肺结核者一般不用。

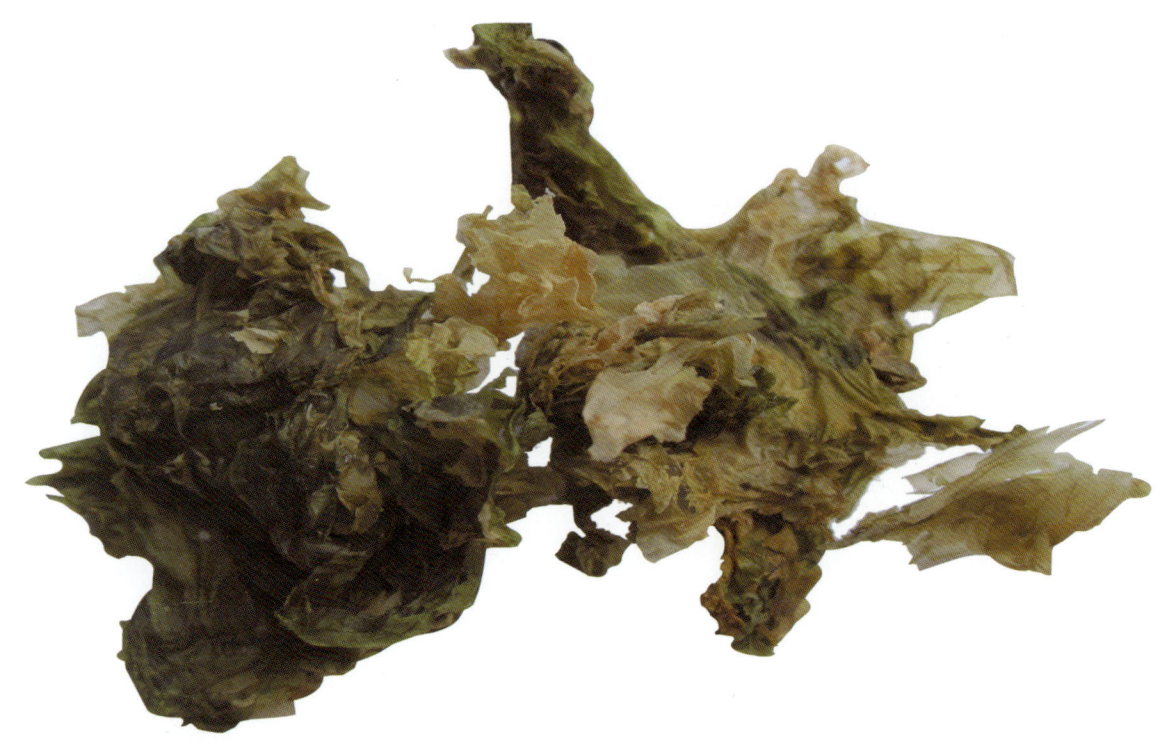

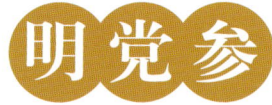

- **别名** 明沙参、山花根、土人参、山胡萝卜。
- **来源** 本品为伞形科多年生植物明党参 Changium smyrnioides Wolff 的干燥根。

【形态特征】多年生草本，高50~100厘米。根粗壮，圆柱形或粗短纺锤形。茎直立，中空，上部分枝。根生叶具长柄，柄长约30厘米，基部扩大呈鞘状抱茎；叶片全形为广卵形，长6~15厘米，呈三出式的二至三回羽状分裂，小裂片披针形。花茎常由一侧抽出，直立，与叶丛相距较远，表面有细纵纹，上部疏展分枝；花序顶生，成疏阔圆锥状复伞形花序，无总苞，伞梗5~10枚，长2~10厘米，细柔；小总苞片数枚，锥形，比小伞梗短；小伞梗10~15枚，纤细，长5~8毫米；花小，直径约2毫米；花萼具5细齿，极不显著；花瓣5，卵状披针形，白色；雄蕊5，花药椭圆形，花丝细长；子房下位，椭圆形，花柱2，开展；侧枝花序雌蕊常不育。双悬果广椭圆形，长3~4毫米，宽2.5~3毫米，光滑而有纵纹，果棱不明显，果棱间有油管3个，合生面有油管2个。花期4~5月，果期5~6月。

【生境分布】生长于山野稀疏灌木林下土壤肥厚的地方。分布于江苏、安徽、浙江、四川等地。

【采收加工】4~5月采挖，除去须根，洗净，置沸水中煮至无白心，取出，刮去外皮，漂洗，干燥。或不经煮沸，直接晒至半干，刮去外皮，再晒干。前者称明党参，后者为粉沙参。

【性味归经】甘、微苦，微寒。归肺、脾、肝经。

【功能主治】润肺化痰，养阴和胃，平肝，解毒。用于肺热咳嗽，呕吐反胃，食少口干，目赤眩晕，疔毒疮疡。

【用量用法】内服：6~12克，煎服；或熬膏。

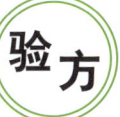

①**高血压**：明党参、怀牛膝各15克，水煎服。②**肺热咳嗽**：明党参、桑白皮、枇杷叶各9克，生甘草3克，水煎服。③**妊娠呕吐**：明党参、竹茹、生白术各9克，黄芩5克，甘草3克，水煎服。④**脱力劳伤，贫血头晕**：明党参30克（切细），鸡蛋2只，打碎和匀，饭锅上蒸熟食。⑤**白带初起**：明党参（切片）150克，用陈绍酒饭上蒸熟，分作三服。⑥**小儿单纯性消化不良**：明党参、茯苓、白术、淮山、炒扁豆各12克，莲子肉、薏苡仁各9克，炙甘草、桔梗各6克，砂仁（后下）4克，水煎服。

使用注意

气虚下陷、精关不固及孕妇慎服。外感咳嗽无汗者不宜。

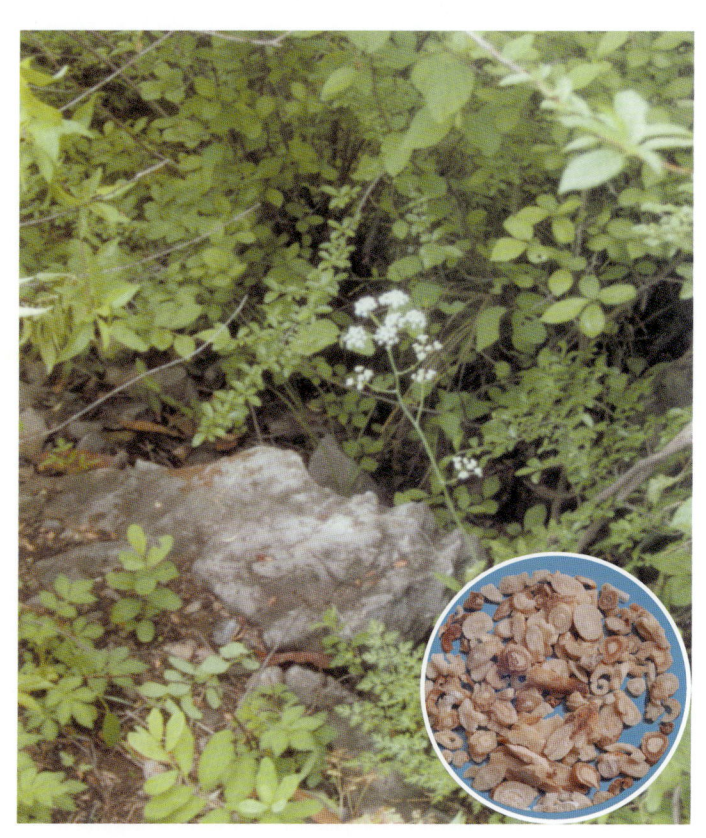

罗布麻叶

- **别名** 野麻、茶叶花、泽漆麻、野茶叶、红根草。
- **来源** 本品为夹竹桃科多年生草本植物罗布麻 Apocynum venetum L. 的叶。

【形态特征】半灌木，高1.5～4米，全株有白色乳汁，枝条常对生，无毛。紫红色或淡红色，背阴部分为绿色。叶对生，在中上部分枝处或互生。单歧聚伞花序顶生，花萼5深裂；花冠紫红色或粉红色，钟状，上部5裂，花冠内有明显三条紫红色脉纹，基部内侧有副花冠及花盘。果长角状，叉生。种子多数，顶生一簇白色细长毛。

【生境分布】生长于河岸、山沟、山坡的砂质地。分布于我国东北、西北、华北等地。

【采收加工】夏季开花前采摘叶片，除去杂质，干燥。

【性味归经】甘、苦，凉。归肝经。

【功能主治】平肝安神，清热利水。用于肝阳眩晕，心悸失眠，浮肿尿少。

【用量用法】内服：6～12克，煎服或开水泡服。

验方　①**高血压**：罗布麻叶20克，开水泡，当茶饮用。②**急性肾炎高血压**：罗布麻、菊花各10克，沸水浸泡，每日1剂，分3～4次服。③**肝炎腹胀**：罗布麻、延胡索各10克，甜瓜蒂7.5克，公丁香5克，木香15克，共研末，每次2.5克，每日2次，开水送服。④**神经衰弱、眩晕、心悸、失眠**：罗布麻5～10克，开水冲泡当茶喝，不可煎煮。⑤**水肿**：罗布麻根20～25克，水煎服，每日2次。

使用注意

脾胃虚寒者，不宜长期服用。

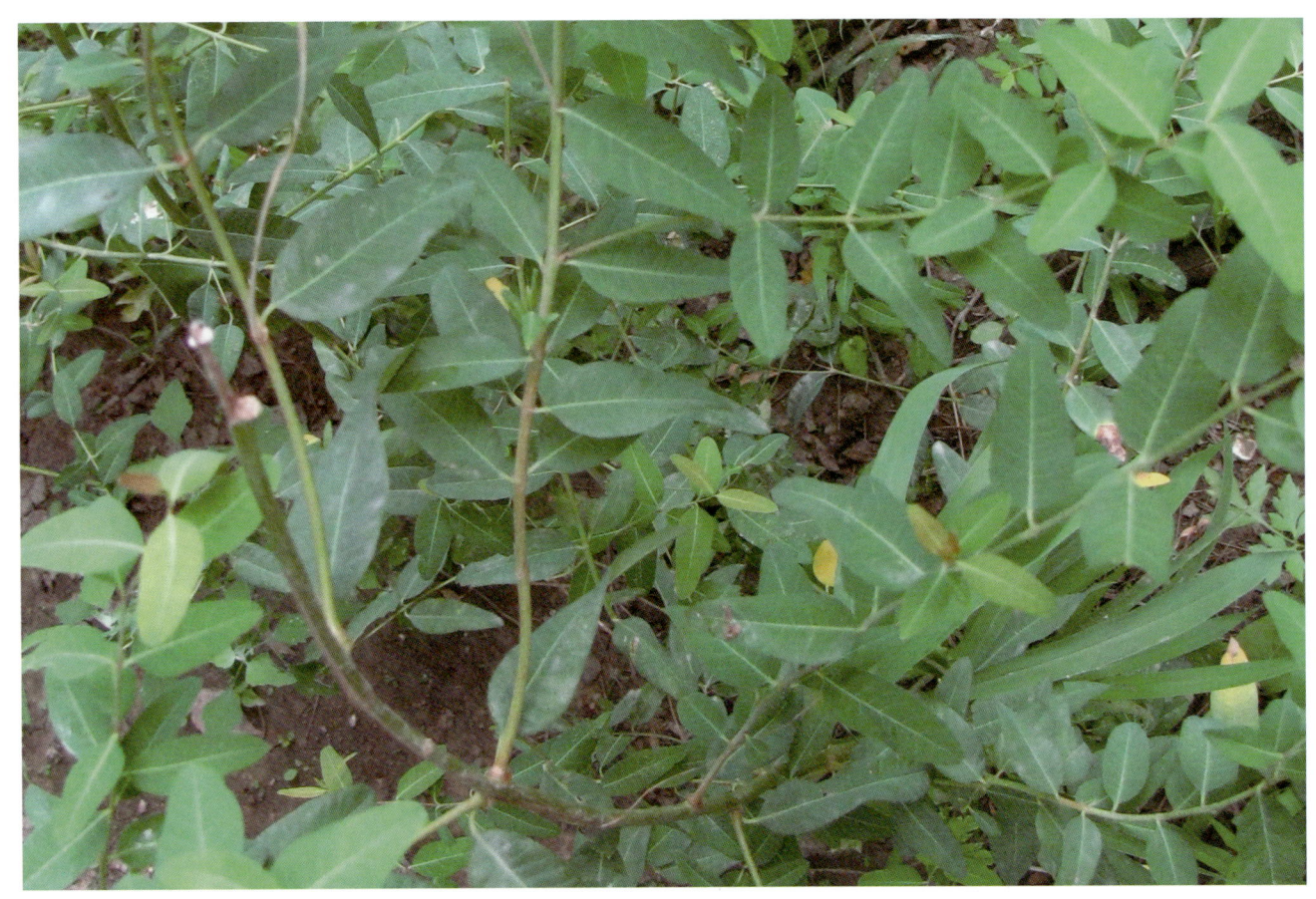

罗汉果

- **别名** 拉汗果、假苦瓜、金不换、罗汉表、裸龟巴、光果木鳖。
- **来源** 本品为葫芦科植物罗汉果 Momordica grosvenori Swingle 的干燥果实。

【形态特征】一年生草质藤本,长2～5米。根块状,茎纤细,具纵棱,暗紫色,被折色或黄色柔。卷须2分叉。叶互生,叶柄长2～7厘米,稍扭曲,被短柔毛;叶片心状卵形,膜质,先端急尖或渐尖,基部耳状心形,全缘,两面均被白色柔毛,背面尚有红棕色腺毛。花单性,雌雄异株;雄花腋生,数朵排成总状花序,长达12厘米,花萼漏斗状,被柔毛。种子淡黄色,扁长圆形,边缘具不规则缺刻,中央稍凹。

【生境分布】生长于海拔300～500米的山区;有栽培。主产广西地区,多为栽培品。

【采收加工】8～9月间果实成熟时采摘,晾数日后,低温干燥或用火烘炕,经5～6日,成为叩之有声的干燥果实,刷去表面绒毛即可。

【性味归经】甘,凉。归肺、大肠经。

【功能主治】清热润肺,利咽开音,滑肠通便。用于肺热燥咳,咽痛失音,肠燥便秘。

【用量用法】内服:9～15克,煎服;或泡水服用。

验方

①**百日咳**:罗汉果1个,柿饼15克,水煎服。②**上呼吸道感染**:罗汉果1个,打碎同猪瘦肉煎汤服。③**慢性喉炎**:罗汉果25～50克,泡水代茶。④**喉痛失音**:罗汉果1个,切片,水煎,待冷后,频频饮服。⑤**肺热阴虚痰咳不爽及肺结核患者**:罗汉果100克,枇杷叶、南沙参、桔梗各150克,加水煎煮2次,合并煎液,滤过,滤液静默24小时,取上清液浓缩至适量,加入蔗糖使溶解,再浓缩至1000毫升,即得。每次口服10毫升,每日3次。⑥**肺燥咳嗽痰多,咽干口燥**:罗汉果半个,陈皮6克,猪瘦肉100克,先将陈皮浸,刮去白,然后与罗汉果、瘦肉共煮汤,熟后去罗汉果、陈皮,饮汤食肉。⑦**急、慢性支气管炎,扁桃体炎,咽炎,便秘**:罗汉果15～30克,开水泡,当茶饮。

使用注意

脾胃虚寒者忌服。

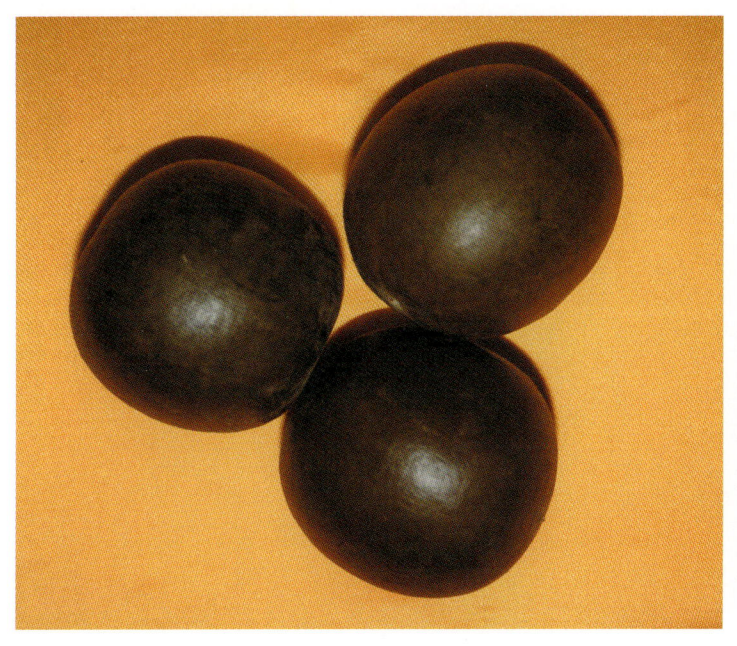
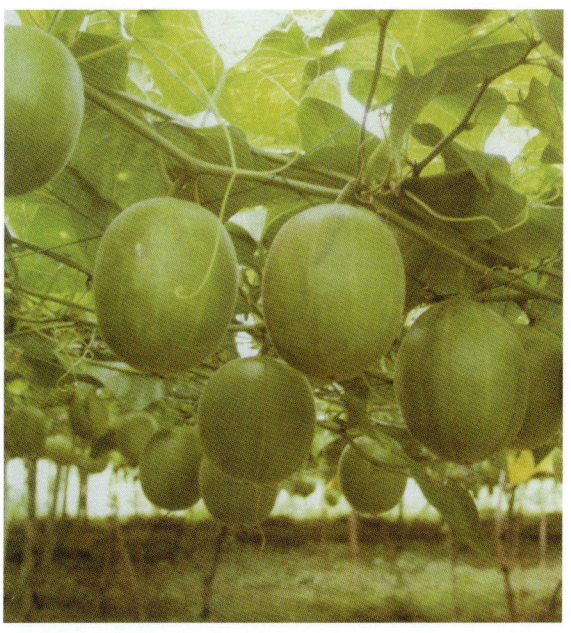

知母

- **别名** 地参、水须、淮知母、穿地龙。
- **来源** 本品为百合科植物知母Anemarrhena asphodeloides Bge.的干燥根茎。

【形态特征】本植物为多年生草本，根茎横走，密被膜质纤维状的老叶残基。叶丛生，线形，质硬。花茎直立，从叶丛中生出，其下散生鳞片状小苞片，2~3朵簇生长于苞腋，成长形穗状花序，花被长筒形，黄白色或紫堇色，有紫色条纹。蒴果长圆形，熟时3裂。种子黑色。毛知母呈长条状，微弯曲，略扁，少有分枝，长3~15厘米，直径0.8~1.5厘米，顶端有残留的浅黄色叶痕及茎痕，习称"金包头"，上面有一凹沟，具环节，节上密生残存的叶基，由两侧向上方生长，根茎下有点状根痕。

【生境分布】生长于山地、干燥丘陵或草原地带。分布于河北、山西及东北等地，以河北历县出产者最佳。

【采收加工】春秋两季采挖，除去茎苗及须根，保留黄绒毛，晒干，为"毛知母"。鲜时剥去外皮晒干者，称"光知母"或"知母肉"。

【性味归经】苦、甘，寒。归肺、胃、肾经。

【功能主治】清热泻火，滋阴润燥。用于外感热病，高热烦渴，肺热燥咳，骨蒸潮热，内热消渴，肠燥便秘。

【用量用法】内服：6~12克，煎服。清热泻火宜生用，滋阴降火宜盐水炒用。

验方

①**咳嗽（肺热痰黄黏稠）**：知母12克，黄芩9克，鱼腥草、瓜蒌各15克，水煎服。②**骨蒸劳热、五心烦热**：知母、熟地各12克，鳖甲、银柴胡各10克，水煎服。③**烦渴不止**：知母18克，生山药30克，生黄芪15克，生鸡内金6克，葛根5克，五味子、天花粉各9克，水煎服，每日1剂。④**前列腺肥大**：知母、黄柏、牛膝各20克，丹参30克，大黄15克，益母草50克，水煎服，每日1剂。

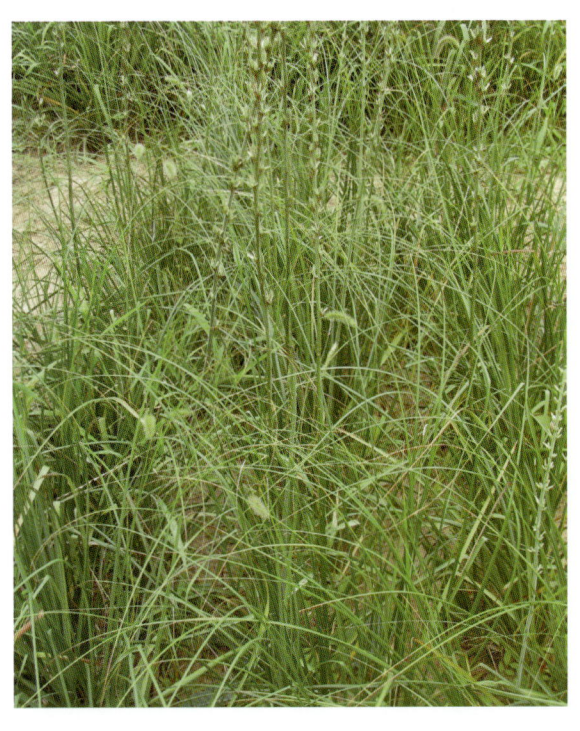
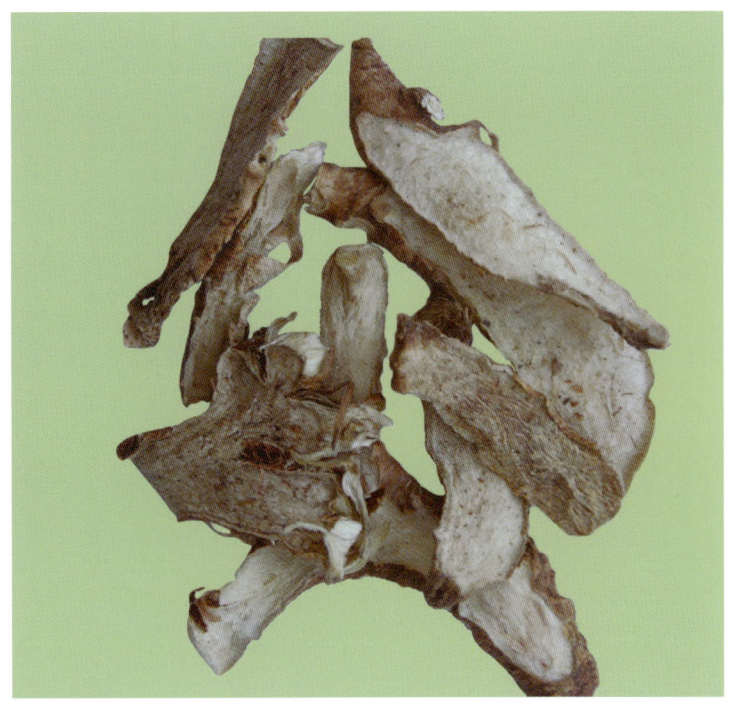

食疗药膳

●知母龙骨炖鸡
原料：知母20克，龙骨40克，雏母鸡1只（当年未下蛋）。
制法：将母鸡拔毛去内脏洗净，取知母、龙骨放入鸡腹腔内，小火炖至熟烂即可。
用法：早晚佐餐食用。
功效：滋阴降火。
适用：早泄伴情欲亢盛、梦遗滑精者。

●山药知母汁
原料：生山药粉30克，知母、天花粉各15克，
　　　生鸡内金粉、五味子、葛根粉各10克。
制法：先将知母、五味子加水500毫升，煎汁300毫升，去渣，再将山药粉、葛根粉、天花粉、鸡内金粉冷水调糊，趁药液沸滚时倒入搅拌为羹。
用法：每次100毫升，每日3次。
功效：利小便，消肿。
适用：糖尿病尿频、下肢浮肿等。

使用注意

本品性寒质润，有滑肠之弊，故脾虚便溏者不宜用。

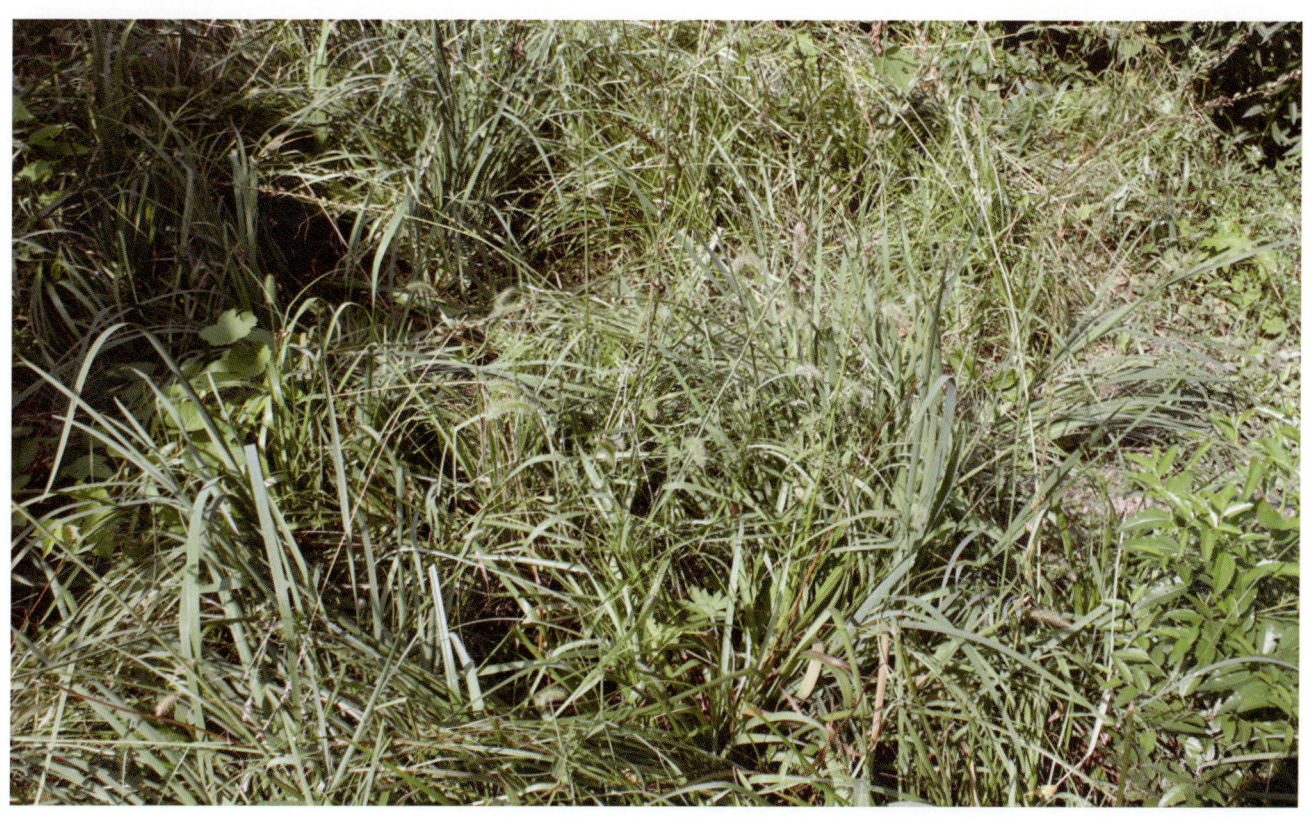

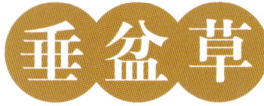

垂盆草

- **别名** 狗牙齿、狗牙菜、半枝莲、三叶佛甲草。
- **来源** 本品为景天科多年生肉质草本植物垂盆草Sedum sarmentosum Bunge 的全草。

【形态特征】多年生肉质草本，不育枝匍匐生根，结实枝直立，长10～20厘米。叶3片轮生，倒披针形至长圆形，长15～25毫米，宽3～5毫米，顶端尖，基部渐狭，全缘。聚伞花序疏松，常3～5分枝；花淡黄色，无梗；萼片5，阔披针形至长圆形，长3.5～5毫米，顶端稍钝；花瓣5，披针形至长圆形，长5～8毫米，顶端外侧有长尖头；雄蕊10，较花瓣短；心皮5，稍开展。种子细小，卵圆形，无翅，表面有乳头突起。花期5～6月，果期7～8月。

【生境分布】生长于山坡岩石上或栽培。全国各地均产。

【采收加工】夏、秋二季采收。除去杂质，切段，晒干。

【性味归经】甘、淡，凉。归肝、胆、小肠经。

【功能主治】利湿退黄，清热解毒。用于湿热黄疸，小便不利，痈肿疮疡。

【用量用法】内服：15～30克，煎服，鲜品加倍。外用：适量。

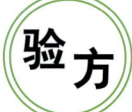

①**黄疸型肝炎**：鲜垂盆草100克，煎2次去渣存汁，粳米100克，煮粥2餐分服。②**肺脓肿**：垂盆草30～60克，薏苡仁、冬瓜仁、鱼腥草各15克，水煎服。③**高脂血症**：垂盆草300克，半边莲200克，燕麦500克，共研细末加白糖500克共制成饼干，烘干瓶装，每餐50克。④**尿血（非器质性疾病引起的）**：垂盆草60克，茅根30克，玄参15克，水煎服。⑤**黄疸型肝炎、面目身黄**：垂盆草20克，茵陈蒿、生栀子各15克，水煎服。⑥**无名肿毒、创伤感染**：鲜垂盆草、鲜青蒿、鲜大黄各等份，共捣烂敷患处。

使用注意

脾胃虚寒者慎服。

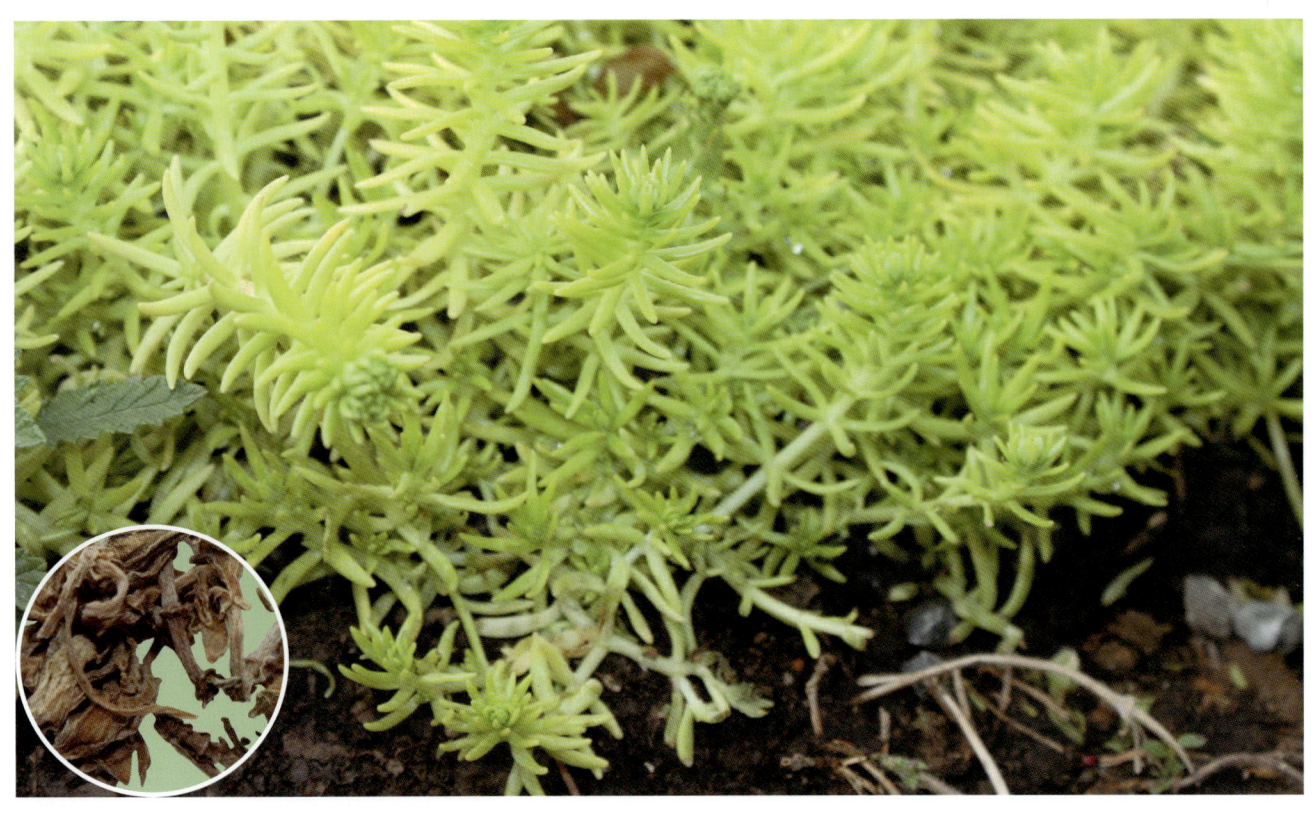

委陵菜

- **别名** 翻白菜、根头菜、白头翁、龙牙草、痢疾草、天青地白。
- **来源** 本品为蔷薇科植物委陵菜 *Potentilla chinensis* Ser. 的干燥全草。

【形态特征】多年生草本，高30～60厘米。主根发达，圆柱形。茎直立或斜生，密生白色柔毛。羽状复叶互生，基生叶有15～31小叶，茎生叶有3～13小叶；小叶片长圆形至长圆状倒披针形，长1～6厘米，宽6～15毫米，边级缺刻状，羽状深裂，裂片三角形，常反卷，上面被短柔毛，下面密生白色绒毛；托叶和叶柄基部合生。聚伞花序顶生；副萼及萼片各5，宿存，均密生绢毛；花瓣5，黄色，倒卵状圆形；雄蕊多数；雌蕊多数。瘦果有毛，多数，聚生长于被有绵毛的花托上，花萼宿存。花期5～8月，果期8～10月。

【生境分布】生长于山坡、路边、田旁、山林草丛中。全国大部分地区有分布。

【采收加工】春季未抽茎时采挖，除去泥沙，晒干。

【性味归经】苦，寒。归肝、大肠经。

【功能主治】清热解毒，凉血止痢。用于赤痢腹痛，久痢不止，痔疮出血，痈肿疮毒。

【用量用法】内服：9～15克，煎服。外用：适量。

验方

①痢疾：委陵菜根15克，水煎服，每日3～4次，连服2～3日。②久痢不止：委陵菜、白木槿花各15克，水煎服。③赤痢腹痛：委陵菜细末1.5克，开水吞服，饭前服用。④疔疮初起：委陵菜根30克，水煎服。⑤刀伤止血生肌：委陵菜鲜根捣烂外敷。

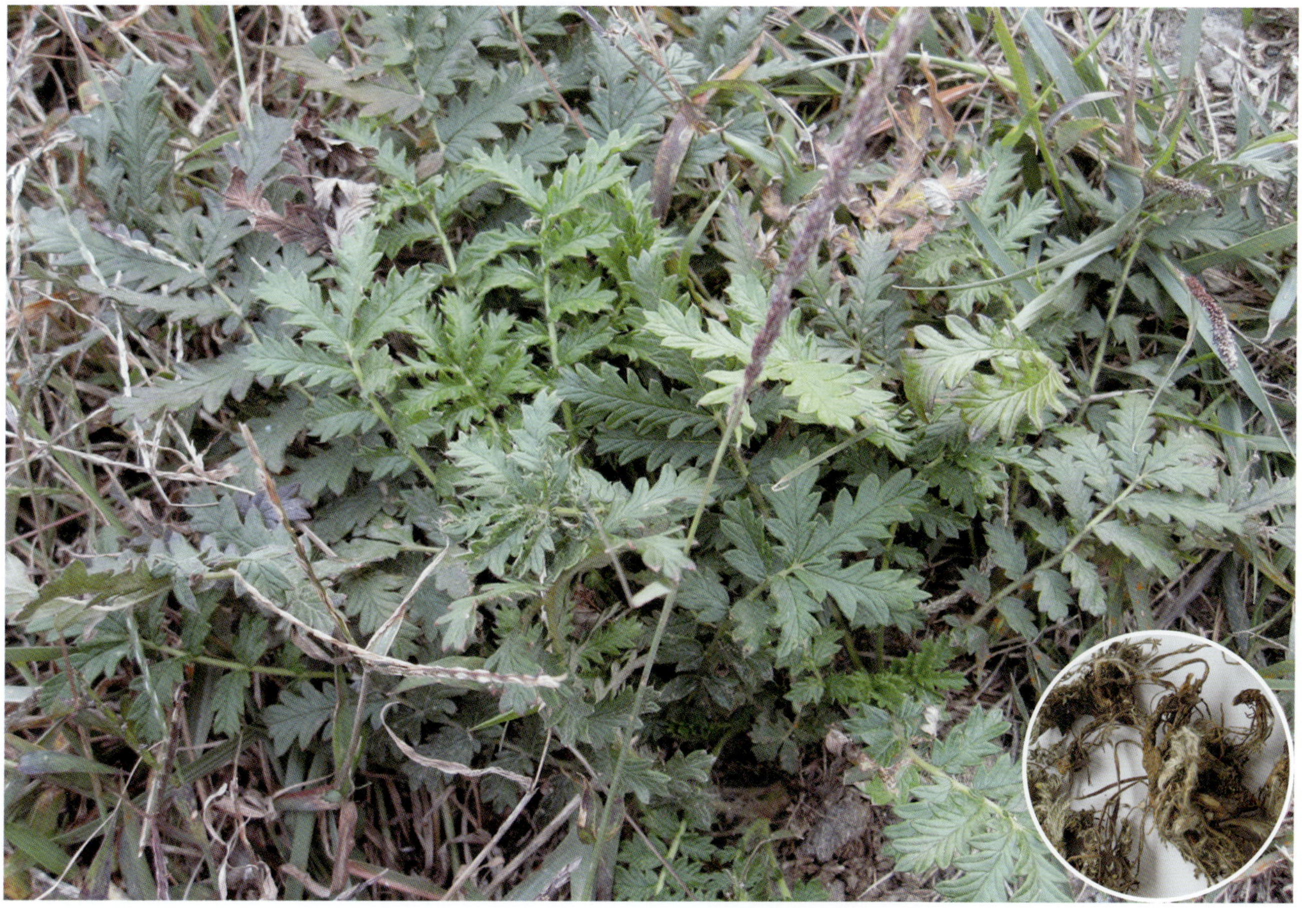

使君子

- **别名** 留求子、史君子、五棱子、索子果、冬均子、病柑子。
- **来源** 本品为使君子科落叶藤本状灌木植物使君子 *Quisqualis indica* L. 的干燥成熟果实。

【形态特征】落叶性藤本灌木，幼时各部有锈色短柔毛。叶对生，长椭圆形至椭圆状披针形，长5～15厘米，宽2～6厘米，叶成熟后两面的毛逐渐脱落；叶柄下部有关节，叶落后关节下部宿存，坚硬如刺。穗状花顶生，花芳香两性；萼筒延长成管状。果实橄榄状，有5棱。

【生境分布】生长于山坡、平地、路旁等向阳灌木丛中，也有栽培。分布于四川、广东、广西、云南等地。

【采收加工】秋季果皮变紫黑色时采收。晒干，去壳，取种仁生用或炒香用。

【性味归经】甘，温。归脾、胃经。

【功能主治】驱虫消积。用于蛔虫病，蛲虫病，虫积腹痛，小儿疳积。

【用量用法】内服：9～12克，煎服；炒香嚼服：6～9克。小儿每岁，每日1～1.5粒，总量不超过20粒。空腹服用，每日1次，连用3日。

验方

①肠道蛔虫：使君子仁适量，小火炒黄嚼服，每日每岁2～3粒，早晨空腹服用，连用2～3日。
②小儿蛲虫：使君子仁适量，研细，百部等量研粉，每次3克，空腹时服。
③小儿虫积、腹痛：使君子炒熟去壳，小儿按年龄每岁1粒，10岁以上用10粒，早晨空腹一次嚼食，连用7日。
④胆道蛔虫、腹痛：使君子7～10粒，研粉，乌梅、川椒各3克，水煎送服，每日2～3次。

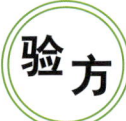

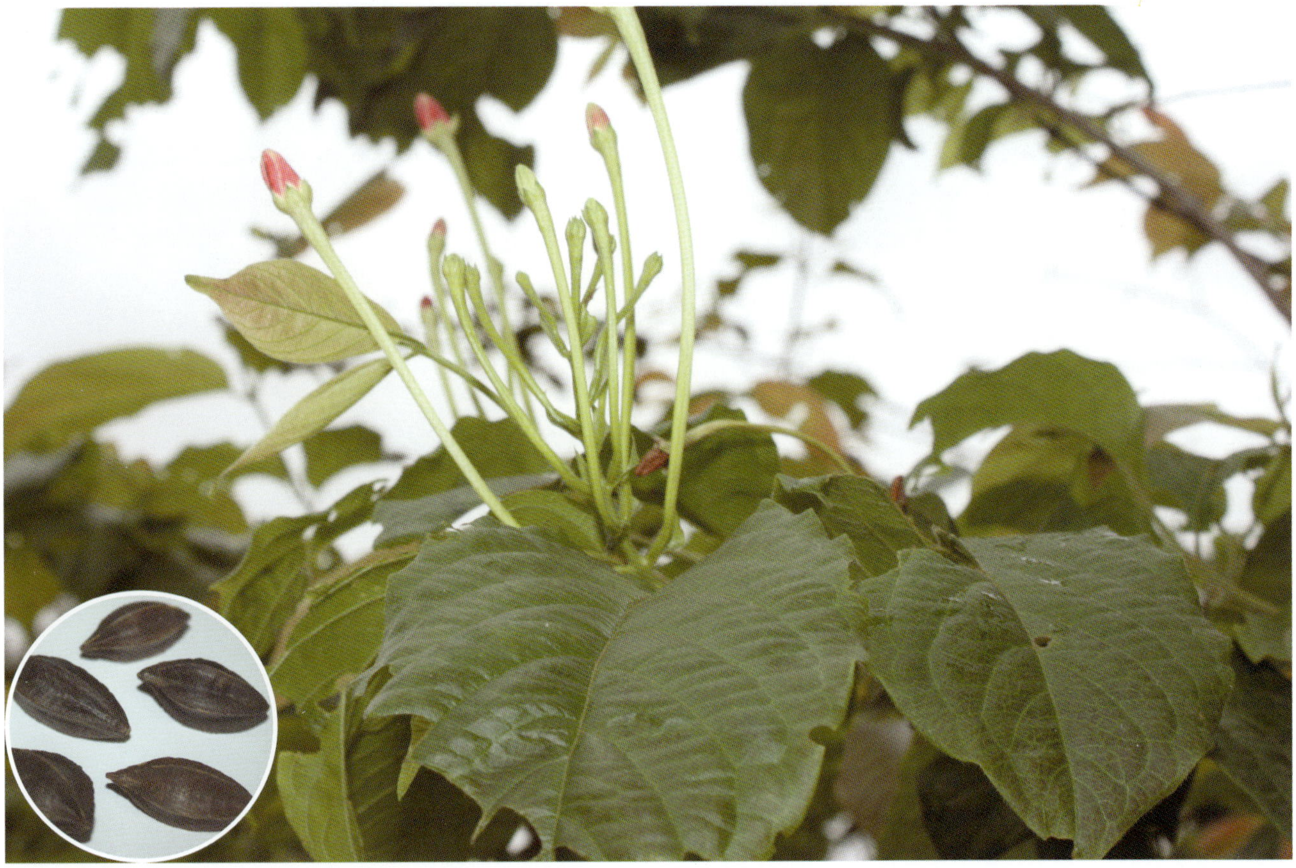

食疗药膳

● **驱蛔糊**

原料：使君子、香榧子、黑芝麻各适量。
制法：将使君子磨粉，香榧子炒熟磨粉，黑芝麻炒熟轧粉，混匀，取上药6～10克。沸水冲搅成糊状。
用法：清晨空腹服，连服2日。
功效：驱蛔杀虫，润下补虚。
适用：蛔虫病症。

使用注意

大量服用可致呃逆、眩晕、呕吐、腹泻等反应。若与热茶同服，也能引起呃逆、腹泻，故服用时当忌饮茶。若致呕逆，一般停药后即可缓解，必要时对证处理，或口服丁香水液、口嚼生甘草等。

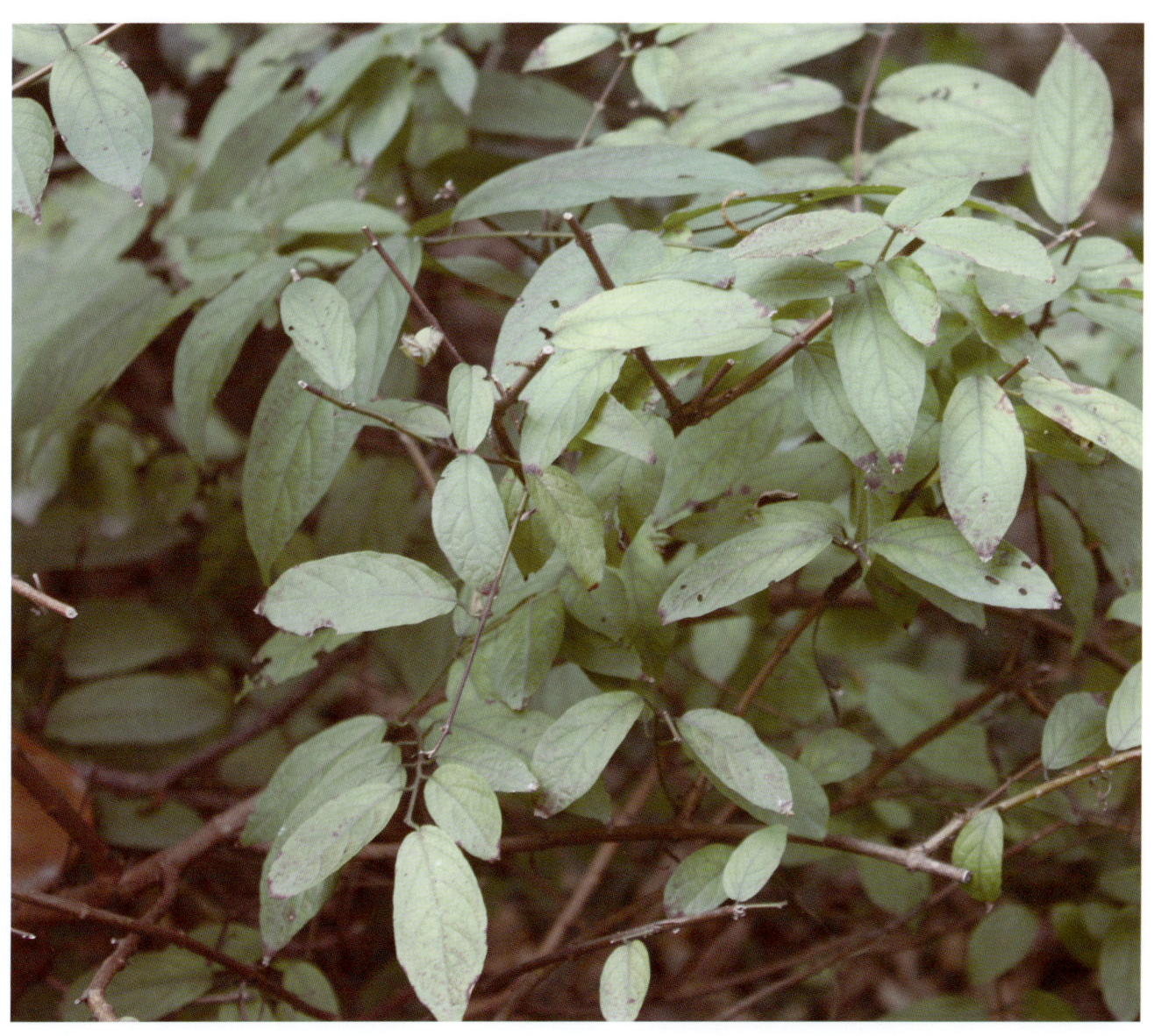

侧柏叶

- **别名** 柏叶、丛柏叶、扁柏叶。
- **来源** 本品为柏科植物侧柏*Platycladus orientalis* (L.) Franco的嫩枝叶。

【形态特征】 常绿小乔木，树皮薄，淡红褐色，常易条状剥落。树枝向上伸展，小枝扁平，排成一平面，直展。叶鳞形、质厚、紧贴在小枝上交互对生，正面的一对通常扁平。花单性，雌雄同株；雄花球长圆形，黄色，生长于上年的枝顶上；雌花球长椭圆形，单生长于短枝顶端，由6～8枚鳞片组成。球果卵状椭圆形，嫩时蓝绿色，肉质，被白粉；熟后深褐色，木质。

【生境分布】 生长于山地阳地、半阳坡，以及轻盐碱地和沙地。全国各地均有产。

【采收加工】 多在夏、秋二季采收，阴干，切段。

【性味归经】 苦、涩，寒。归肺、肝、脾经。

【功能主治】 凉血止血，化痰止咳，生发乌发。用于吐血，衄血，咯血，便血，崩漏下血，肺热咳嗽，血热脱发，须发早白。

【用量用法】 生用清热凉血为好，治血热妄行之出血；炭药止血力强，用于各种出血。内服：煎汤，6～12克；或入丸、散。外用：适量，煎水洗或捣敷。

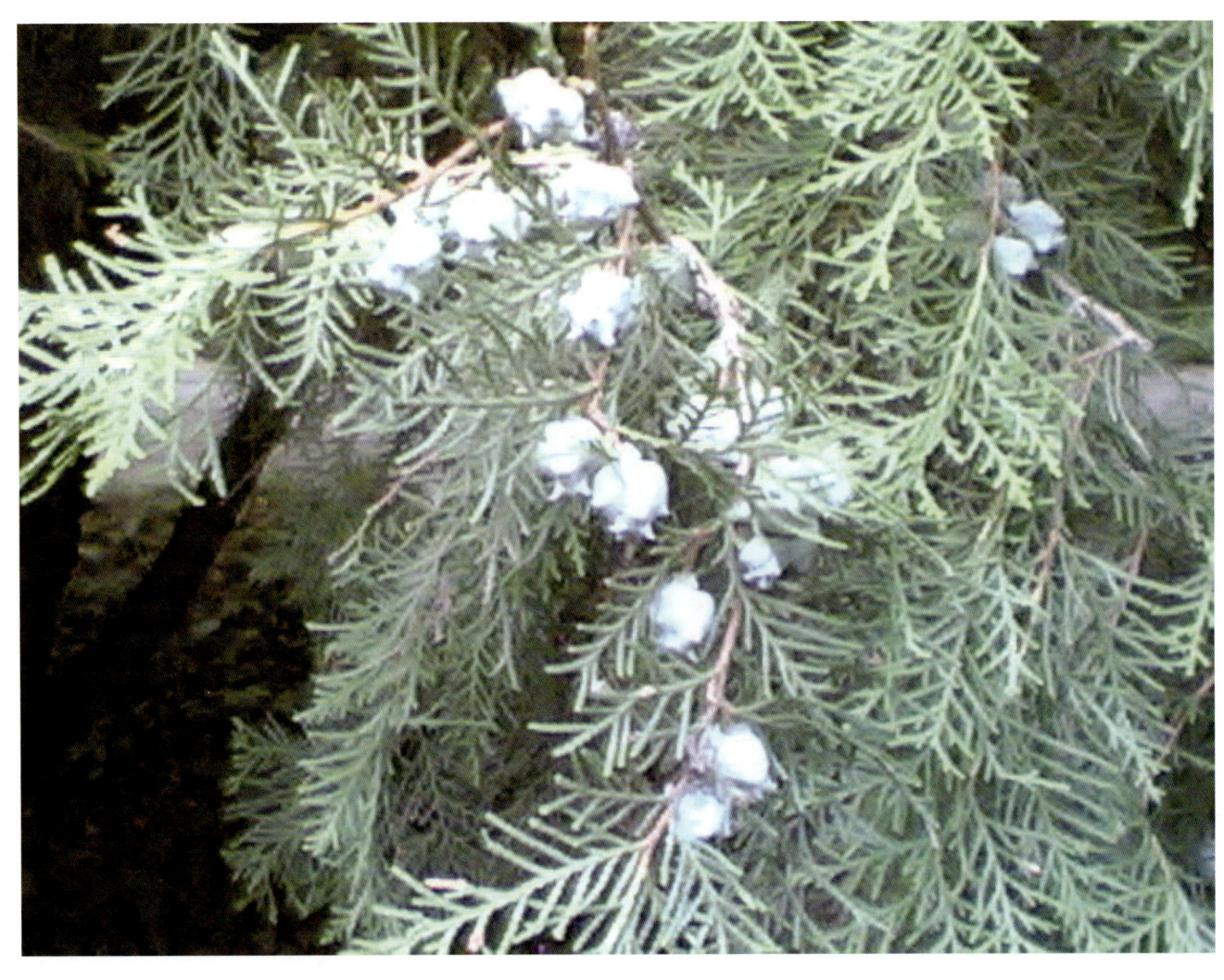

验方

①**脱发**：鲜侧柏叶适量，浸入60%乙醇中，7日后滤液，搽擦头部，每日3次。②**尿血（热性病引起的）**：侧柏叶、黄连各适量，研末，每次5克，温水冲服。③**呕血**：侧柏叶100克，生藕节500克，捣烂取汁，加白糖或冰糖10克，凉开水冲服。④**老年慢性支气管炎**：鲜侧柏叶、鲜垂柳叶、鲜栗叶各60克，水煎1小时以上，取药汁，每日1剂，分2次服用，10日为1个疗程，间隔2～3日，再服1个疗程。

食疗药膳

●侧柏叶茶

原料：侧柏叶10克，红枣7枚。
制法：将侧柏叶制成粗末，入红枣加适量水煮沸即可。
用法：代茶频饮。
功用：祛痰镇咳。
适用：慢性支气管炎。

●柏子仁粥

原料：柏子仁10～15克，粳米30～60克，蜂蜜适量。
制法：先将柏子仁去净皮壳杂质，稍捣烂，同粳米煮粥，待粥成时，兑入蜂蜜适量，稍煮1～2沸即可。
用法：每日2次。
功效：养心安神，润肠通便。
适用：心血不足，心神失养之心悸、失眠，健忘，以及阴血不足、肠燥便秘等。

使用注意

本品多服有胃部不适及食欲减退等副作用，长期使用宜佐以健运脾胃药物。

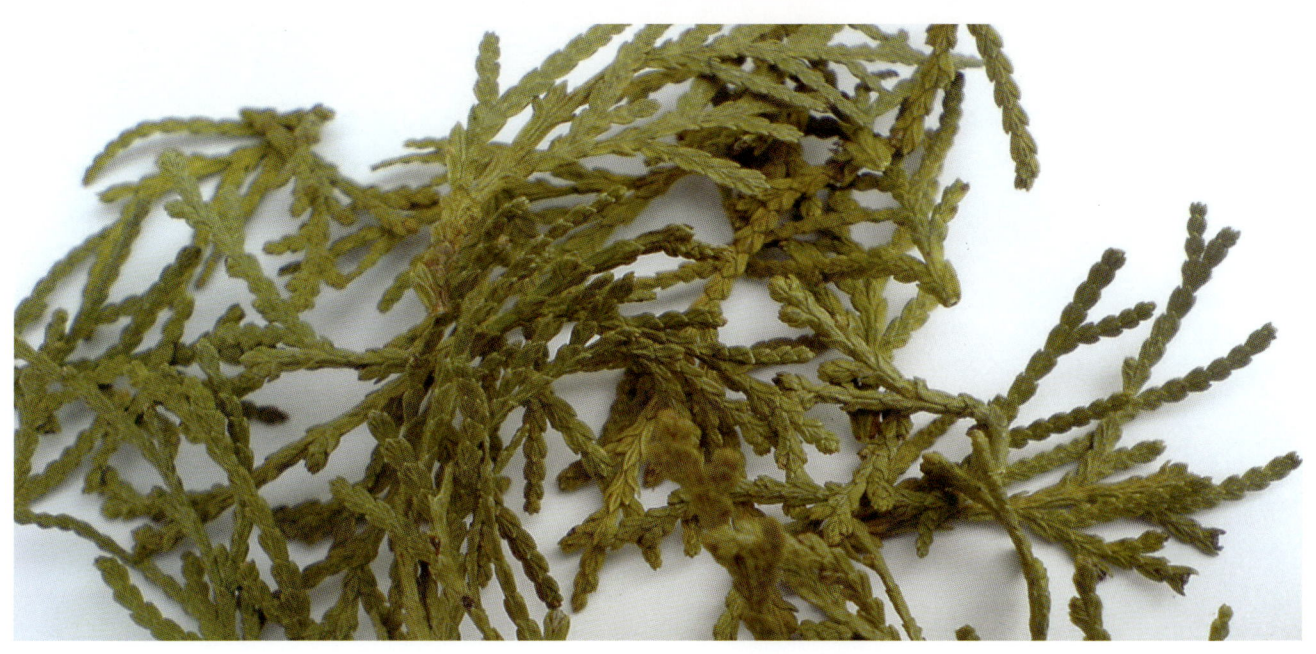

佩兰

- **别名** 兰草、水香、大泽兰、燕尾香、都梁香、针尾凤。
- **来源** 本品为菊科多年生草本植物佩兰 *Eupatorium fortunei* Turcz.（兰草）的地上部分。

【形态特征】年生草本，高70~120厘米，根茎横走，茎直立，上部及花序枝上的毛较密，中下部少毛。叶对生，通常3深裂，中裂片较大，长圆形或长圆状披针形，边缘有锯齿，背面沿脉有疏毛，无腺点，揉之有香气。头状花序排列成聚伞状，苞片长圆形至倒披针形，常带紫红色；每个头状花序有花4~6朵；花两性，全为管状花，白色。瘦果圆柱形。

【生境分布】生长于路边灌丛或溪边。分布于江苏、河北、山东等地。

【采收加工】夏、秋二季分二次采割。切段鲜用或晒干生用。

【性味归经】辛，平。归脾、胃、肺经。

【功能主治】芳香化湿，醒脾开胃，发表解暑。用于湿浊中阻，脘痞呕恶，口中甜腻，口臭，多涎，暑湿表证，湿温初起，发热倦怠，胸闷不舒。

【用量用法】内服：3~10日，煎服，不宜久煎。鲜品加倍。

验方

①**夏季伤暑**：佩兰10克，鲜莲叶15克，滑石18克，甘草3克，水煎服。②**消化不良、口中甜腻**：佩兰12克，淡竹叶、地豆草各10克，水煎服。③**流行性感冒**：佩兰10克，大青叶15克，水煎服，连服3~5天。④**产后瘀血性水肿**：佩兰10克，月季花15朵，丹参30克，水煎服。⑤**产后水肿**：佩兰30克，水煎服，每日3次。

使用注意

阴虚血燥、气虚者慎服。

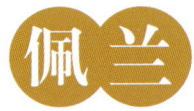

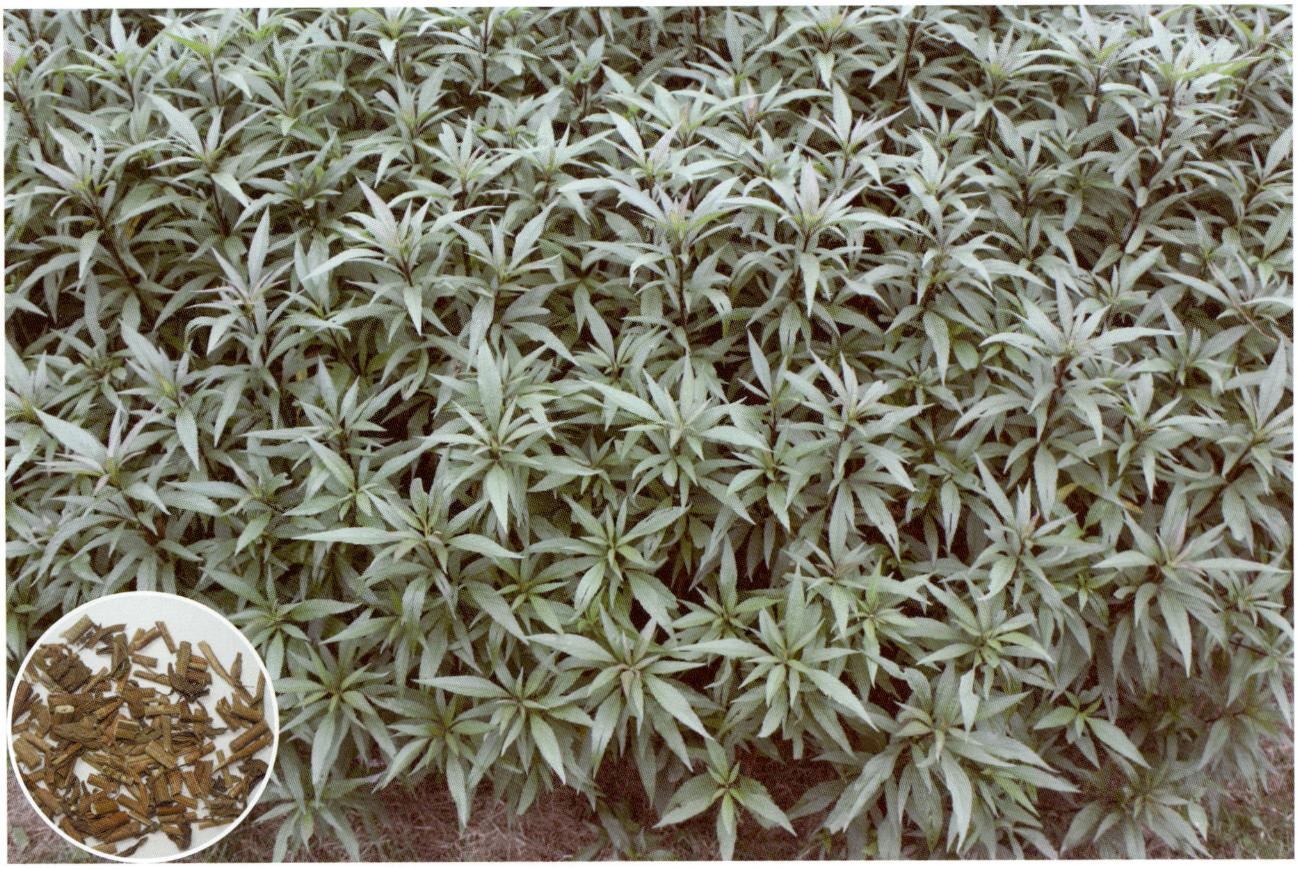

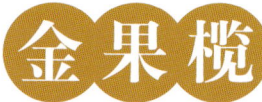

金果榄

- **别名** 地苦胆、山慈姑、九牛胆、青鱼胆、九龙胆（九龙蛋）。
- **来源** 本品为防己科常绿缠绕藤本植物青牛胆 *Tinospora sagittata* （Oliv.） Gagnep.的干燥块根。

【形态特征】缠绕藤本。根深长，块根黄色，形状不一。小枝细长，粗糙有槽纹，节上被短硬毛。叶互生，具柄；叶片卵状披针形，长7~13厘米，宽2.5~5厘米，先端渐尖或钝，基部通常尖锐箭形或戟状箭形，全缘；两面被短硬毛，脉上尤多。花单性，雌雄异株，总状花序；雄花多数，萼片椭圆形，外轮3片细小；花瓣倒卵形，基部楔形，较萼片短；雄蕊6，分离，直立或外曲，长于花瓣，花药卵圆形，退化雄蕊长圆形，比花瓣短；雌花4~10朵，小花梗较长；心皮3或4枚，柱头裂片乳头状。核果红色，背部隆起，近顶端处有时具花柱的遗迹。花期3~5月，果期8~10月。

【生境分布】金果榄生长于疏林下或灌木丛中，有时也生长于山上岩石旁边的红壤地中。分布于广东、广西、贵州等地。

【采收加工】秋、冬二季采挖，除去须根，洗净，晒干。

【性味归经】苦，寒。归肺、大肠经。

【功能主治】清热解毒，利咽，止痛。用于咽喉肿痛，痈疽疔毒，泄泻，痢疾，脘腹疼痛。

【用量用法】内服：3~9克，煎服。外用：适量，研末吹喉或醋磨搽敷患处。

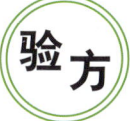

①**急慢性肠炎、菌痢**：金果榄切片晒干，研粉口服，每次2克，每日3次。②**口腔溃疡**：金果榄磨醋，点敷溃疡面。③**小儿喘息型支气管炎**：金果榄9克，水煎分2~3次服。④**乳腺炎、阑尾炎、疔疮、急性及慢性扁桃体炎、口腔炎、腮腺炎、急性菌痢等**：金果榄每次6~9克，开水泡服，或研末，适量外敷。⑤**胃痛**：金果榄切片晒干研粉，每次3克，每日3次。儿童减半。忌食生冷酸辣食物。

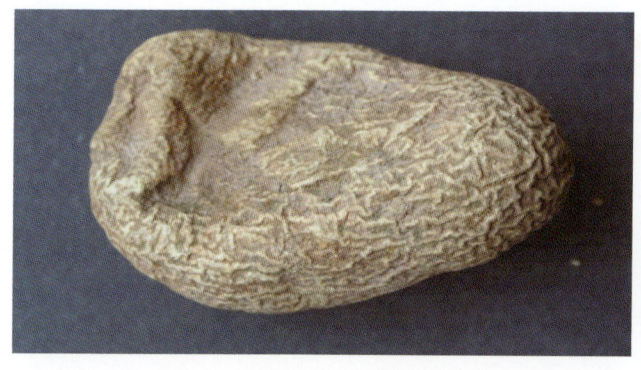

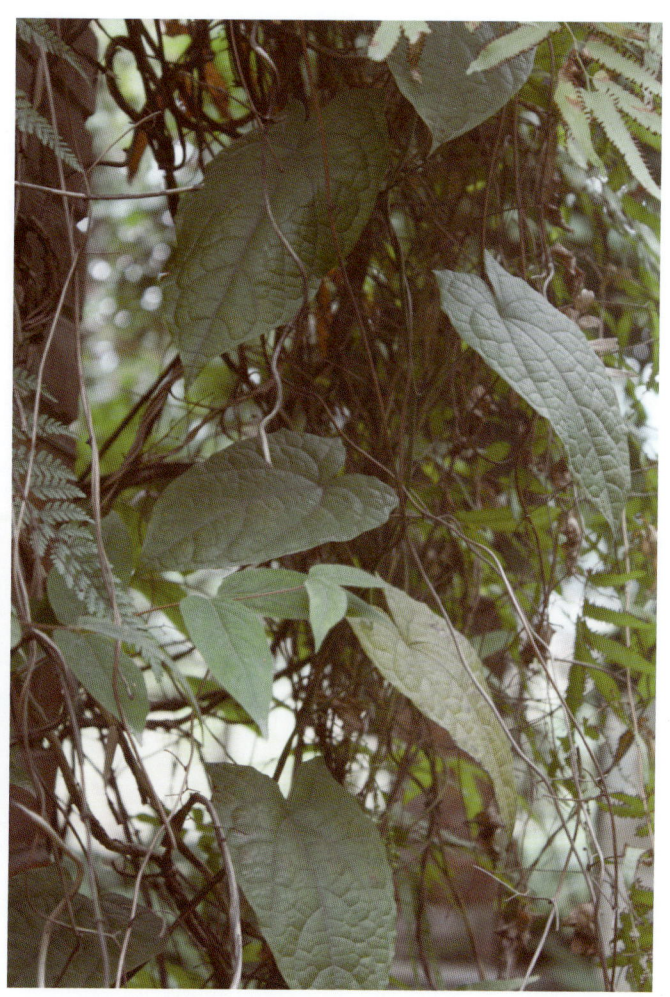

使用注意

脾胃虚弱者慎服。

金沸草

- **别名** 金佛草、白芷胡、旋复梗、黄花草、毛柴胡、黄柴胡。
- **来源** 本品为菊科植物条叶旋覆花 *Inula linariifolia* Turcz. 或旋覆花的干燥地上部分。

【形态特征】多年生草本，高30~80厘米。根状茎短，横走或斜升，具须根。茎单生或簇生，绿色或紫色，有细纵沟，被长伏毛。基部叶花期枯萎，中部叶长圆形或长圆状披针形，长4~13厘米，宽1.5~4.5厘米，先端尖，基部渐狭，常有圆形半抱茎的小耳，无柄，全缘或有疏齿，上面具疏毛或近无毛，下面具疏伏毛和腺点，中脉和侧脉有较密的长毛；上部叶渐小，线状披针形。头状花序，径3~4厘米，多数或少数排列成疏散的伞房花序；花序梗细长；总苞半球形，径1.3~1.7厘米，总苞片约5层，线状披针形，最外层常叶质而较长；外层基部革质，上部叶质；内层干膜质；舌状花黄色，较总苞长2~2.5倍；舌片线形，长10~13毫米；管状花花冠长约5毫米，有三角披针形裂片；冠毛白色，1轮，有20余个粗糙毛。瘦果圆柱形，长1~1.2毫米，有10条纵沟，被疏短毛。花期6~10月，果期9~11月。

【生境分布】生长于海拔150~2400米的山坡路旁、湿润草地、河岸和田埂上。广布于东北、华北、华东、华中及广西等地。

【采收加工】夏、秋二季采割，晒干。

【性味归经】苦、辛、咸，温。归肺、大肠经。

【功能主治】降气，消痰，行水。用于外感风寒，痰饮蓄结，咳喘痰多，胸膈痞满。

【用量用法】内服：5~10克，煎服。

使用注意

脾胃虚寒者忌服。

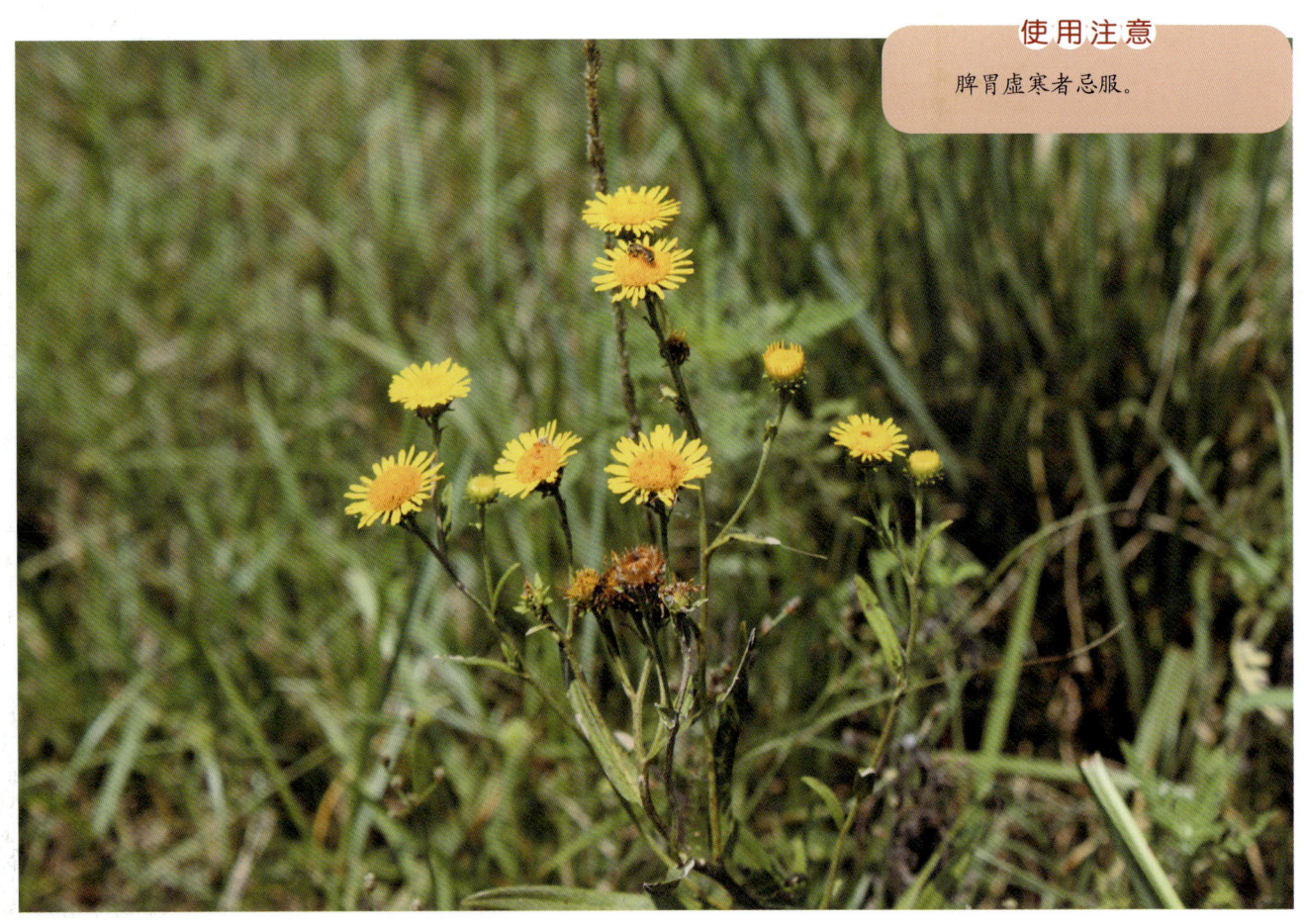

金荞麦

- **别名** 苦荞麦、天荞麦、野荞麦。
- **来源** 本品为蓼科多年生草本植物金荞麦 Fagopyrum dibotrys（D.Don）Hara的根茎和块根。

【形态特征】多年生宿根草本，高0.5～1.5米。主根粗大，呈结节状，横走，红棕色。茎直立，多分枝，具棱槽，淡绿微带红色，全株微被白色柔毛。单叶互生，具柄，柄上有白色短柔毛；叶片为戟状三角形，长宽约相等，但顶部叶长大于宽，一般长4～10厘米，宽4～9厘米，先端长渐尖或尾尖状，基部心状戟形，顶端叶狭窄，无柄抱茎，全线成微波状，下面脉上有白色细柔毛；托叶鞘抱茎。秋季开白色小花，为顶生或腋生、稍有分枝的聚伞花序；花被片5，雄蕊8，2轮；雌蕊1，花柱3。瘦果呈卵状三棱形，红棕色。花期7～8月，果期10月。

【生境分布】生长于山坡、旷野、路边及溪沟较阴湿处。分布于长江流域以南各地。

【采收加工】秋季挖取根茎及根，洗净，晒干。切成段或小块用。

【性味归经】微辛、涩，凉。归肺经。

【功能主治】清热解毒，排脓祛瘀。用于肺痈吐脓，肺热喘咳，乳蛾肿痛。

【用量用法】内服：15～45克，煎服或隔水炖服。

验方

①**脱肛**：鲜金荞麦、苦参各300克，水煎，趁热熏患处。②**鼻咽癌**：鲜金荞麦、鲜汉防己、鲜土牛膝各30克，水煎服。另取灯心捣碎口含，用垂盆草捣烂外敷。③**闭经**：金荞麦鲜叶90克（干叶30克），捣烂，调鸡蛋4个，用茶油煎熟，加米酒共煮，内服。④**咽喉肿痛**：常配伍灯笼草、筋骨草等同用；用治肺热咳嗽，或肺痈，可单用本品一两，隔水炖汁服，也可配合鱼腥草等药同用。治疗手足关节不利，风湿筋骨酸痛等症，常配合桑枝、络石藤、苍术等药同用；用治痛经及产后瘀血阻滞腹痛等症，可单用本品一两，加红糖煎服。

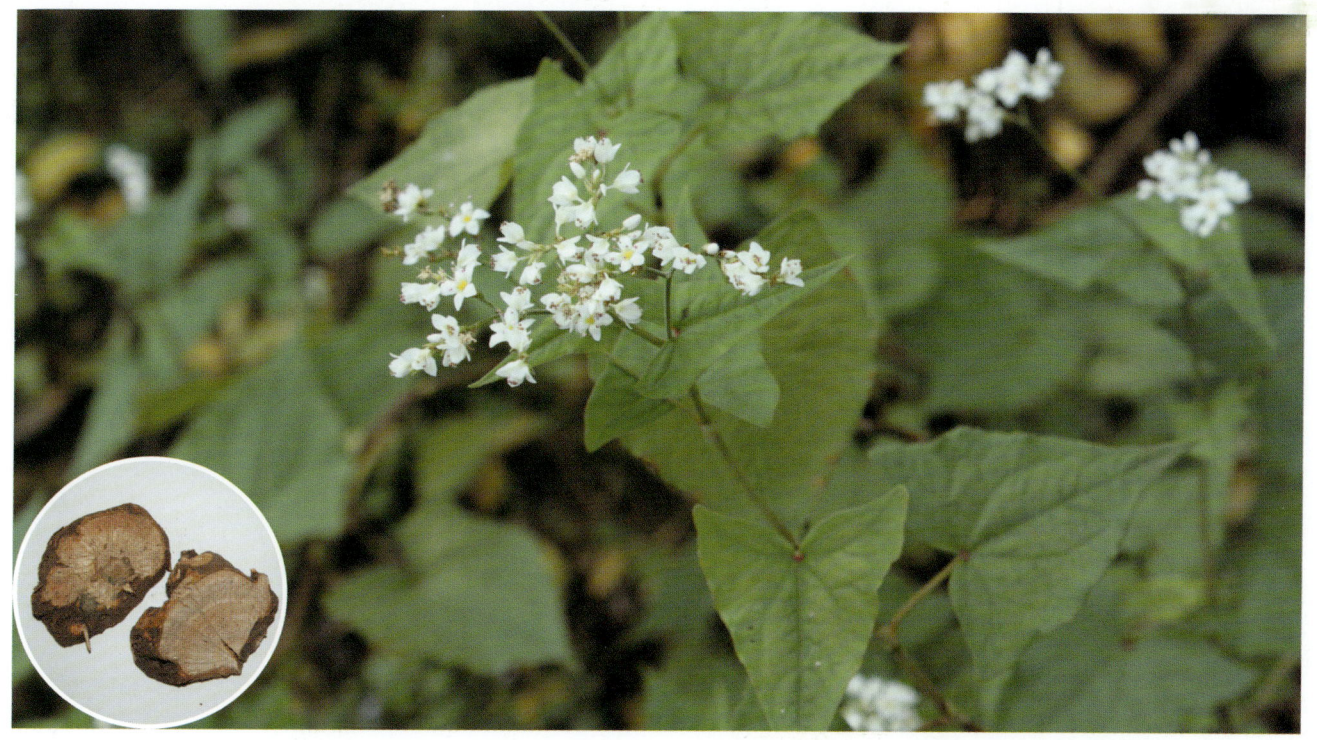

金钱白花蛇

- **别名** 过基峡、白节黑、银甲带、银包铁、金钱白花蛇。
- **来源** 本品为眼镜蛇科动物银环蛇 Bungarus multicinctus Blyth 的幼蛇干燥体。

【形态特征】银环蛇头呈椭圆形,身长0.6~1.2米,背部黑白相间的横纹,腹面、上唇、颈部均呈乳白色,尾梢细长。银环蛇腹面白色。背鳞通身15行,正中1行鳞片(脊鳞)扩大呈六角形。生活在平原、山地或近水沟的丘陵地带,常出现于住宅附近。昼伏夜出,喜横在湿润的路上或水边石缝间捕食黄鳝、泥鳅、蛙类或其他蛇。卵生,产卵4~18个。银环蛇是神经性毒的毒蛇,毒腺小,但毒性剧烈。性情温顺,动作迟缓,若不过重触它,一般不会咬人。幼蛇3年后性成熟。银环蛇毒性很强,上颌骨前端有1对较长的沟牙(前沟牙)。

【生境分布】栖息于平原、丘陵的多水地带或山坡、田野、路旁。分布在安徽、浙江、福建、台湾、湖北、湖南、广东、广西、海南、贵州、云南。

【采收加工】夏、秋二季捕捉,剖开腹部,除去内脏,擦净血迹,用乙醇浸泡处理后。盘成圆形,用竹签固定,干燥。

【性味归经】甘、咸,温;有毒。归肝经。

【功能主治】祛风,通络,止痉。用于风湿顽痹,麻木拘挛,中风口眼㖞斜,半身不遂,抽搐痉挛,破伤风,麻风,疥癣。

【用量用法】内服:2~5克,煎服,或入丸散。或研粉吞服,一次1~1.5克。

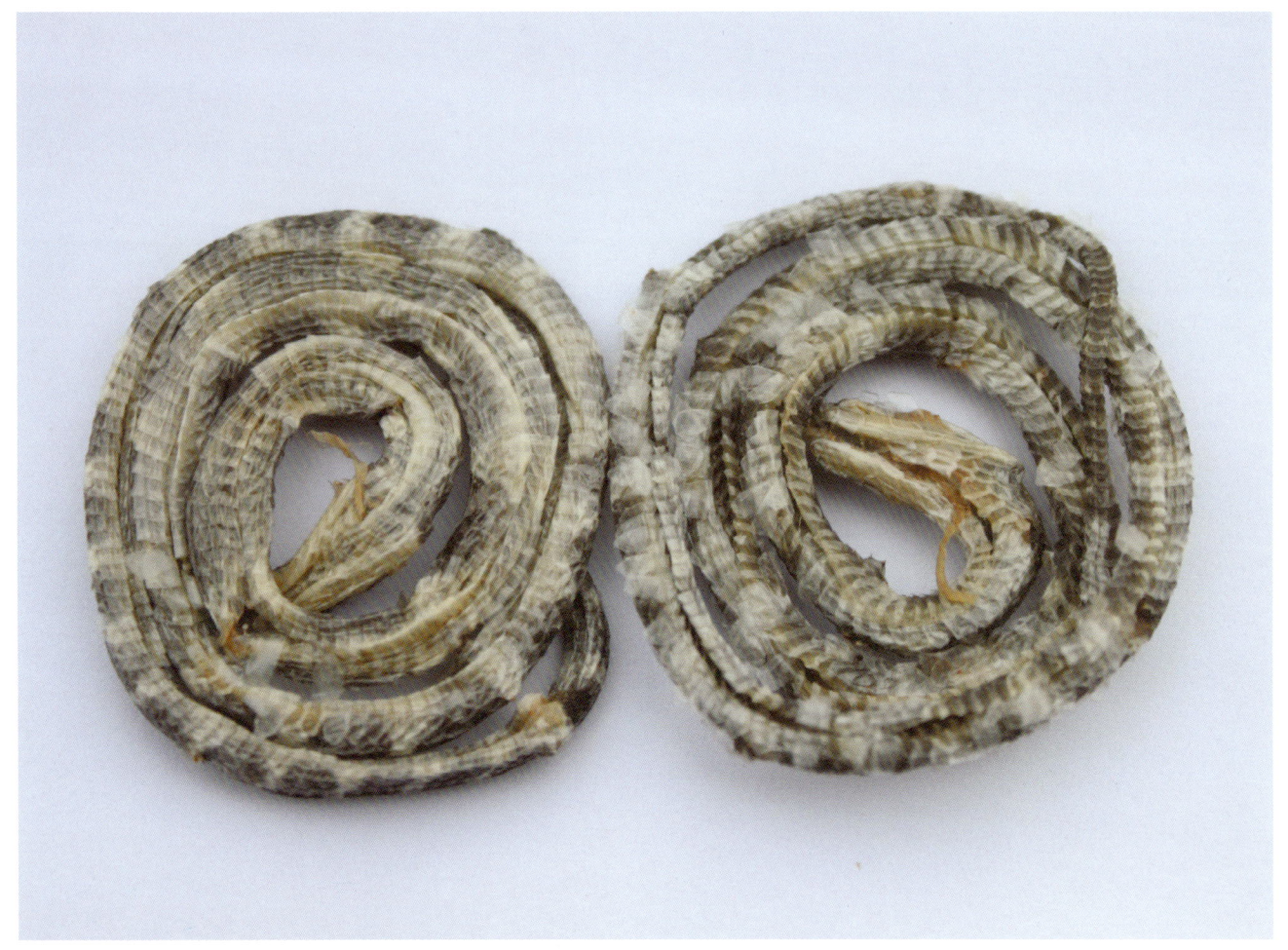

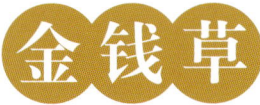

- **别名** 对座草、金钱草、过路黄、对叶金钱草、大叶金钱草。
- **来源** 本品为报春花科多年生草本植物过路黄 Lysimachia christinae Hance 的干燥全草。

【形态特征】多年生草本，无毛或微被毛；茎细长，绿色或带紫红色，匍匐地面生长。叶片、花萼、花冠及果实均具点状及条纹状的黑色腺体。单叶对生，叶片心脏形或卵形，全缘，仅主脉明显；单生长于叶腋。花梗长达叶端，萼片线状披针形，花冠长约萼片的两倍，黄色。蒴果球形，种子边缘稍具膜翅。

【生境分布】生长于山坡路旁、沟边以及林缘阴湿处。江南各省（区）均有分布。

【采收加工】夏、秋二季采收，除去杂质，晒干。

【性味归经】甘、咸，微寒。归肝、胆、肾、膀胱经。

【功能主治】除湿退黄，利尿通淋，解毒消肿。用于湿热黄疸，胆胀胁痛，石淋，热淋，小便涩痛，痈肿疔疮，蛇虫咬伤。

【用量用法】内服：15～60克，煎服，鲜品加倍。外用：适量。

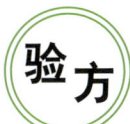

①**小便不利**：金钱草、车前草、龙须草各25克，水煎服。②**热淋**：金钱草30克，黄芩、车前草各15克，甘草5克，水煎服，每日3次。③**胆结石**：金钱草、茵陈、海金沙各30克，郁金15克，枳壳、木香各12克，大黄10～15克（后下），栀子、芒硝各10克，水煎服。④**泌尿系结石**：金钱草120克，水煎服。⑤**湿疹、稻田性皮炎、瘙痒**：金钱草60克，煎汤外洗。

使用注意

凡阴疽诸毒、脾虚泄泻者，忌捣汁生服。

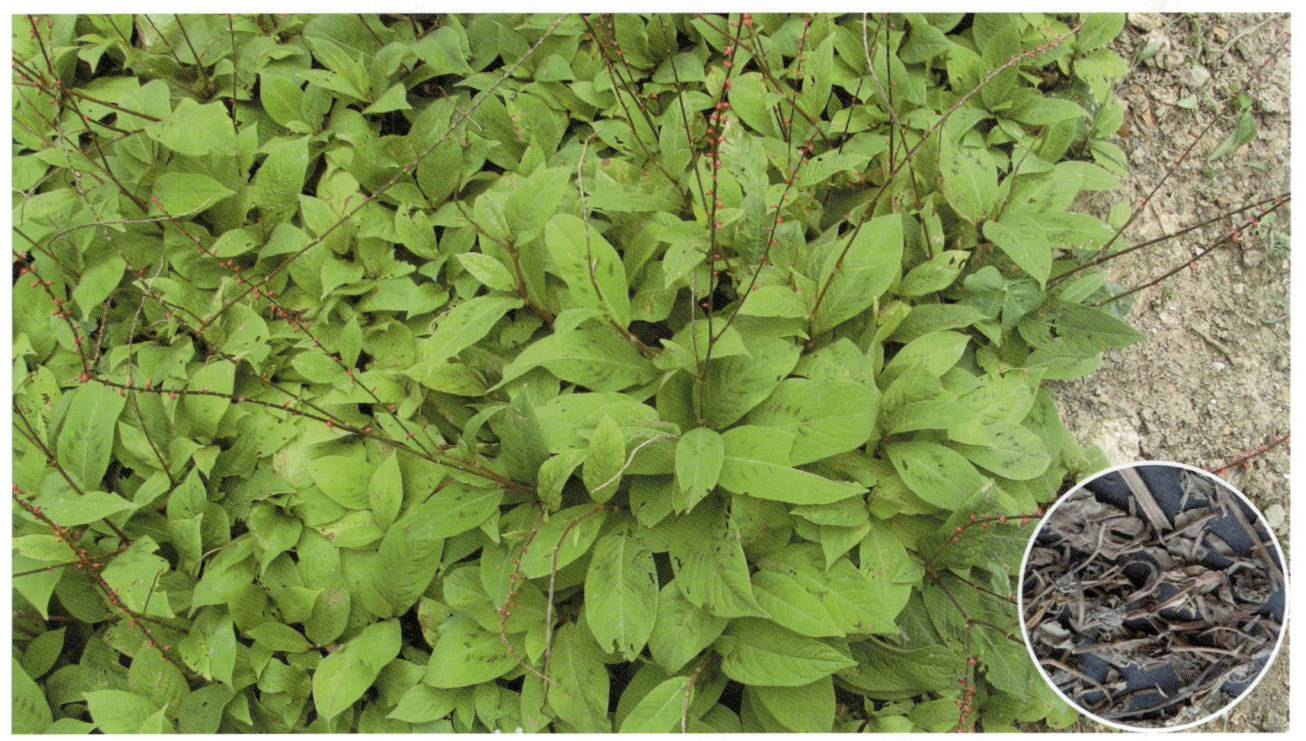

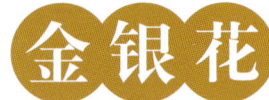

- **别名** 忍冬、银藤、金银藤、子风藤、鸳鸯藤、二色花藤。
- **来源** 本品为忍冬科多年生常绿缠绕性木质藤本植物忍冬 *Lonicera japonica* Thunb.、红腺忍冬、山银花或毛花柱忍冬的干燥花蕾或带初开的花。

【形态特征】为半常绿缠绕性藤本，全株密被短柔毛。叶对生，卵圆形至长卵形，常绿。花成对腋生，花冠2唇形，初开时呈白色，二三日后转变为黄色，所以称为金银花，外被柔毛及腺毛。浆果球形，成熟时呈黑色。花蕾呈棒状略弯曲，长1.5~3.5厘米，表面黄色至浅黄棕色，被短柔毛，花冠筒状，稍开裂，内有雄蕊5枚，雌蕊1枚。

【生境分布】生长于路旁、山坡灌木丛或疏林中。我国南北各地均有分布，以山东产量大，河南新密二花质佳。

【采收加工】夏初当花苞未发时采摘，阴干，或用硫黄熏后干燥。生用、炒用或制成露剂使用。

【性味归经】甘，寒。归肺、心、胃经。

【功能主治】清热解毒，疏散风热，凉血止血。用于痈肿疔疮，喉痹，丹毒，热毒血痢，风热感冒，温病发热。

【用量用法】内服：6~12克，煎服。外用：适量。清热解毒宜生用，凉血止痢宜炒炭用。

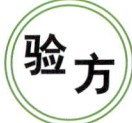

①**咽喉炎**：金银花15克，生甘草3克，煎水含漱。②**感冒发热、头痛咽痛**：金银花60克，山楂20克，煎水代茶饮。③**痢疾**：金银花15克，焙干研末，水调服。④**胆囊炎胁痛**：金银花50克，花茶叶20克，沏水当茶喝。⑤**慢性咽喉炎**：金银花、人参叶各15克，甘草3克，开水泡，代茶饮。

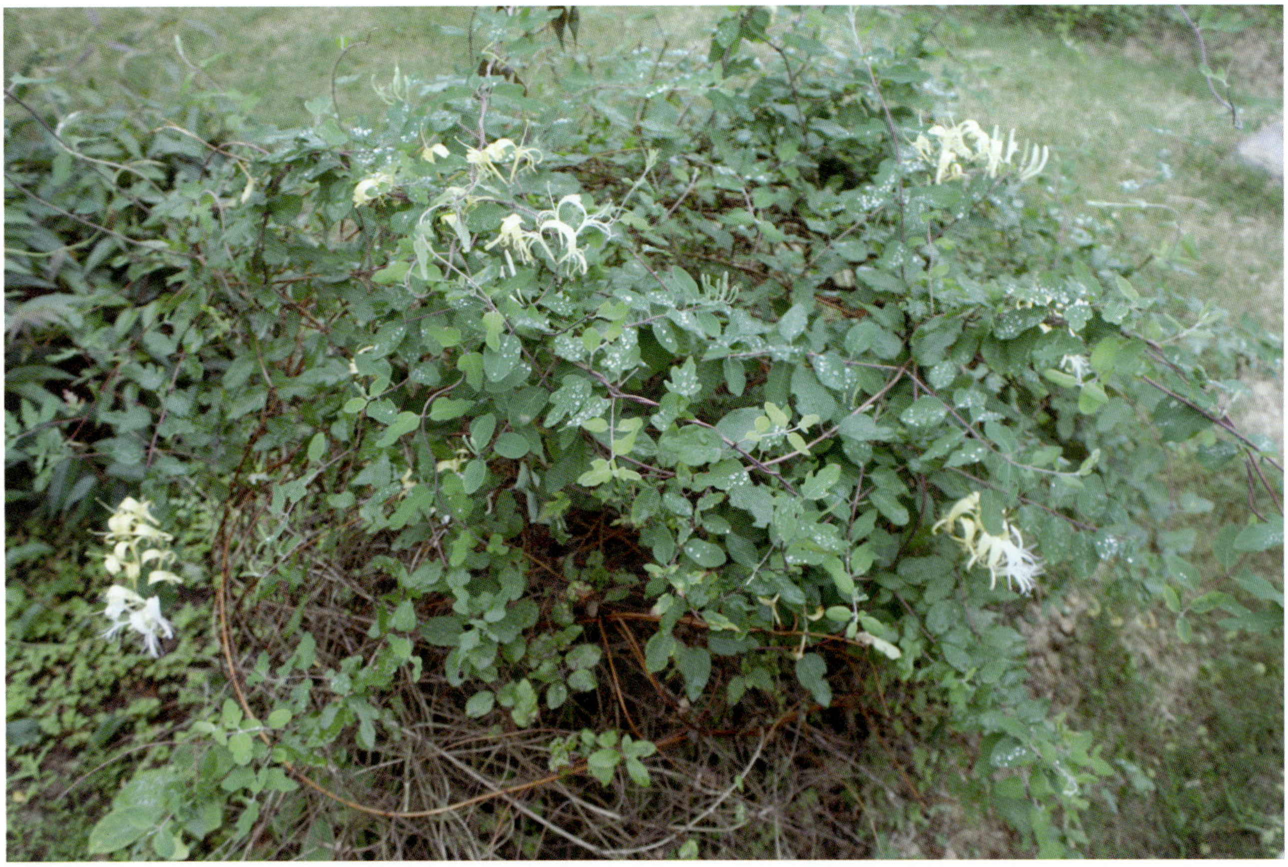

食疗药膳

●金银花酒
原料：金银花150克，甘草30克，酒250毫升。
制法：将金银花、甘草用水500毫升煎取约250毫升，入酒略煎。
用法：分早、午、晚3次服尽。
功效：解毒消痈。
适用：痈疽恶疮、肺痈、肠痈初起等。

●银花茶
原料：金银花、蒲公英、茶叶各3克。
制法：将上3味装入茶缸内，用沸水冲泡10分钟。
用法：不拘时代茶频饮，每日1剂。
功效：清热解毒，利湿。
适用：小儿头疖、痱毒等。

使用注意
脾胃虚寒及气虚疮疡脓清者忌用。

●大蒜银茶饮
原料：金银花6克，紫皮大蒜10克，甘草2克。
制法：大蒜去皮捣烂，与其余几味同用开水浸泡，加入白糖适量即可。
用法：代茶频饮。
功效：清热解毒。
适用：急性细菌性痢疾。

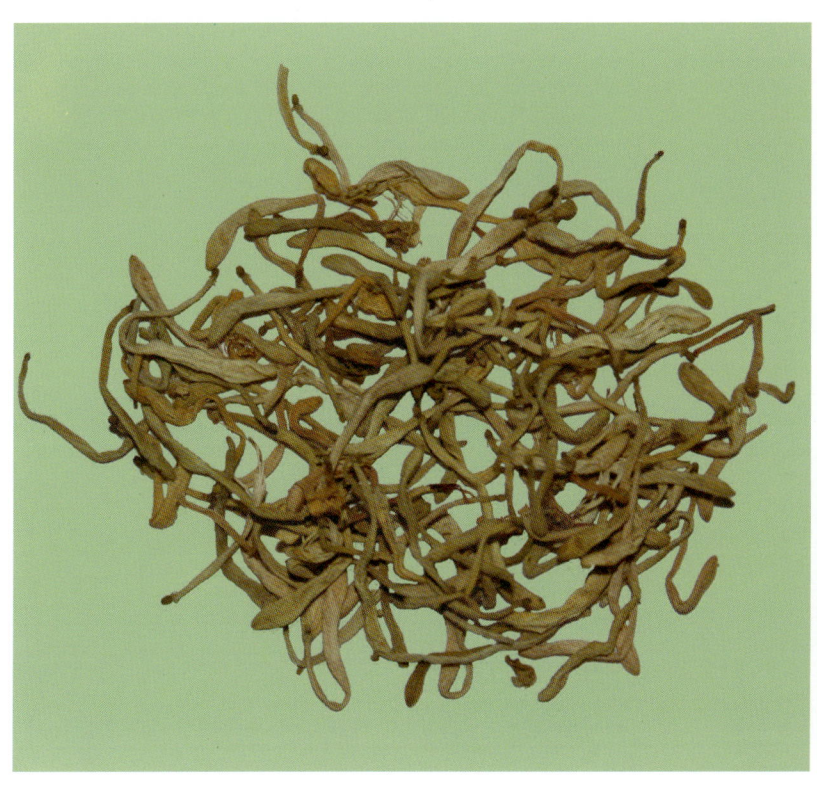
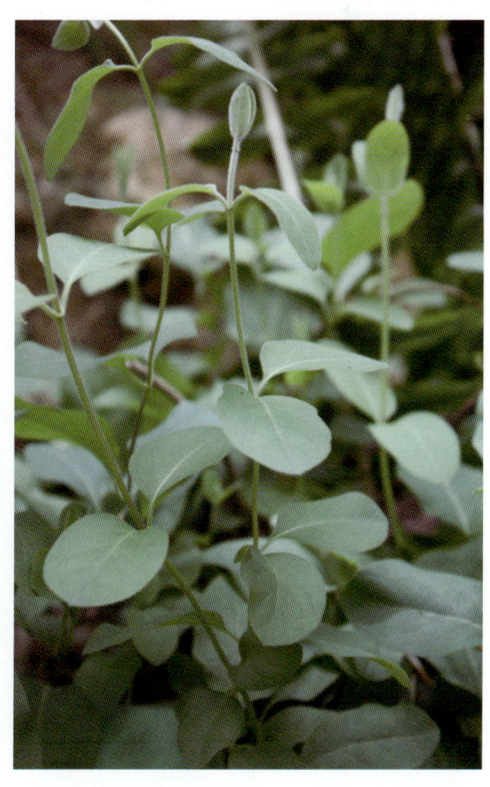

金樱子

- **别名** 刺榆子、野石榴、山石榴、刺梨子。
- **来源** 本品为蔷薇科攀缘灌木植物金樱子 *Rosa laevigata* Michx. 的成熟的假果或除去瘦果的成熟花托（金樱子肉）。

【形态特征】常绿攀缘状灌木。茎红褐色，有钩状皮刺。三出复叶互生，小叶椭圆状卵形至卵状披针形，先端尖，边缘有细锐锯齿，下面沿中脉有刺，托叶线状披针形。花单生长于侧枝顶端；萼片卵状披针形，被腺毛，花瓣白色，倒广卵形。蔷薇果熟时红色，梨形，外有刚毛，内有多数瘦果。

【生境分布】生长于向阳多石山坡灌木丛中。分布于广东、四川、云南、湖北、贵州等地。

【采收加工】9~10月果实成熟时采收，擦去刺，剥去核，洗净晒干，生用。

【性味归经】酸、甘、涩，平。归肾、膀胱、大肠经。

【功能主治】固精缩尿，固崩止带，涩肠止泻。用于遗精滑精，遗尿尿频，崩漏带下，久泻久痢。

【用量用法】内服：6~12克，煎汤、熬膏或为丸服。

验方 ①**刀伤出血**：金樱叶、兰麻叶等量，晒干研细末，用瓶密贮，外敷止血。②**慢性痢疾，肠结核**：金樱子、金樱花、罂粟壳各3克，醋炒，共研细末，蜜丸如梧桐子大，每次3克，每日3次。③**盗汗**：金樱子根干品30克，猪瘦肉100克，放入砂锅内小火炖30分钟，待肉烂饮汤吃肉。每晚睡前1小时服1次，连服3~4日。④**早泄腰痛**：小公鸡1只，开膛去杂，纳入金樱子、锁阳、党参、山药各20克，五味子15克，共炖4小时，食肉喝汤。⑤**子宫脱垂**：金樱子根60克，水煎服，每日2次。

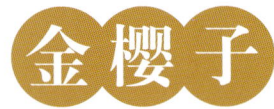

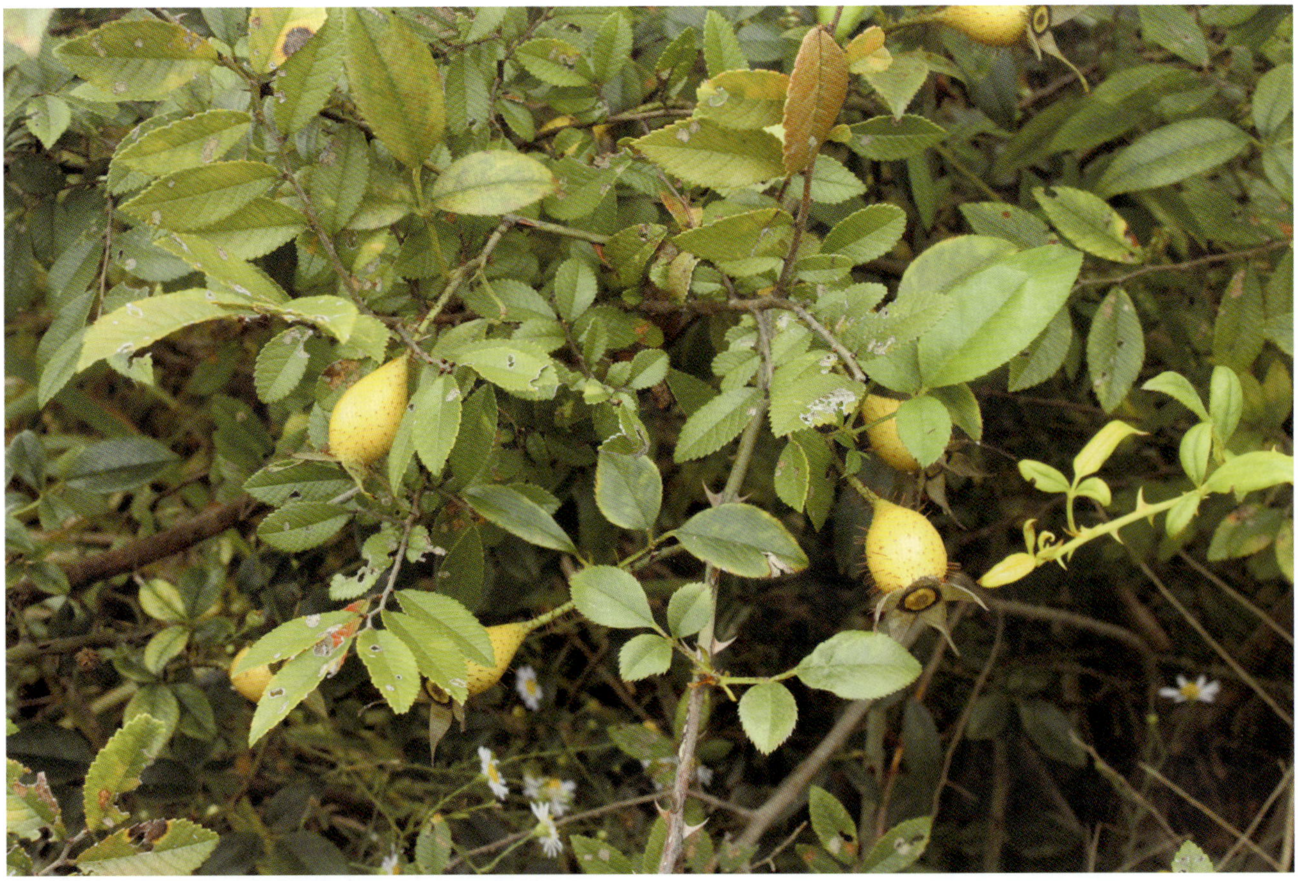

食疗药膳

● 金樱子粥
原料：金樱子30克，粳米100克。
制法：金樱子放入砂锅内，倒入200毫升水，置小火上煮至100毫升，去渣取汁，放入粳米，再添水600毫升煮粥。
用法：每日1次，早餐食用。
功效：收涩，固精，止泻。
适用：滑精、遗精、遗尿、小便频数、脾虚久泻及妇女带下、子宫脱垂等。

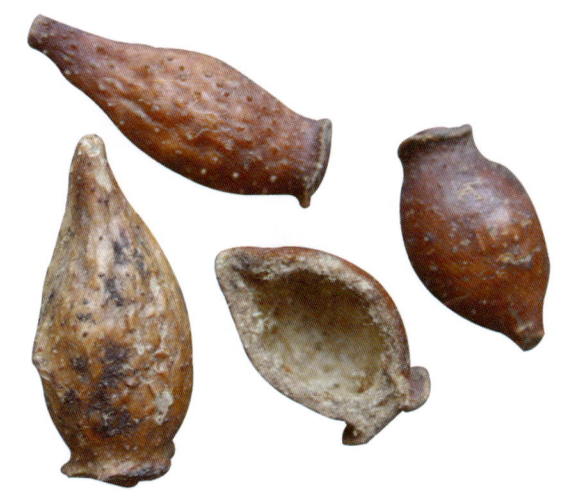

● 金樱子煮鸡蛋
原料：金樱子30克，鸡蛋1枚。
制法：将金樱子去刺、仁，加水煮鸡蛋，蛋熟候温取出。
用法：吃蛋喝汤，连服3～7剂。
功效：涩肠，止泻，补虚。
适用：久痢脱肛。

● 金樱子根煮瘦肉
原料：金樱子根60克 五味子9克 猪瘦肉90克。
制法：将肉切小块，与前2药共煮，肉熟烂为度。
用法：每晚顿服1剂，连服3～5日。
功效：固精，益气，补虚。
适用：遗精。

使用注意
本品功专收敛，故有实邪者不宜用。

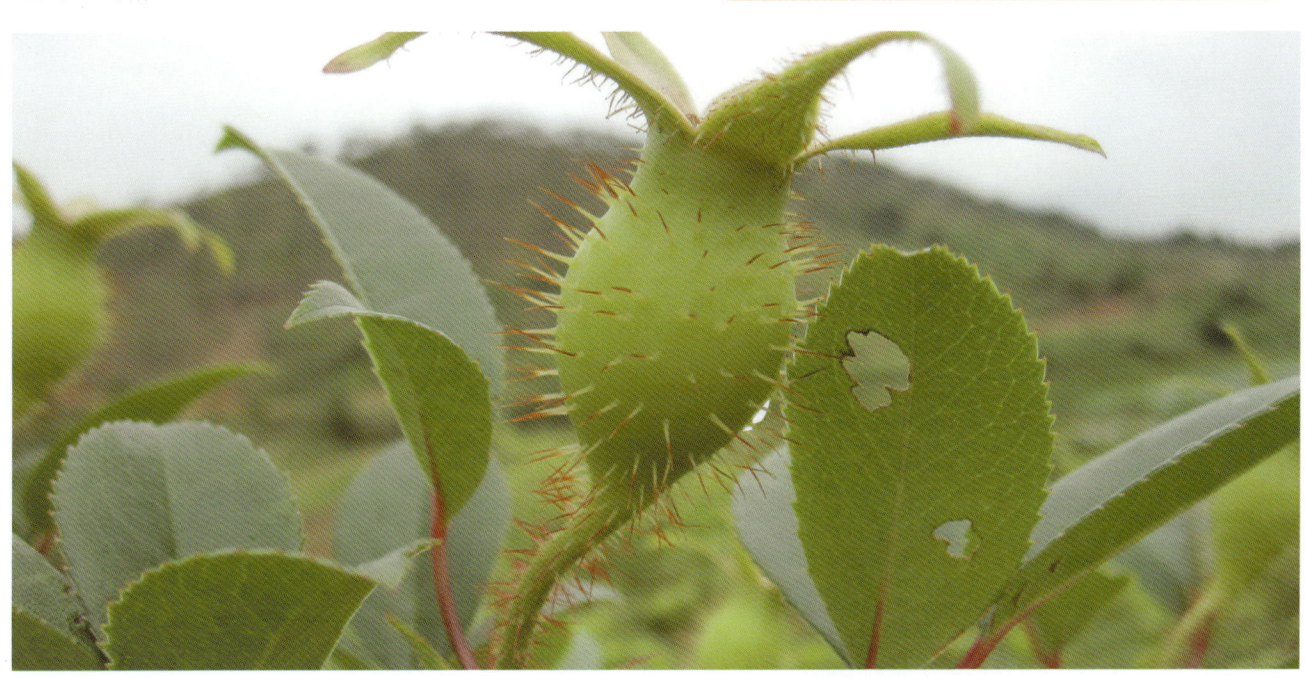

金礞石

- **别名** 礞石。
- **来源** 本品为变质岩类蛭石片岩或水黑云母片岩。

【形态特征】蛭石片岩主要由鳞片状矿物蛭石组成，次要矿物为水黑云母，含有少量普通角闪石、石英。鳞片细小，断面可见到层状，显微镜下薄片具明显定向排列。为鳞片变晶结构；片状构造。片岩颜色较淡，呈淡棕色或棕黄色。金黄色光泽。质较软，易碎，碎片主呈小鳞片状。水黑云母片岩主要由鳞片状矿物水黑云母组成，次要矿物为蛭石，含有小量普通角闪石、石英。为鳞片变晶结构；片状构造。片岩颜色较深，呈黄褐色或深铁黄色。金黄色或银白色光泽。体轻，质软，易碎，碎后如麦麸。

【生境分布】分布于河南、陕西、山西、河北等地。

【采收加工】采挖后，除去杂石和泥沙。

【性味归经】甘、咸，平。归肺、心、肝经。

【功能主治】坠痰下气，平肝镇惊。用于顽痰胶结，咳逆喘急，癫痫发狂，烦躁胸闷，惊风抽搐。

【用量用法】内服：10～15克，布包先煎；或入丸散服，一次3～6克。

验方

① 癫痫惊悸，或咳喘痰稠，大便秘结：金礞石（煅）40克，沉香20克，黄芩、熟大黄各320克，以上四味，粉碎成细粉，过筛，混匀，用水泛丸，干燥，即得，口服，每次6～12克，每日1次。

② 顽痰壅塞，咳喘痰稠，大便秘结，精神分裂症，狂躁：金礞石（煅）60克，沉香30克，黄芩贰22克，熟大黄100克，大黄流浸膏380毫升。除大黄流浸膏外，其余四味粉碎成细粉，过筛，混匀，将大黄流浸膏浓缩至适量，与细粉混匀，制粒，干燥，压制成1000片，每片重0.32克，口服，每次8片，每日1次。

使用注意

孕妇禁服。

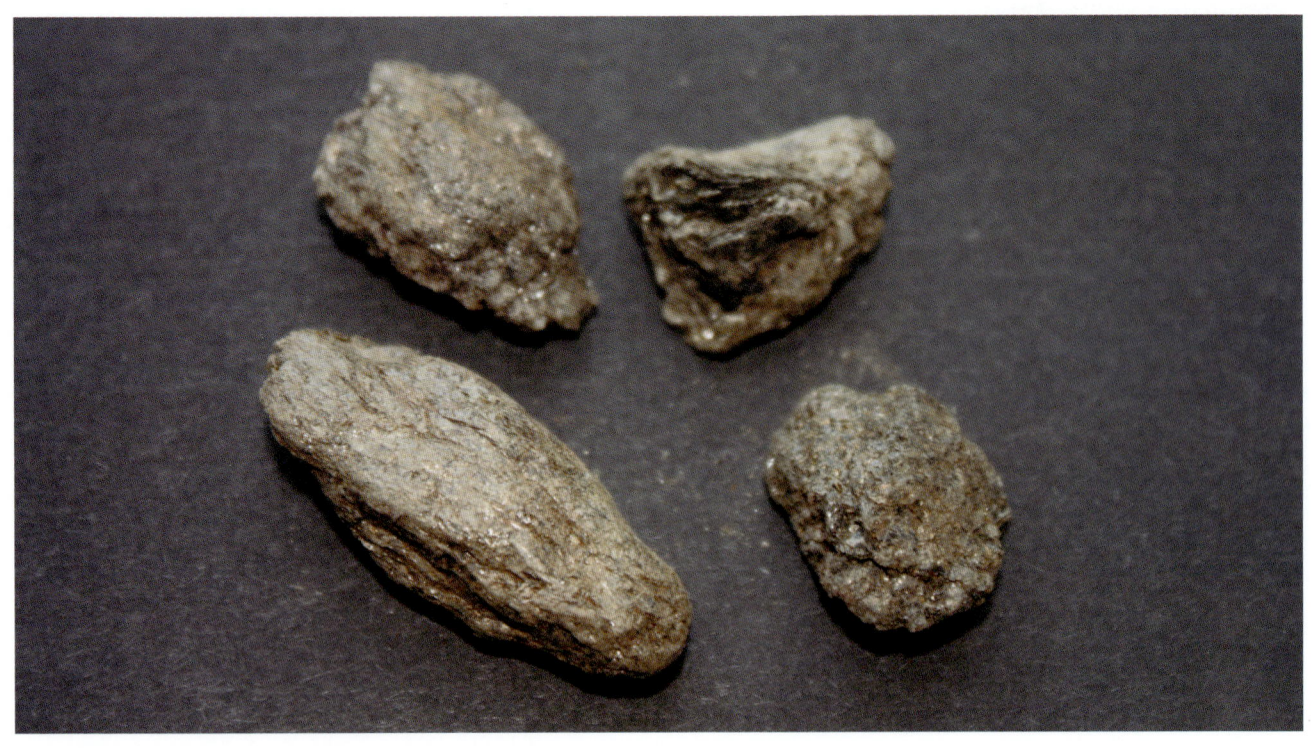

乳香

- **别名** 塌香、熏陆香、马尾香、乳头香、天泽香、摩勒香、多伽罗香。
- **来源** 本品为橄榄科小乔木卡氏乳香树 *Boswellia carterii* Birdw 及其同属植物皮部渗出的树脂。

【形态特征】矮小灌木，高4~5米，罕达6米。树干粗壮，树皮光滑，淡棕黄色，纸状，粗枝的树皮鳞片状，逐渐剥落。叶互生，密集或于上部疏生，单数羽状复叶，长15~25厘米，叶柄被白毛；小叶7~10对，对生，无柄，基部者最小，向上渐大，小叶片长卵形，长达3.5厘米，顶端者长达7.5厘米，宽1.5厘米，先端钝，基部圆形、近心形或截形，边缘有不规则的圆齿裂，或近全缘，两面均被白毛，或上面无毛。花小，排列成稀疏的总状花序；苞片卵形；花萼杯状，先端5裂，裂片三角状卵形；花瓣5片，淡黄色，卵形，长约为萼片的2倍，先端急尖；雄蕊10，着生长于花盘外侧，花丝短；子房上位，3~4室，每室具2垂生胚珠，柱头头状，略3裂。梭果倒卵形，长约1厘米，有三棱，钝头，果皮肉质，肥厚，每室具种子1枚。

【生境分布】生长于热带沿海山地。产于非洲的索马里、埃塞俄比亚及阿拉伯半岛南部，土耳其、利比亚、苏丹、埃及也产。

【采收加工】春、夏季将树干的皮部由下而上用刀顺序切伤，使树脂由伤口渗出，数日后凝成硬块，收集即得。

【性味归经】辛、苦，温。归心、肝、脾经。

【功能主治】活血止痛，消肿生肌。用于瘀阻气滞的脘腹疼痛，风湿痹痛，跌打损伤，痛经，产后腹痛等。

【用量用法】生用活血消肿力强，炒用祛瘀止痛作用为好。内服：煎汤，生用2~5克，炒用4~10克；或入丸、散。外用：适量，研末调敷。

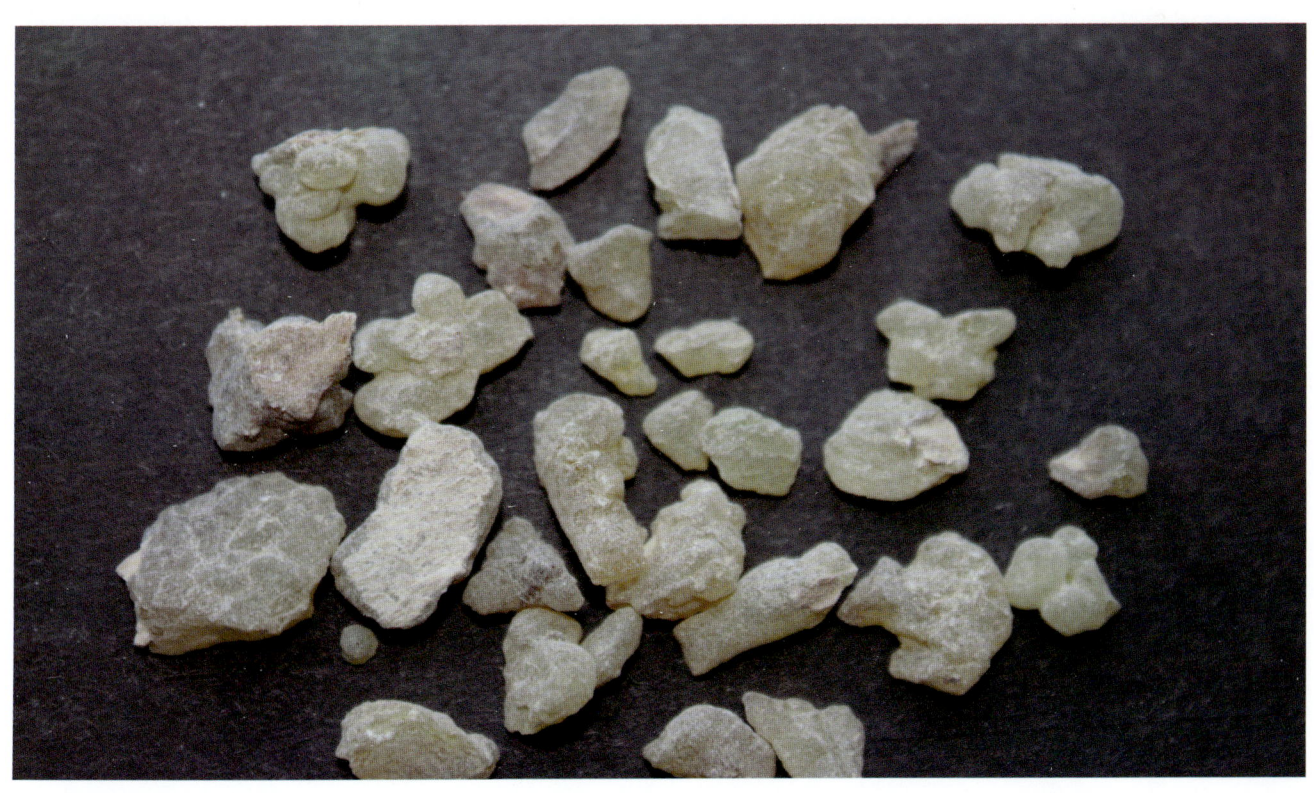

验方

①**冠心病、心绞痛：**乳香、红花、没药、丹参、郁金、瓜蒌各9克，降香15克，水煎服。②**气滞胃痛、胃肠痉挛胃肠积气胀痛，胃肠痉挛疼痛：**乳香、五灵脂、高良姜、香附各适量，水煎服。③**痛经、闭经：**乳香、香附、当归、元胡、丹参各适量，水煎服。④**跌打瘀滞肿痛：**乳香、红花、没药、冰片、血竭、麝香、朱砂、儿茶各适量，水煎服，如《良方集腋》七厘散。⑤**急性淋巴结炎、体表化脓性感染、肿痛以：**乳香、没药各30克，雄黄15克，麝香5克，糊丸，每服9克，陈酒送服，如《外科全生集》醒消丸。

食疗药膳

●五神大枣汤

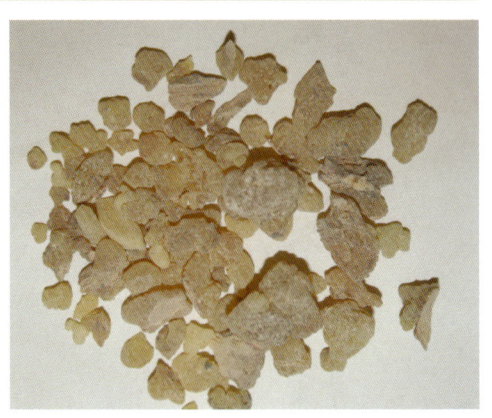

原料：乳香、赤石脂、朱砂、川椒、茯神各30克，大枣适量。
制法：将以上诸味加工共研为细末；大枣煮烂去核，捣为泥状，和入药末为丸。
用法：每日10克，每日早、晚各1次，空腹温开水送服。亦可作汤剂，水煎服，每日2次，用量酌减。
功效：安心神，乌须发。
适用：心肾阳气不足，精血亏少，血行不畅所致的心神不安、心悸怔忡、精神恍惚、胸心憋闷、失眠多梦、须发早白、枯燥不润等。

●酸枣仁饧

原料：乳香90克，酸枣仁75克，蜜60毫升，牛黄0.5克，糯米50克，朱砂15克。
制法：上药为极细末和匀。用酒5毫升，和蜜等一处。慢火煎如稀饼（饧）。
用法：不计时候。以温酒下15克许。
功效：实胆安神。
适用：胆虚不睡。

使用注意

孕妇及血虚无瘀者禁服。本品味苦气浊，易致呕吐，故胃弱者不宜多服久服。

肿节风

- **别名** 九节茶、九节风、接骨莲、九爪龙。
- **来源** 品为金粟兰科植物草珊瑚 Sarcandra glabra (Thunb.) Nakai 的干燥全草。

【形态特征】多年生常绿草本或亚灌木，高达2米。根茎粗大，支根多而细长。茎直立，多分支，节膨大。叶对生，近革质，长椭圆形或卵状披针形，长6～18厘米，宽2～7厘米，边缘有粗锯齿，齿尖具腺点；叶柄长约1厘米，基部合生成鞘；托叶微小。穗状花序1～3个聚生茎顶；苞片卵状三角形；花小，无花被，黄绿色，芳香；雄蕊1，白色，棒状，花药2室；雌蕊球形，子房下位，柱头近头状。核果球形，鲜红色。花期6～7月，果期8～9月。

【生境分布】生长于山沟、溪谷林阴湿地。分布于华东、中南、西南。

【采收加工】夏、秋二季采收，除去杂质，晒干。

【性味归经】苦、辛，平。归心、肝经。

【功能主治】清热凉血，活血消斑，祛风通络。用于血热发斑发疹，风湿痹痛，跌打损伤。

【用量用法】内服：9～30克，煎服。

验方

①劳伤腰痛：肿节风、四块瓦、退血草各15克，煨酒服。 ②胃痛：肿节风15克，煨水服。 ③外伤出血：鲜肿节风捣烂敷患处。 ④伤口溃烂：肿节风、叶适量，煎水外洗。 ⑤烫火伤：肿节风干叶一份，研末，茶油二份调匀，搽抹患处。

使用注意

阴虚火旺及孕妇忌服。

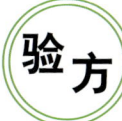

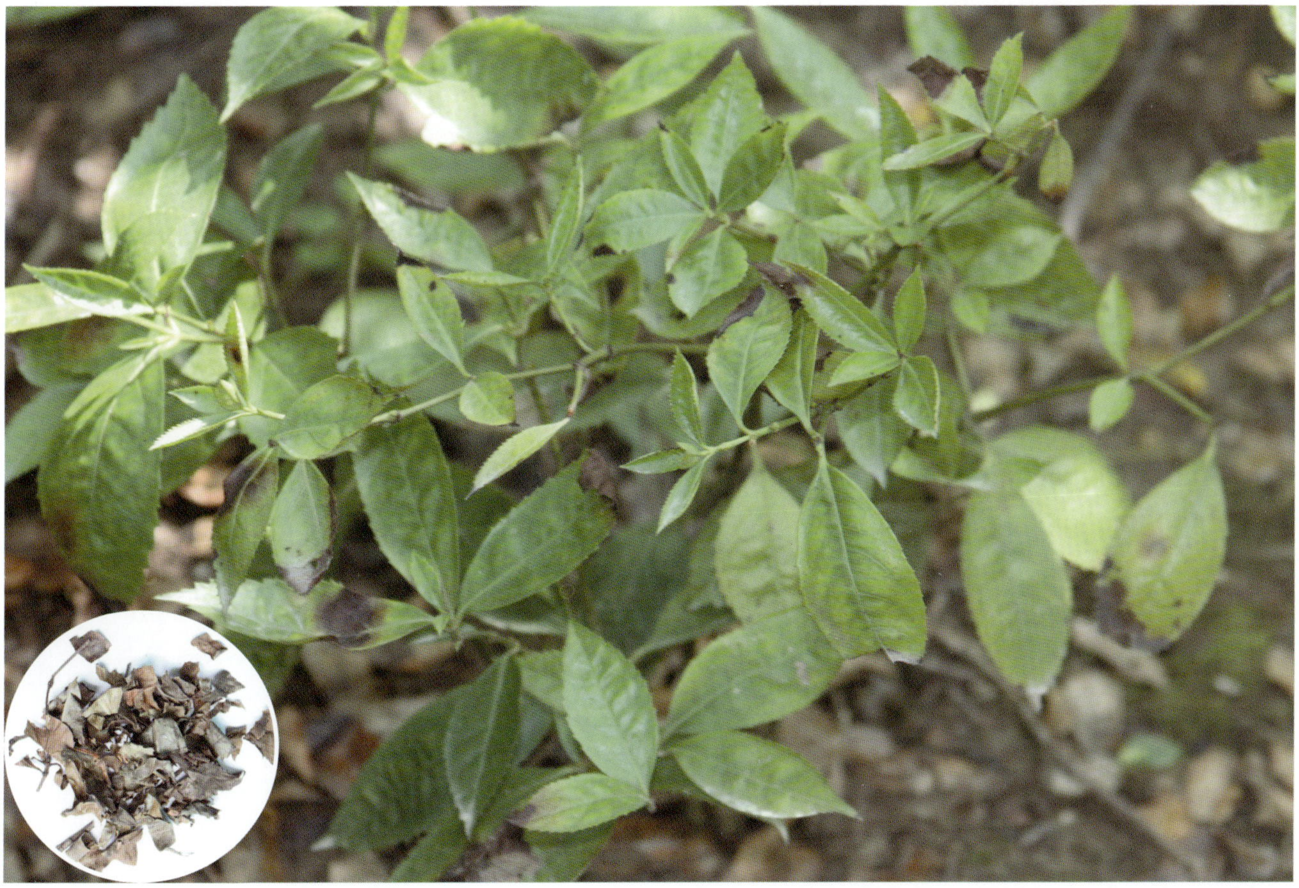

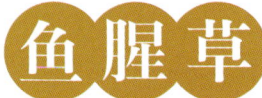

- **别名** 臭菜、折耳根、侧耳根、臭根草、臭灵丹、朱鼻拱。
- **来源** 本品为三白草科多年生草本植物蕺菜 Houttuynia cordata Thunb. 的干燥地上部分。

【形态特征】为多年生草本，高15~60厘米，具腥臭气；茎下部伏地，节上生根，上部直立，无毛或被疏毛。单叶互生，叶片心脏形，全缘，暗绿色，上面密生腺点，背面带紫色，叶柄长1~3厘米；托叶膜质条形，下部与叶柄合生成鞘状。穗状花序生长于茎上端与叶对生；基部有白色花瓣状总苞片：4枚；花小而密集，无花被。蒴果卵圆形，顶端开裂，种子多数。

【生境分布】生长于沟边、溪边及潮湿的疏林下。分布于长江流域以南各省（区），全国其他地区也产。

【采收加工】夏季茎叶茂盛花穗多时采割，除去杂质，晒干。

【性味归经】辛，微寒。归肺经。

【功能主治】清热解毒，消痈排脓，利尿通淋。用于肺痈吐脓，痰热喘咳，热痢，热淋，痈肿疮毒。

【用量用法】内服：15~25克，煎服。外用：适量。

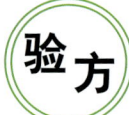

①**肺热咳嗽，咯痰带血：** 鱼腥草18克（鲜草36克），甘草6克，车前草30克，水煎服。②**黄疸发热：** 鱼腥草150~180克，水煎温服。③**咳嗽痰黄：** 鱼腥草15克，桑白皮、浙贝母各8克，石韦10克，水煎服。④**慢性膀胱炎：** 鱼腥草60克，猪瘦肉200克，加水同炖，每日1剂，连服1~2周。⑤**肺炎、支气管炎：** 鱼腥草、半边莲各30克，甘草20克，水煎服。

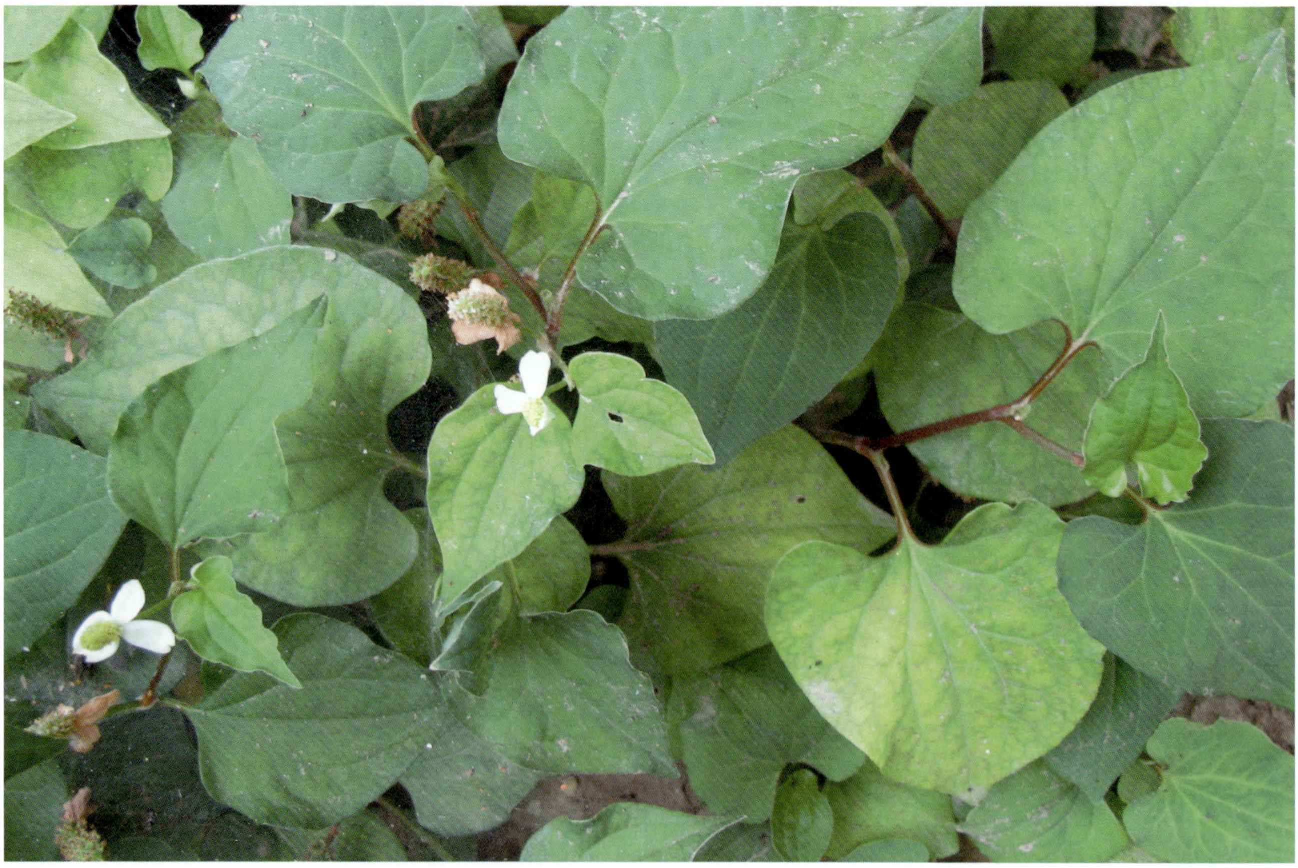

食疗药膳

●鱼腥草猪肚汤

原料：鱼腥草叶60克，猪肚1个。
制法：将侧耳根叶洗净，置干净的猪肚内，加水适量，小火炖2小时。
用法：服汤，每日1剂，连用3剂。
功效：清肺解毒，排脓。
适用：肺病咳嗽、盗汗、肺痈等。

●鱼腥草炖猪排骨

原料：鲜鱼腥草200克，猪排骨500克。
制法：将鱼腥草先煎液，过滤，猪排骨放入煮锅中，倒入鱼腥草液，开始炖煮，肉熟后加适量盐和味精。
用法：饮汤食肉，分2～3次吃完，每周炖2次吃。
功效：清热解毒，排脓。
适用：肺热咳嗽、肺痈咳吐脓血、痰黄稠等。

●鱼腥草绿豆汤

原料：鱼腥草30克，绿豆50克，猪肚200克，姜、葱、盐各适量。
制法：鱼腥草洗净，去黄叶、老根；绿豆淘洗干净；猪肚洗净，切片；姜切片，葱切段。把猪肚、绿豆放入炖锅内，加水置大火上烧沸，再用小火煮1小时，加入鱼腥草、姜、葱、盐，再煮10分钟即成。
用法：每日1次，每次吃猪肚50克，随意吃鱼腥草、绿豆，喝汤。
功效：清热解毒，健胃消肿。
适用：中毒性肝炎。

使用注意
本品含挥发油，不宜久煎。

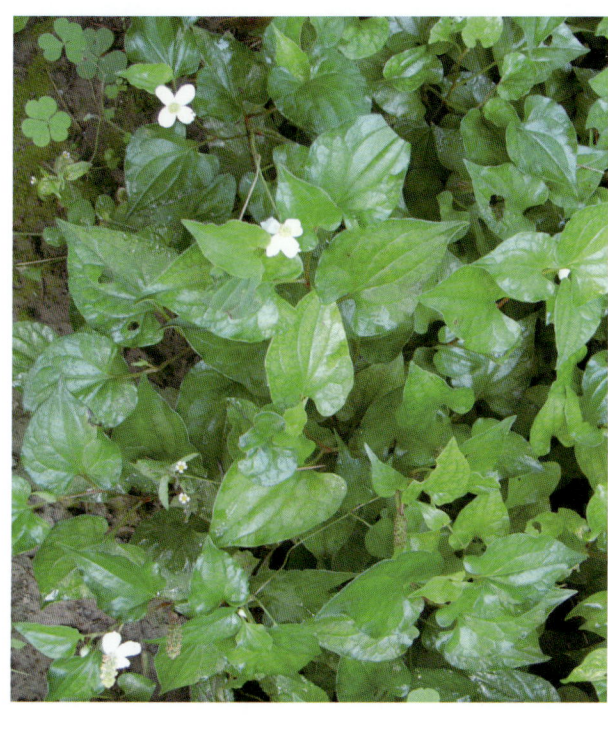
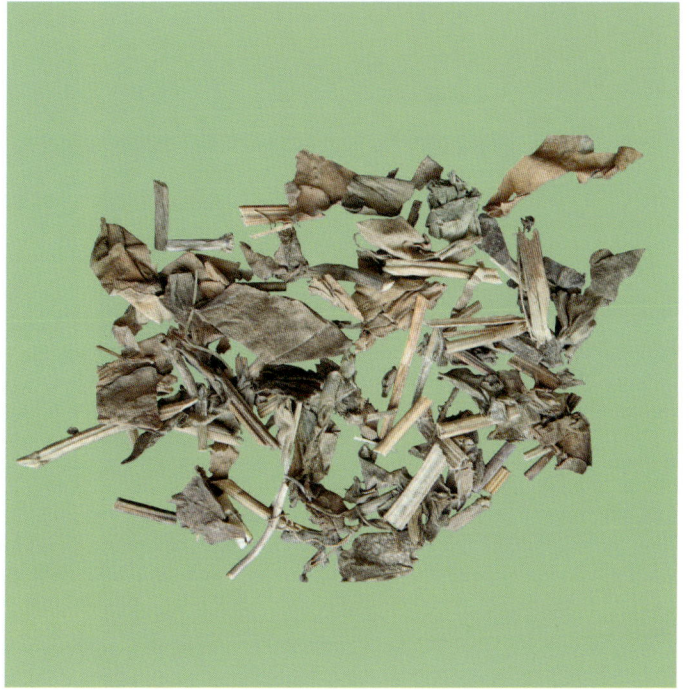

狗脊

- **别名** 金毛狗、金狗脊、猴毛头、黄狗头、金毛狗脊、金毛狮子。
- **来源** 本品为蚌壳蕨科多年生草本植物金毛狗脊 Cibotium barometz (L.) J.Sm. 的根状茎。

【形态特征】多年生草本，高2~3厘米。根茎粗大，密被金黄色长茸毛，顶端有叶丛生。叶宽卵状三角形，三回羽裂；末回裂片镰状披针形，边缘有浅锯齿，侧脉单一或在不育裂片上为二叉。孢子囊群生长于小脉顶端，每裂片上1~5对；囊群盖两瓣，成熟时张开如蚌壳。根茎呈不规则的块状，长10~30厘米（少数可达50厘米），直径2~10厘米。

【生境分布】生长于山脚沟边及林下阴处酸性土上。分布于四川、福建、云南、浙江等地。

【采收加工】秋季采挖，除去细根，叶柄及金黄色柔毛后，切片晒干，为生狗脊。经酒浸1日，蒸后晒至六七成干时，再切片，晒干为熟狗脊。

【性味归经】苦、甘，温。归肝、肾经。

【功能主治】补肝肾，强腰膝，祛风湿。用于风湿痹痛，腰膝酸软，下肢无力。

【用量用法】内服：6~12克，煎服。

验方

①**骨质增生症**：狗脊、熟地、枸杞、川牛膝、补骨脂、桑寄生各15克，杜仲、菟丝子各12克，淫羊藿9克，水煎服。②**腰痛、脚膝痿软**：狗脊、萆薢各100克，菟丝子500克，共研粉，炼蜜为丸，每次9克，每日2次。③**腰肌劳损、腰膝酸软无力**：狗脊、地龙、威灵仙、穿山甲各15克，独活10克，骨碎补、补骨脂各12克，水煎服。④**风湿痹痛、手足麻木**：狗脊、牛膝、木瓜、海风藤各9克，桑枝、桂枝、松节、秦艽、炒续断各6克，水煎服。

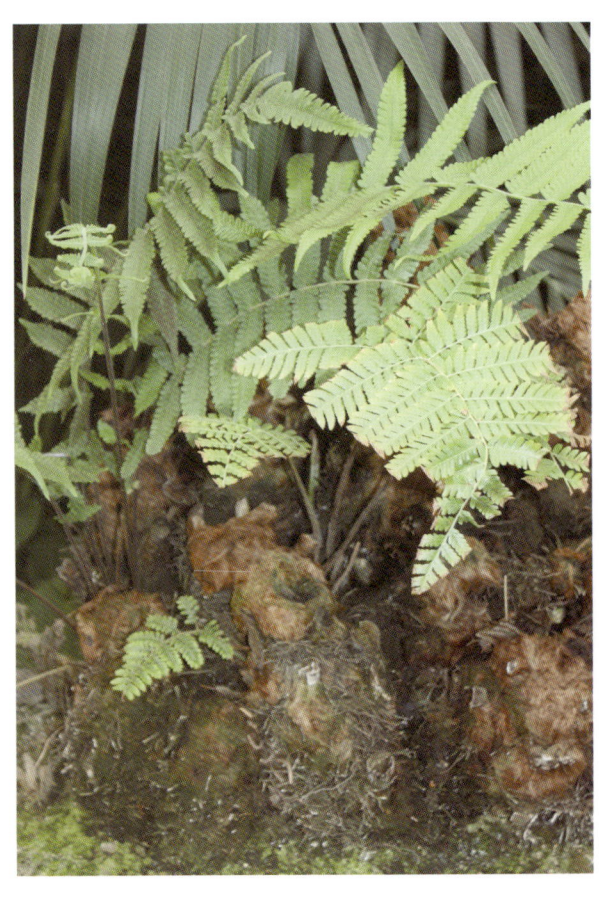
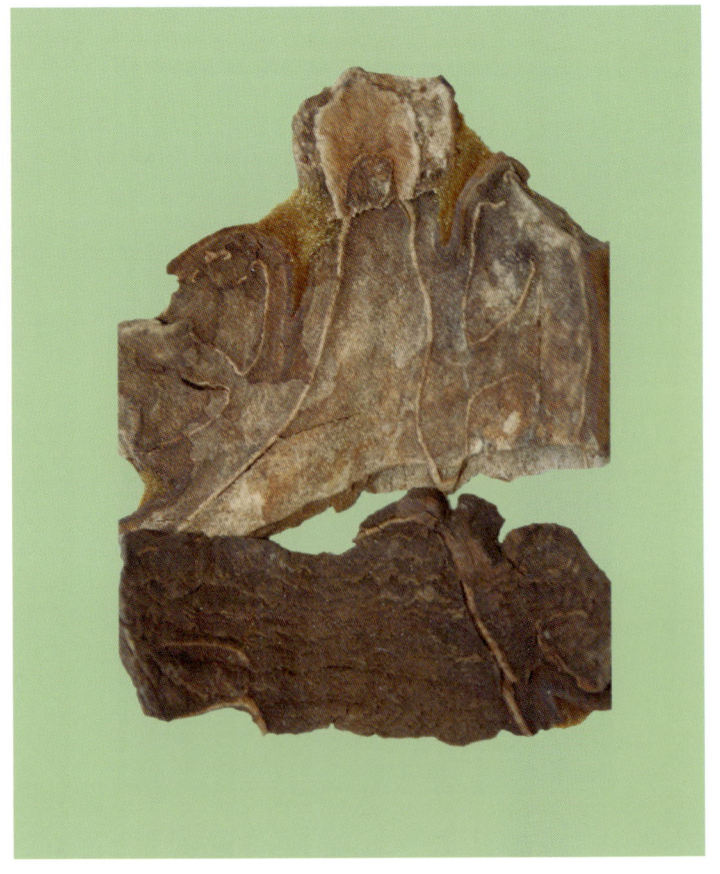

食疗药膳

● 脊仲附子酒
原料：狗脊、杜仲、羌活、肉桂各60克，制附子、牛膝各100克，桑寄生80克，白酒3000毫升。
制法：将杜仲微炒令黄，上药共捣碎，置于净器中，倒入白酒，密封坛口，浸泡7日即成。
用法：每日3次，每次于饭前温饮10～20毫升。
功效：温阳益肾，壮腰膝。
适用：肾虚腰痛、脚膝筋脉拘急酸痛等。

● 狗脊粥
原料：狗脊10克，大米100克，白糖适量。
制法：将狗脊择净，放入锅中，加清水适量，浸泡5～10分钟后，水煎取汁，加大米煮粥，待粥熟时下白糖，再煮一、二沸即成。
用法：每日1剂，连续3～5日。
功效：补益肝肾，祛风除湿，固精缩尿。
适用：肝肾不足，风湿侵袭所致的腰脊酸痛、不能俯卧、筋骨无力、足膝软弱、小便频数、夜尿频多、带下等。

● 狗脊猪脊汤
原料：猪脊骨500克，金毛狗脊30克
制法：猪脊骨洗净斩件，金毛狗脊洗净，与猪脊骨一齐放入沙煲内，加清水适量，大火煮沸后，改用小火煲2～3小时，调味供用。
用法：佐餐食用，每日1剂。
功效：祛寒行湿，温经通络。
适用：寒湿腰痛。

● 狗脊酒
原料：金毛狗脊150克，黄酒1500毫升。
制法：将狗脊切片，浸于酒中，封固容器置锅中，隔水加热煮1.5小时，取出，埋土中7日以去火毒。
用法：每日3次，每次饮酒1小盅。
功效：强筋壮骨。
适用：筋骨关节疼痛、腰膝无力、活动不便等。

使用注意
肾虚有热，小便不利或短涩赤黄，口苦舌干，均忌服。

闹羊花

- **别名** 羊踯躅、黄杜鹃、黄色映山红。
- **来源** 本品为杜鹃花科植物羊踯躅 *Rhododendron molle* G. Don 的干燥花。

【形态特征】为杜鹃花科落叶灌木，高1~2米。老枝光滑，带褐色，幼枝有短柔毛。单叶互生，叶柄短，被毛；叶片椭圆形至椭圆状倒披针形，先端钝而具短尖，基部楔形，边缘具向上微弯的刚毛。花多数，成顶生短总状花序，与叶同时开放，花金黄色，花冠漏斗状，外被细毛，先端5裂，裂片椭圆状至卵形，上面一片较大，有绿色斑点，花期4~5月。

【生境分布】常见于山坡、石缝、灌木丛中。分布江苏、浙江、江西、福建、湖南、湖北、河南，四川、贵州等地。

【采收加工】四、五月花初开时采收，阴干或晒干。

【性味归经】辛，温；有大毒。归肝经。

【功能主治】祛风除湿，散瘀定痛。用于风湿痹痛，偏正头痛，跌仆肿痛，顽癣。

【用量用法】内服：0.6~1.5克，浸酒或入丸散。外用：适量，煎水洗。

验方

①**疟疾**：羊踯躅花0.3克，嫩松树梢15克，水煎服。②**神经性头痛、偏头痛**：鲜闹羊花捣烂，外敷后脑或痛处2~3小时。③**皮肤顽癣及瘙痒**：鲜闹羊花15克，捣烂擦患处。④**癞痢头**：鲜闹羊花擦患处；或晒干研粉调麻油搽患处。⑤**跌打损伤**：闹羊花0.9克，小驳骨30克，泽兰60克，共捣烂，用酒炒热，敷患处。

使用注意

不宜多服、久服；体虚者及孕妇禁用。

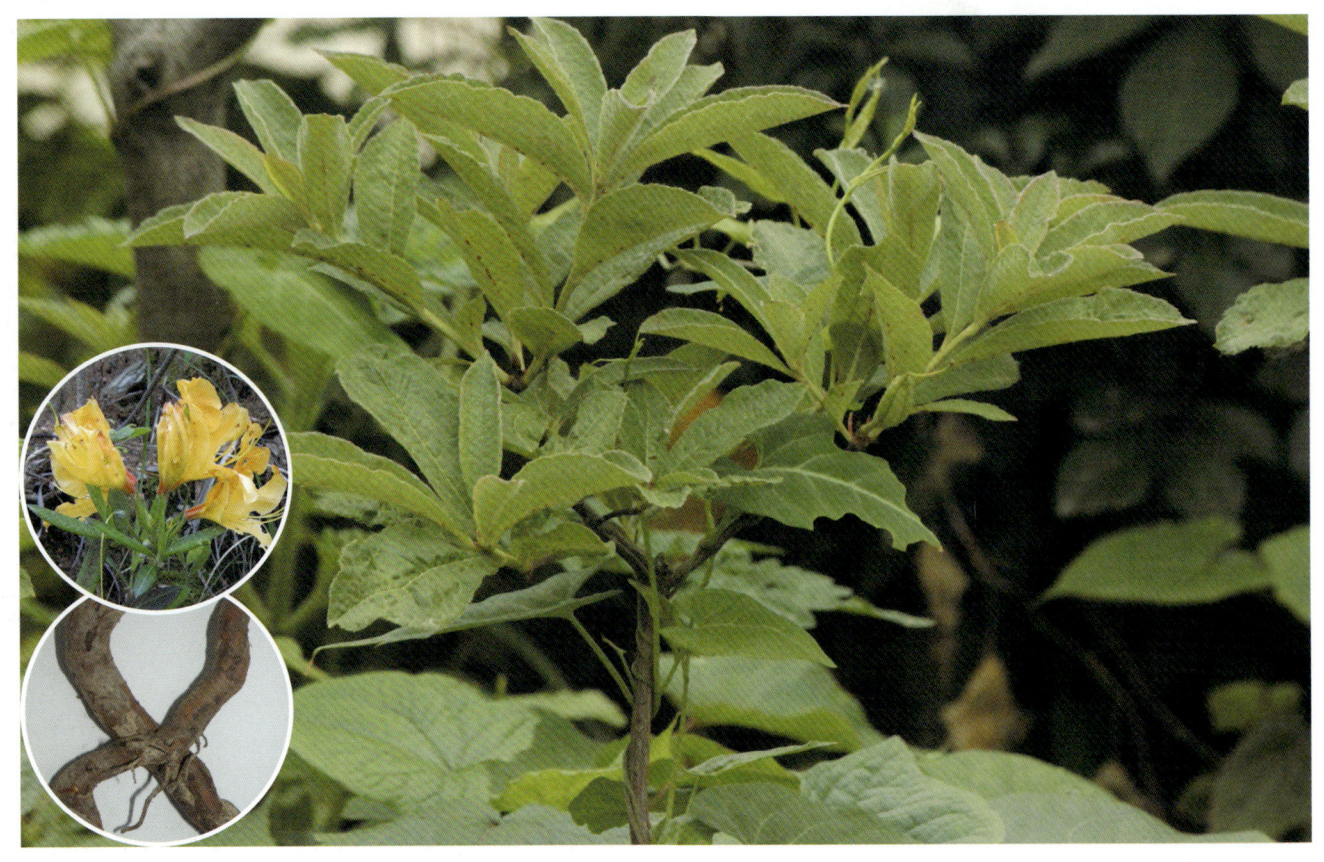

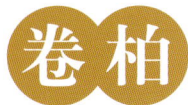

- **别名** 石柏、岩柏草、黄疸卷柏、九死还魂草。
- **来源** 本品为卷柏科植物卷柏 Selaginella tamariscina（Beauv.）Spring 的全草。

【形态特征】多年生隐花植物，常绿不凋。茎高数寸至尺许，枝多，叶如鳞状，略如扁柏之叶。此物遇干燥，则枝卷如拳状，遇湿润则开展。本植物生活力甚耐久，拔取置日光下，晒至干萎后，移置阴湿处，洒以水即活，故有"九死还魂草"之名。

【生境分布】生长于山地岩壁上。分布于广东、广西、福建、江西、浙江、湖南、河北、辽宁等地。

【采收加工】春、秋季均可采收，但以春季采者为佳。采后剪去须根，酌留少许根茎，去净泥土，晒干。

【性味归经】辛，平。归肝、心经。

【功能主治】活血通经。用于经闭痛经，癥瘕痞块，跌仆损伤。卷柏炭化瘀止血，用于吐血，崩漏，便血，脱肛。

【用量用法】内服：5～10克，水煎服。外用：适量，捣敷或研末撒。

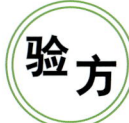

①**消化性溃疡**：卷柏60克，切碎，猪肚1个，共炖，煮熟备用。1个猪肚分3次吃，每日1个，连用2～3日。②**婴儿断脐止血**：取卷柏叶洗净，烘干研末，高压消毒后，贮瓶固封。在血管钳的帮助下断脐，断端撒上药粉0.5～1克，1～3分钟后松开血管钳，即能达到止血的目的。③**宫缩无力、产后流血**：卷柏15克，开水浸泡后，去渣1次服。

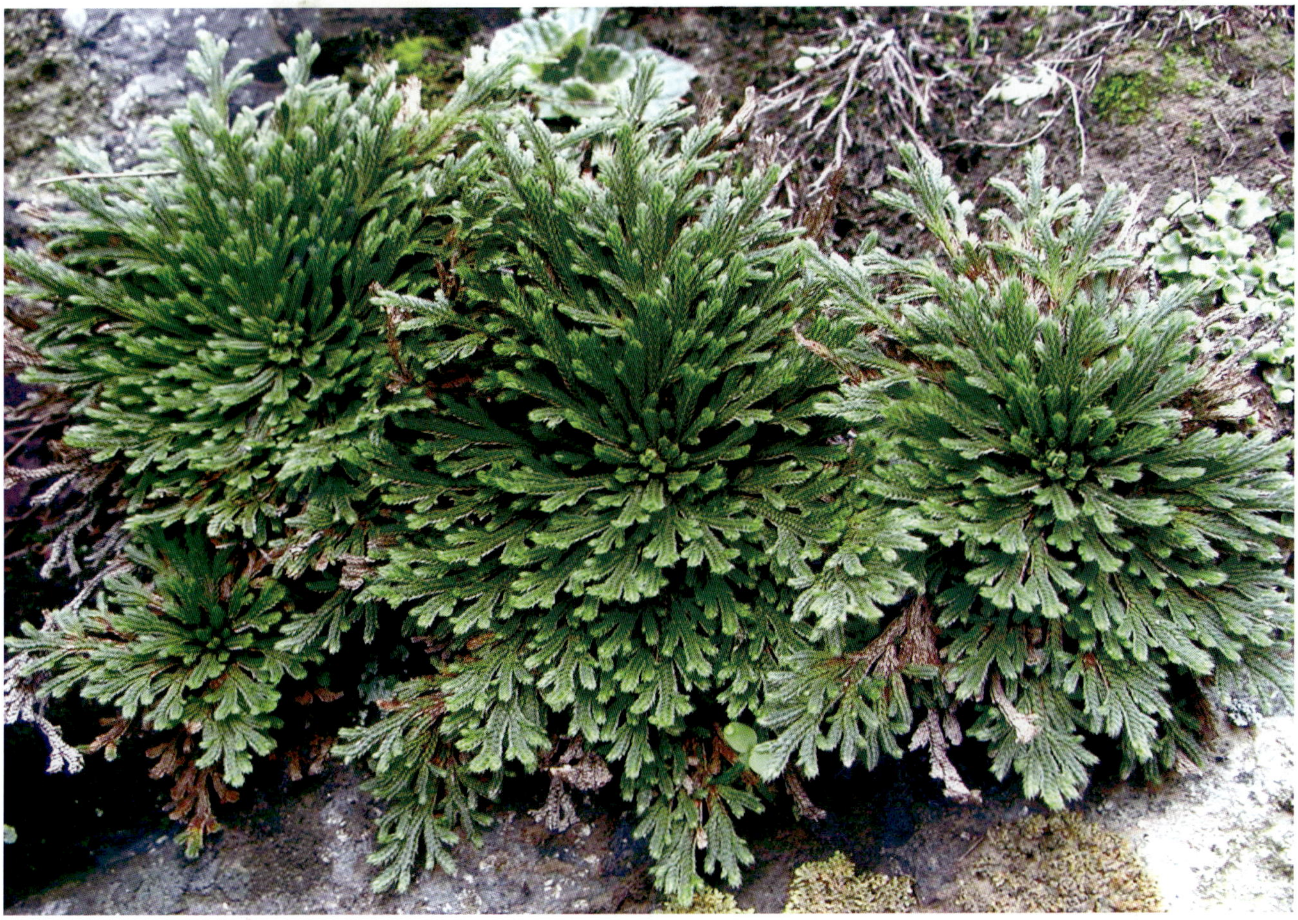

食疗药膳

●卷柏猪蹄汤

原料：生卷柏5克，猪蹄250克，调味品适量。

制法：将卷柏洗净，用纱布包裹。猪蹄洗净，掰成块，与卷柏一同放入锅中，加水炖煮至熟烂。去掉卷柏包，根据个人口味加入调味品适量即可。

用法：每日1次，连食8～10日。

功效：补筋骨，祛风湿，活血化瘀。

适用：解除产后骨节酸痛。

使用注意

孕妇忌服。

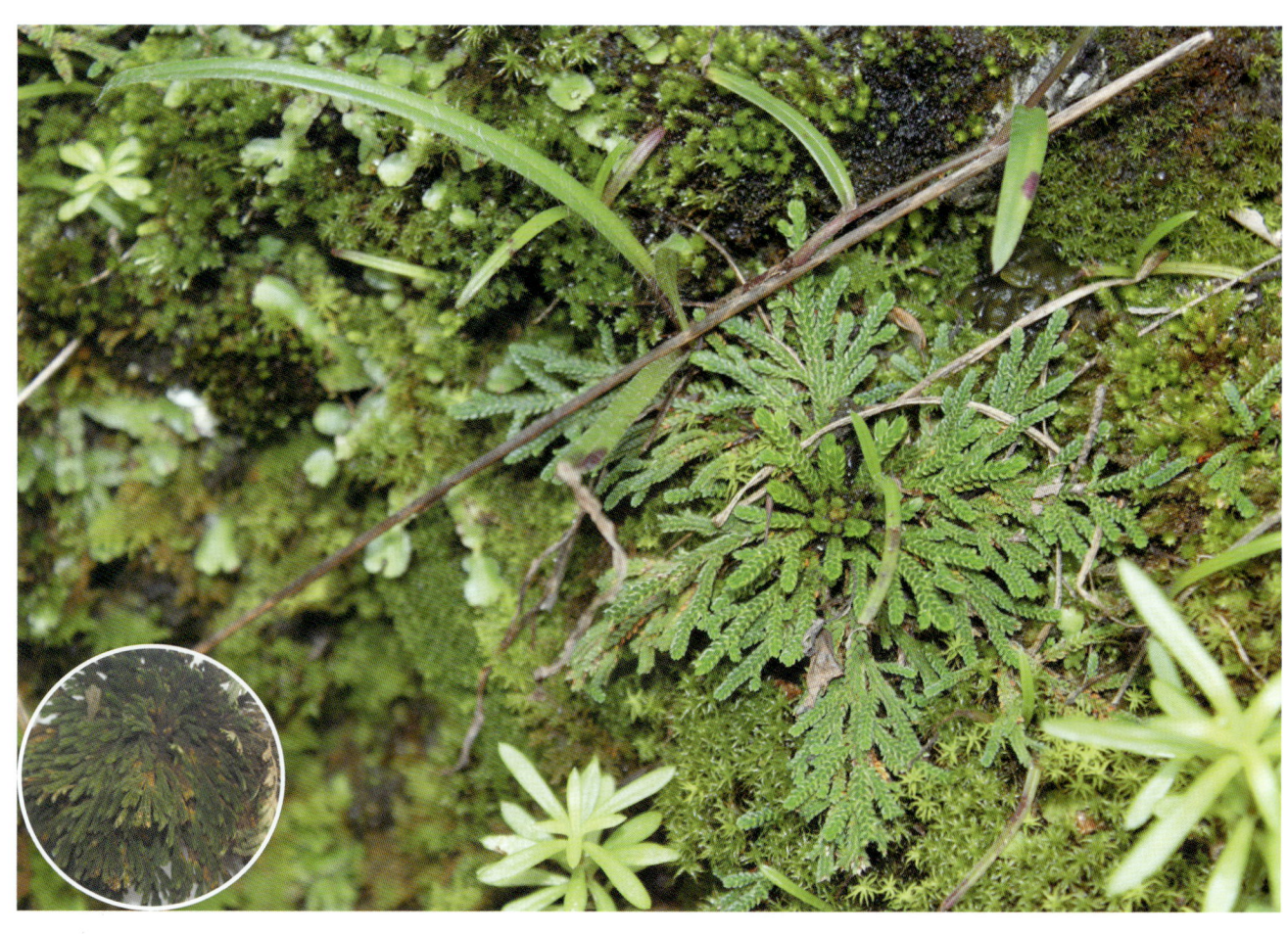

炉甘石

- **别名** 甘石、干石、卢甘石、芦甘石、羊肝石、炉眼石、浮水甘石。
- **来源** 本品为碳酸盐类矿物方解石族菱锌矿矿石。

【形态特征】为三方晶系菱锌矿的矿石，从古至今入药用菱锌矿皆为含锌矿床风化带中闪锌矿等风化产物。为疏松的钟乳或皮壳状菱锌矿集合体。呈不规则块状，大小不一。表面白色、淡红色或黄褐色，凹凸不平，多孔，似蜂窝状。暗淡无光泽，半透明。体轻而稍硬，可打碎，硬度5，比重4.1～4.5，条痕白色。断面灰白色或呈淡红与白色相间的海绵状，有吸湿性。气无，味淡，有土腥气，微涩。

【生境分布】分布于广西、湖南、四川、云南等地。

【采收加工】采挖后，洗净，晒干，除去杂石。

【性味归经】甘，平。归肝、胃经。

【功能主治】解毒明目退翳，收湿止痒敛疮。用于目赤肿痛，睑弦赤烂，翳膜遮睛，胬肉攀睛，溃疡不敛，脓水淋漓，湿疮瘙痒。

【用量用法】外用：适量为末，油调或干掺，点眼需水飞过。用炉甘石洗剂时，须先摇匀，再用排笔或棉球蘸搽患处，每日多次。

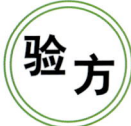

①**手癣**：炉甘石、滑石各60克，白蜜、鱼肝油各150毫升，硫黄90克，共调研如膏，搽抹患处。②**小腿溃疡**：煅炉甘石6克，没药、乳香各18克，当归30克，轻粉15克，樟脑12克，黄蜡150克，白蜡180克，猪油2000克，制成药膏，贴患处。

使用注意

本品宜炮制后使用，专作外用，不作内服。

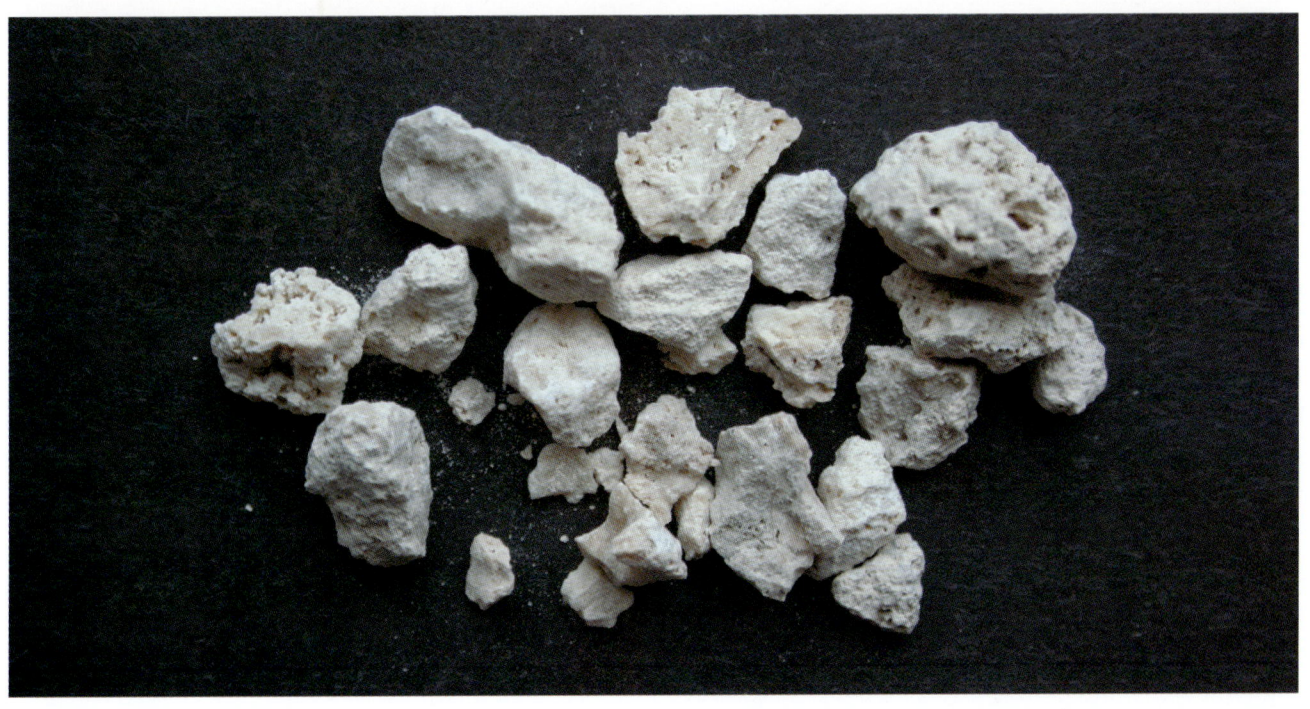

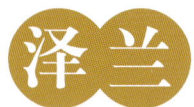

泽兰

- **别名** 地笋、地石蚕、蛇王草、地瓜儿苗。
- **来源** 本品为唇形科植物毛叶地瓜儿苗 Lycopus lucidus Turcz. var. hirtus Regel 的干燥地上部分。

【形态特征】为多年生草本，高60~170厘米。根茎横走，节上密生须根，先端肥大呈圆柱形茎通常单一，少分支，无毛或在节上疏生小硬毛。叶交互相对，长圆状披针形，先端渐尖，基部渐狭，边缘具锐尖粗牙齿状锯齿，亮绿色，两面无毛，下面密生腺点；无叶柄或短柄。轮伞花序腋生，花小，具刺尖头；花冠白色，内面在喉部具白色短柔毛。小坚果倒卵圆状四边形，褐色。

【生境分布】生长于沼泽地、水边；野生，有栽培。全国大部分地区均产，分布于黑龙江、辽宁、浙江、湖北等地。

【采收加工】夏、秋季当茎叶生长茂盛时采收，割取全草，去净泥杂，晒干。

【性味归经】苦、辛，微温。归肝、脾经。

【功能主治】活血调经，祛瘀消痈，利水消肿。用于月经不调，经闭，痛经，产后瘀血腹痛，疮痈肿毒，水肿腹水。

【用量用法】内服：6~12克，煎服。外用：适量。

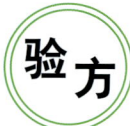

① **产后四肢浮肿**：泽兰叶、防己各3克，共研为末，温酒调服。② **经期腰痛**：泽兰叶30~60克，水煎，加红糖适量，每日1剂，分2次煎服。③ **闭经**：泽兰、熟地、益母草各30克，赤芍10克，当归、香附各9克，水煎服，每日2剂。④ **产后瘀血腹痛**：泽兰30克，赤芍10克，当归、没药、乳香、桃仁各9克，红花6克，水煎服，每日1剂。

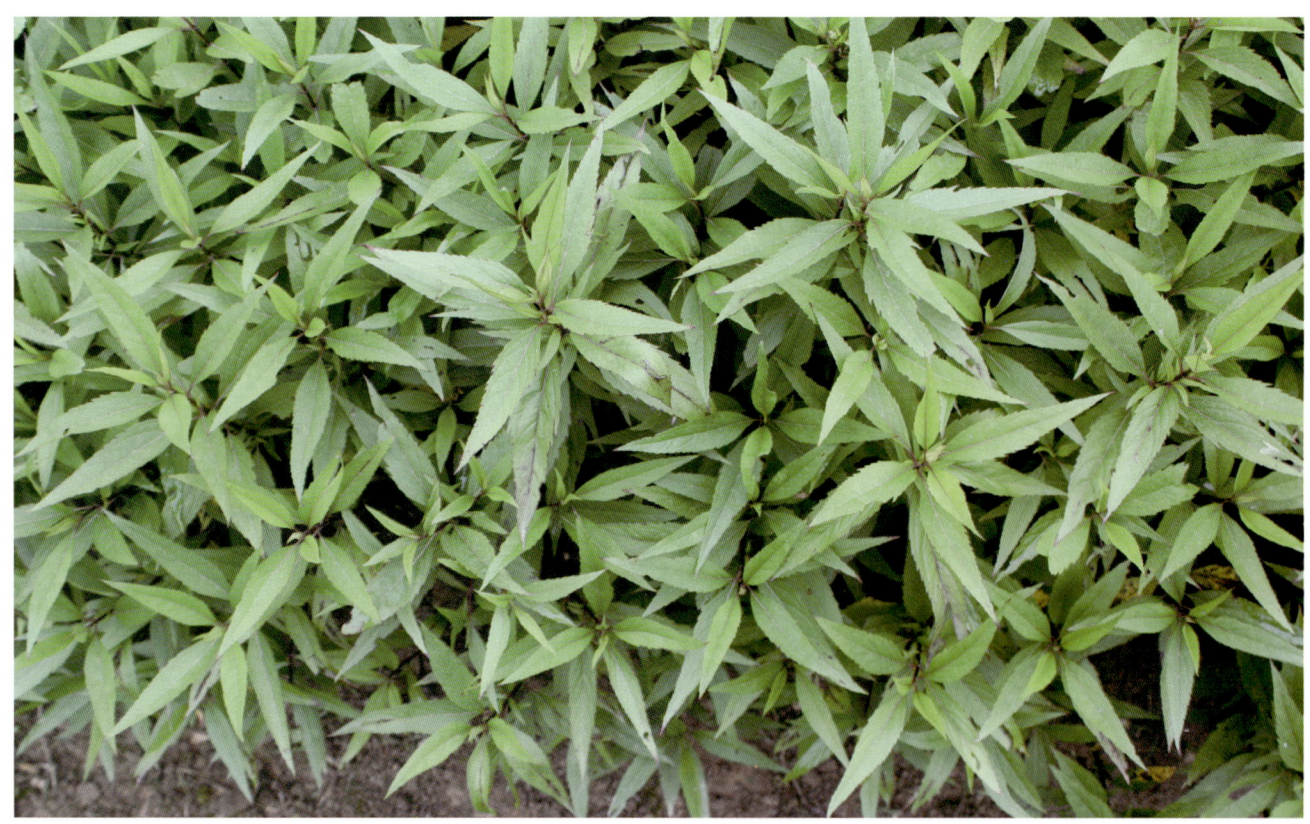

食疗药膳

●泽泻泽兰茶

原料：泽兰、泽泻各12克，绿茶1克，大枣7枚。
制法：取以上几种同放入茶杯中，以刚烧沸的开水泡沏，盖浸10分钟后服饮。
用法：早、中、晚饭后随意喝，不宜空腹服用此茶。
功效：泄热利水，活血散瘀。
适用：产后发热。

●泽兰酒

原料：泽兰500克，白酒2500毫升。
制法：将泽兰研碎，放入酒坛，倒入白酒，加盖密封坛口，置阴凉干燥处，每日摇荡2次，浸泡15日后即成。
用法：每日早晚各1次，每次15～20毫升。
功效：补肝，益肾，养血。
适用：血虚头晕、腰酸腿软、肝肾阴亏、须发早白等。

使用注意
无瘀滞者慎服。

●泽兰茶

原料：泽兰叶（干品）10克，绿茶1克。
制法：用刚沸的开水冲泡大半杯，加盖5分钟后可饮。
用法：代茶频饮。
功效：活血化瘀，通经利尿，健胃舒气。
适用：对月经提前或错后、经血时多时少、气滞血阻、小腹胀痛等。

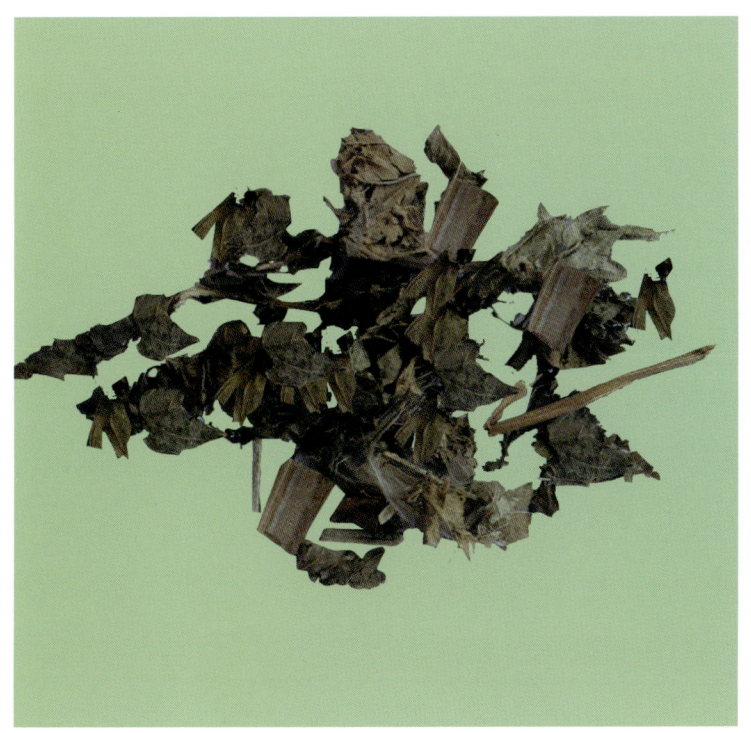
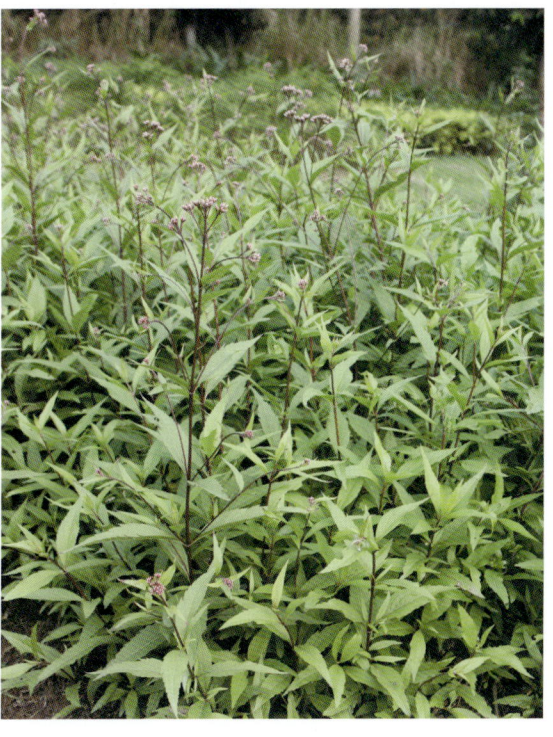

泽泻

- **别名** 水泻、芒芋、鹄泻、泽芝、及泻、天秃、禹孙、天鹅蛋。
- **来源** 本品为泽泻科植物泽泻 *Alisma orientalis* (Sam.) Juzep. 的干燥块茎。

【形态特征】多年生沼生植物，高50~100厘米。叶丛生，叶柄长达50厘米，基部扩延成中鞘状；叶片宽椭圆形至卵形，长2.5~18厘米，宽1~10厘米，基部广楔形、圆形或稍心形，全缘，两面光滑；叶脉5~7条。花茎由叶丛中抽出，花序通常为大型的轮生状圆锥花序，花两性。瘦果多数，扁平，倒卵形，背部有两浅沟，褐色，花柱宿存。

【生境分布】生长于沼泽边缘，幼苗喜荫蔽，成株喜阳光，怕寒冷，在海拔800米以下地区，一般都可栽培。分布于福建、四川、江西等地。

【采收加工】冬季茎叶开始枯萎时采挖，除去茎叶及须根，洗净，用微火烘干，再撞去须根及粗皮。

【性味归经】甘、淡，寒。归肾、膀胱经。

【功能主治】利水渗湿，泄热，化浊降脂，利水渗湿，泄热。用于小便不利，水肿胀满，泄泻尿少，痰饮眩晕，热淋涩痛，高脂血症。

【用量用法】内服：6~10克，煎服。

验方

①**水肿，小便不利**：泽泻、白术各12克，车前子9克，茯苓皮15克，西瓜皮24克，水煎服。②**肠炎泄泻**：泽泻10克，黄连6克，马齿苋15克，水煎服。③**湿热黄疸，面目身黄**：泽泻、茵陈各50克，滑石15克，水煎服。④**耳源性眩晕**：泽泻、茯苓、白术各20克，化橘红、干姜、桂枝各15克，水煎服。⑤**妊娠水肿**：泽泻、桑白皮、槟榔、赤茯苓各1.5克，姜水煎服。

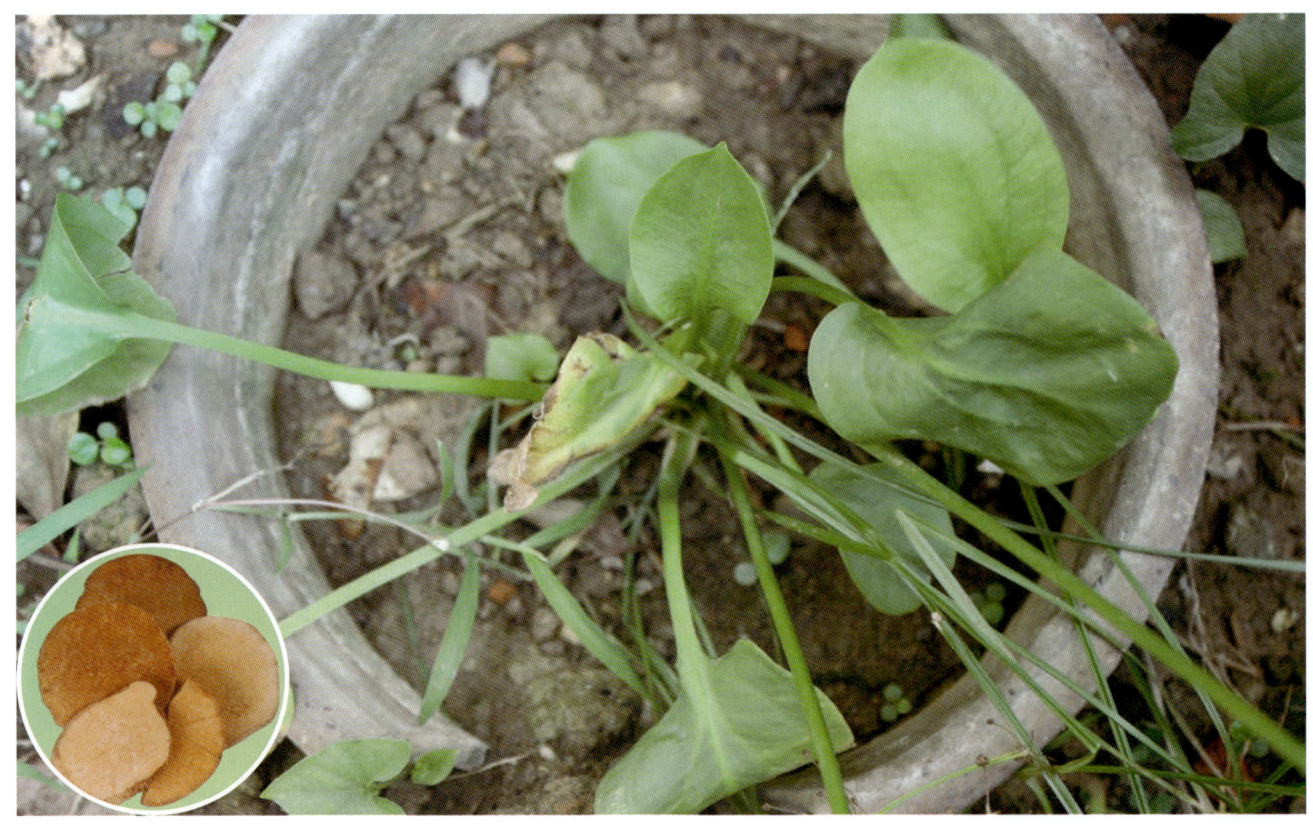

食疗药膳

●泽泻粥
原料：泽泻粉10克，粳米50克。
制法：先将粳米加水500毫升，煮粥。待米开花后，调入泽泻粉，改用小火稍煮数沸即可。
用法：每日2次，温热服食，3日为1个疗程。不宜久食，可间断食用。
功效：健脾渗湿，利水消肿。
适用：水湿停滞、小便不利、水肿、下焦湿热带下、小便淋涩等。

●泽泻茶
原料：泽泻、花茶各适量。
制法：将上2味用300毫升开水冲泡后饮用。
用法：不拘时饮用，冲饮至味淡。
功效：利水渗湿，泄热，利尿。
适用：降压、水肿、小便不利、呕吐、痰饮、脚气、高血压、高脂血等。

使用注意

肾虚精滑者慎用。

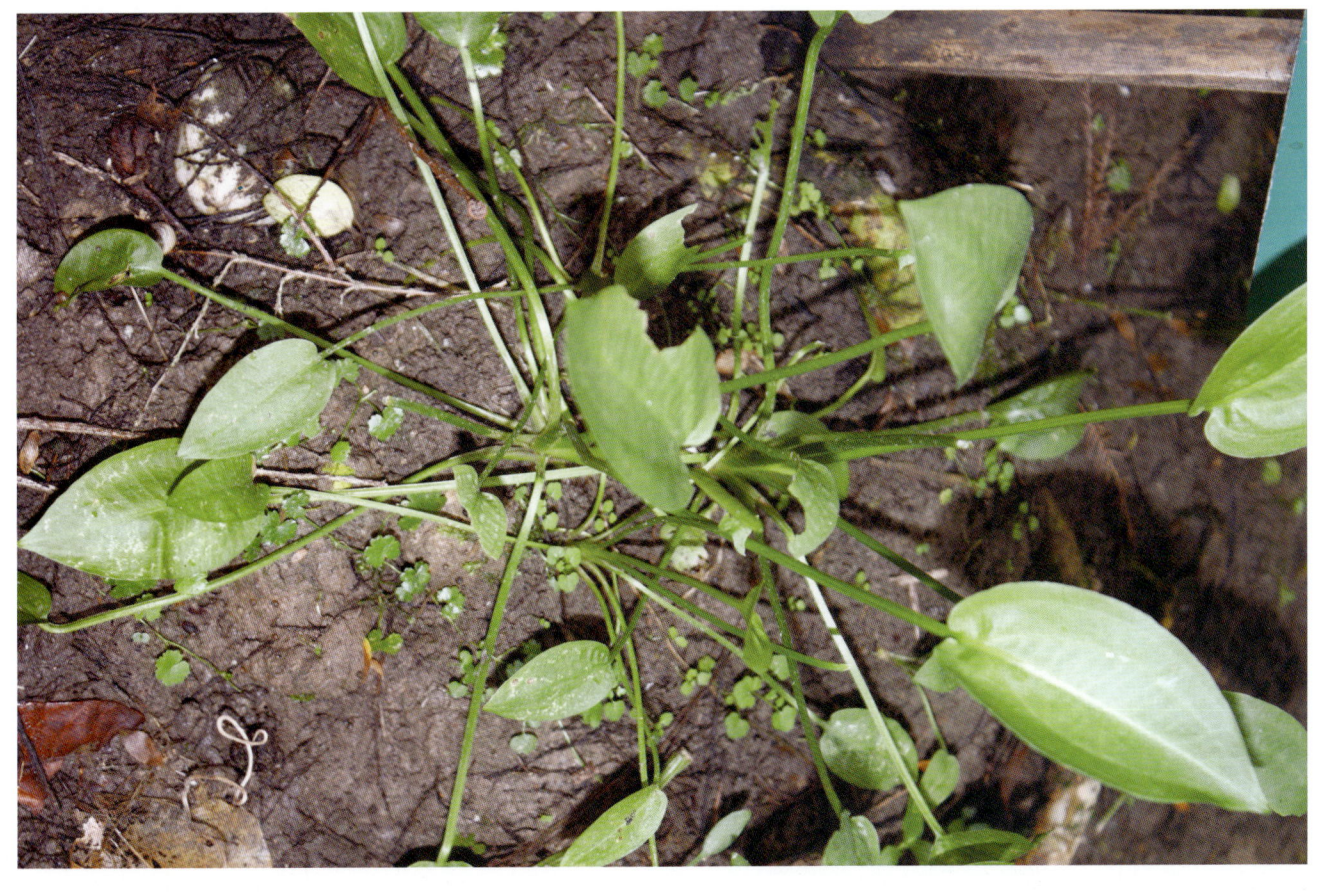

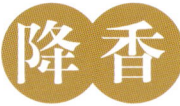 **降香**

- **别名** 降真、降真香、紫藤香、花梨母。
- **来源** 本品为豆科植物降香檀树 *Dalbergia odorifera* T. Chen 干和根的心材。

【形态特征】高大乔木，树皮褐色，小枝具密集的白色小皮孔。叶互生，近革质，单数羽状复叶，小叶9～13片，叶片卵圆形或椭圆形，长4～7厘米，宽2～3厘米，小叶柄长4～5厘米。圆锥花序腋生，花小，长约5毫米，萼钟状，5齿裂，花冠淡黄色或乳白色，雄蕊9枚一组，子房狭椭圆形，花柱短。荚果舌状椭圆形，长4.5～8厘米，宽1.5～2厘米，种子1枚，稀2枚。

【生境分布】生长于中海拔地区的山坡疏林中、林边或村旁。分布于广东、广西、云南等地。

【采收加工】全年均可采收，除去边材，阴干。

【性味归经】辛，温。归肝、脾经。

【功能主治】理气止痛，化瘀止血。用于吐血，衄血，外伤出血，肝郁胁痛，胸痹刺痛，跌仆伤痛，呕吐腹痛。

【用量用法】内服：9～15克，煎服，宜后下。研末服每次1～2克。外用：适量。

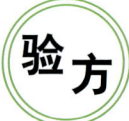 **验方**

①**跌打损伤、血出不止：** 降香檀末、五倍子末、铜末各等份或随间加减用之，上拌匀敷。

②**外伤性吐血：** 降香、花蕊石各3克，没药、乳香各1.5克，共研极细末，每服0.3克，黄酒1杯送服。

使用注意

血热妄行、色紫浓厚、脉实便秘者禁用。

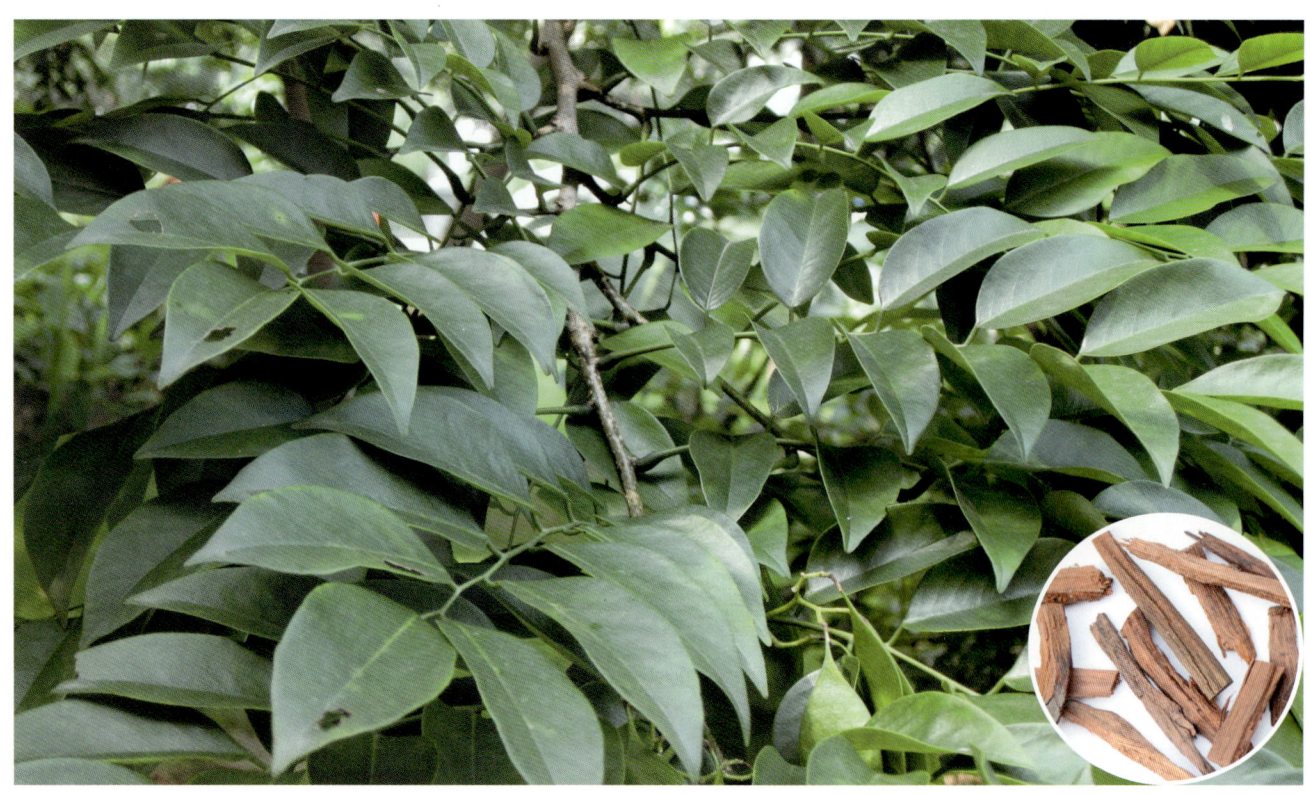

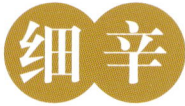

细辛

- **别名** 小辛、细草、少辛、独叶草、金盆草、山人参。
- **来源** 本品为马兜铃科植物北细辛 Asarum heterotropoides Fr. Schmidt var. mandshuricum (Maxim.) Kitag.、汉城细辛或华细辛的干燥全草。

【形态特征】北细辛：多年生草本，高10～25厘米，叶基生，1～3片，心形至肾状心形，顶端短锐尖或钝，基部深心形，全缘，两面疏生短柔毛或近于无毛；有长柄。花单生，花被钟形或壳形，污紫色，顶端3裂，裂片由基部向下反卷，先端急尖；雄蕊12枚，花丝与花药等长；花柱6。蒴果肉质，半球形。华细辛：与上种类似，唯叶先端渐尖，上面散生短毛，下面仅叶脉散生较长的毛。花被裂片由基部沿水平方向开展，不反卷。花丝较花药长1.5倍。

【生境分布】生长于林下腐殖层深厚稍阴湿处，常见于针阔叶混交林及阔叶林下、密集的灌木丛中、山沟底稍湿润处、林缘或山坡疏林下的湿地。前2种分布于辽宁、吉林、黑龙江等省，习称辽细辛；后一种分布于陕西等众多省（区）。

【采收加工】夏季果熟期或初秋采集，除去泥土，置阴凉通风处晾干。

【性味归经】辛，温。归心、肺、肾经。

【功能主治】祛风散寒，解表，通窍，止痛，温肺化饮。用于风寒感冒，头痛，牙痛，鼻塞流涕，鼻衄，鼻渊，风湿痹痛，痰饮喘咳。

【用量用法】内服：1～3克，水煎服。0.5～1克，入丸、散用。外用：适量。

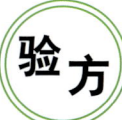

①阳虚感冒： 细辛、麻黄各3克，附子10克，水煎温服。**②口舌生疮：** 细辛、黄连各等份，为末。先以布巾揩净患处，掺药在上。**③牙痛：** 细辛3克（后下），白芷、威灵仙各10克，水煎2次，混合后分上、下午服，每日1剂。**④鼻塞不通：** 细辛末少许，吹入鼻中。

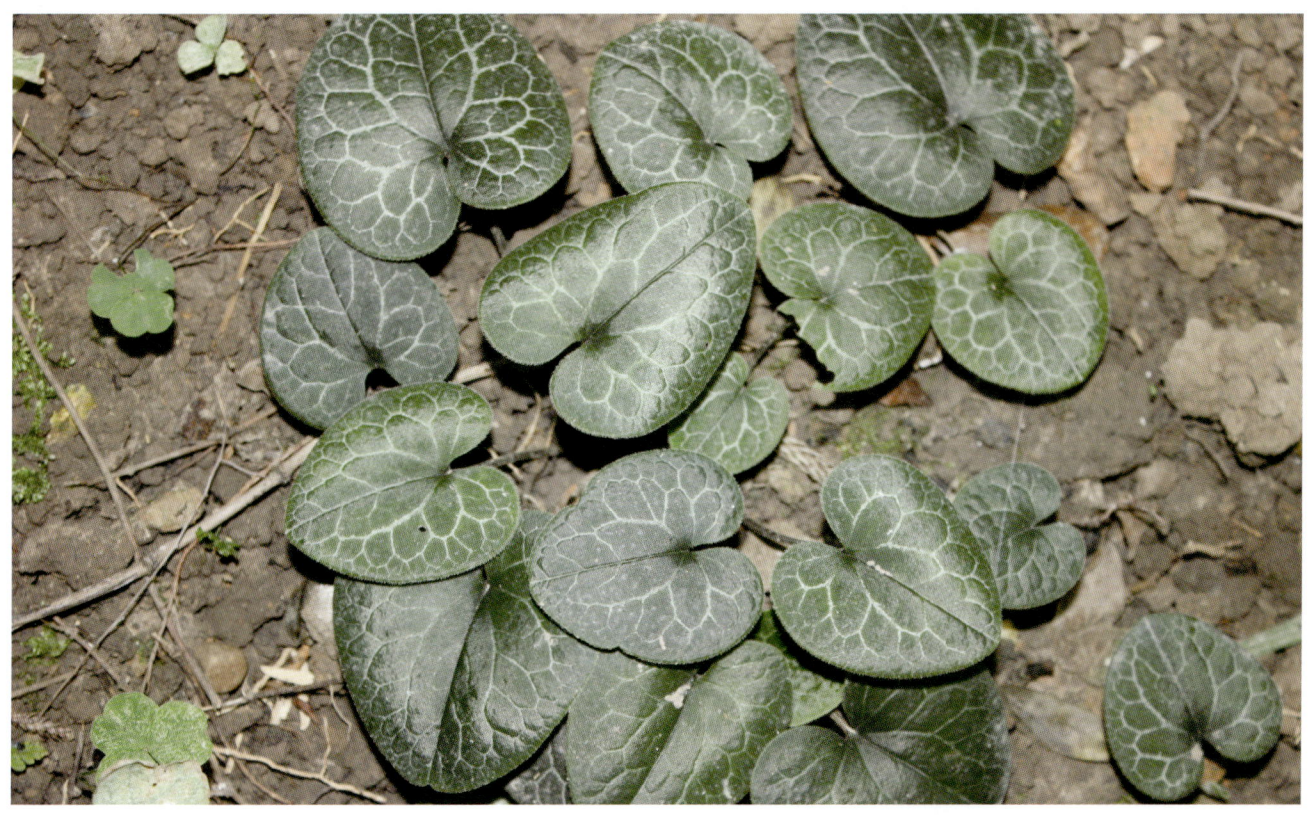

食疗药膳

●细辛粥

原料：细辛3克，大米100克。

制法：将细辛择净，放入锅中，加清水适量，浸泡5～10分钟后，水煎取汁，加大米煮为稀粥。

用法：每日1～2剂，连续2～3日。

功效：祛风散寒，温肺化饮，宣通鼻窍。

适用：外感风寒头痛、身痛、牙痛、痰饮咳嗽、痰白清稀、鼻塞等。

使用注意

阴虚干咳、阴虚阳亢头痛，肾功能不良者忌用。反藜芦。

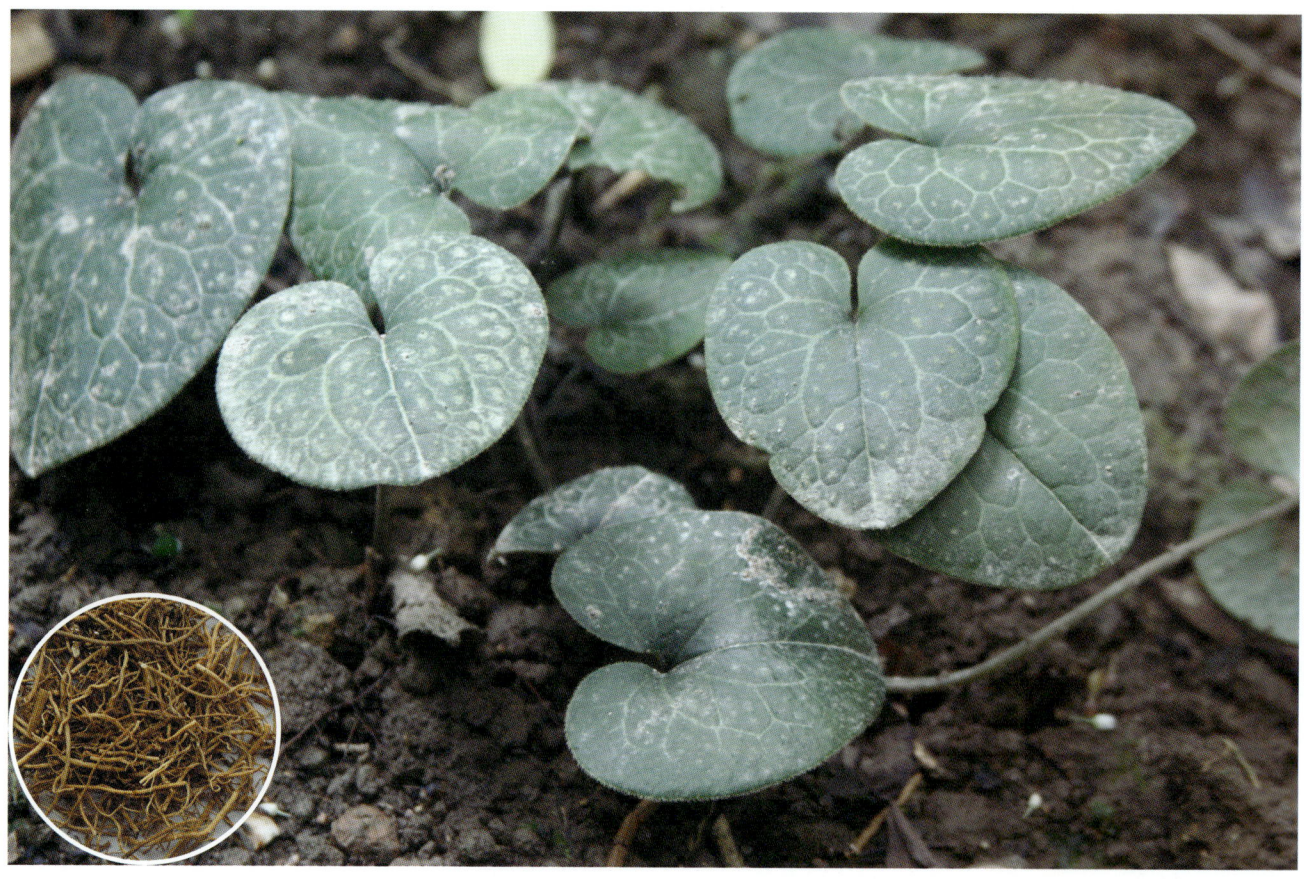

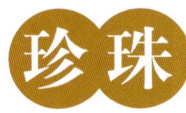

- **别名** 真朱、真珠、蚌珠、珠子、濂珠。
- **来源** 为珍珠贝科动物珍珠贝 Pteria martensii (Dunker)、马氏珍珠贝或蚌科动物三角帆蚌、褶纹冠蚌、背角无齿蚌等贝类动物珍珠囊中形成的无核珍珠。

【形态特征】珍珠贝：贝壳2片，大而坚厚，略呈圆形；左右两壳不等，左壳较大于右壳。壳的长度与高度几相等，通常长约10～15厘米，大者可达20厘米。壳顶向前弯，位于背缘中部靠前端，右壳顶前方有一凹陷，为足丝的出孔。壳顶前后有两耳，后耳较大。壳表面黑褐色。左壳稍凸，右壳较平，壳顶光滑，绿色。其余部分被有同心形鳞片，鳞片在边缘向外延伸呈棘状。有些鳞片呈锯齿状，色淡白；贝壳中部锯齿状鳞片脱落，留有明显的放射纹痕迹。壳内面珍珠层厚，有虹光色彩，边缘黄褐色。铰合线直，在壳顶下有1～2个主齿，韧带细长，紫褐色。闭壳肌痕大，长圆形，略呈葫芦状。外套痕简单，足舌状，具足丝。马氏珍珠贝：贝壳呈斜四方形，壳长5～9厘米。壳顶位于前方，后耳大，前耳较小。背缘平直，腹缘圆。边缘鳞片层紧密，末端稍翘起，右壳前耳下方有一明显的足丝凹陷。壳面淡黄色，同心生长轮纹极细密，成片状，薄而脆，极易脱落，在贝壳中部常被磨损，在后缘部的排列极密，延伸成小舌状，末端翘起。贝壳内面珍珠层厚，光泽强，边缘淡黄色。闭壳肌痕长圆形。

【生境分布】分布西沙群岛、海南、广西及广东沿海。

【采收加工】珠粉：取珍珠洗净，用布包好，加豆腐与水共煮约2小时，取出，洗净，捣碎，加水少许，研成极细粉末，干燥即成。

【性味归经】甘、咸，寒。归心、肝经。

【功能主治】镇心安神，养阴熄风，清热坠痰，去翳明目，解毒生肌。用于惊悸，怔忡，癫痫，惊风搐搦，烦热消渴，喉痹口疳，目生翳障，疮疡久不收口。

【用量用法】内服：入丸、散，0.1～0.3克。外用：研末干撒、点眼或吹喉。

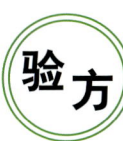

①**镇惊安神**：珍珠粉，每次1克，每日3次。②**老年性白内障**：珍珠粉口服，每次1克，每日3次。③**失眠**：珍珠母、淮小麦、石决明、夜交藤各30克，赤芍、合欢皮各15克，黄芩、朱麦冬、柏子仁、丹参各9克，沙参12克，水煎服。④**失眠**：珍珠母、百合各30克，酸枣仁、旱莲草各20克，生地黄12克，炙远志、五味子、女贞子、龙齿各10克，水煎服，每日1剂。

食疗药膳

● **珍珠茶**

原料：珍珠、茶叶各适量。
制法：珍珠研细粉，沸水冲泡茶叶。
用法：以茶汁送服珍珠粉。
功效：润肌泽肤，美容。
适用：面部皮肤衰老等。

使用注意

病不属火热者勿用。疮毒若内毒未净，勿以珍珠收口。

珍珠母

- **别名** 珠母、珠牡丹、真珠母、明珠母。
- **来源** 本品为蚌科动物三角帆蚌Hyriopsis cumingii (Lea)、褶纹冠蚌或珍珠贝科动物马氏珍珠贝的贝壳。

【形态特征】同珍珠。
【生境分布】同珍珠。
【采收加工】去肉,洗净,干燥。
【性味归经】咸,寒。归肝、心经。
【功能主治】平肝潜阳,安神定惊,明目退翳。用于头痛眩晕,惊悸失眠,目赤翳障,视物昏花。
【用量用法】内服:10～25克,先煎。

食疗药膳

●珍珠母粥

原料:珍珠母120克,粳米50克。

制法:先用水2000毫升煮珍珠母,取汁去渣,再用其汁煮米做粥。

用法:可作为早餐食用,食时也可加少许盐。

功效:清热解毒,止渴除烦。

适用:外感温热,或温热病毒引起的发热、口渴、面目红赤、舌红苔黄、脉数有力者,即可用此粥。尤适宜于孕妇食用。

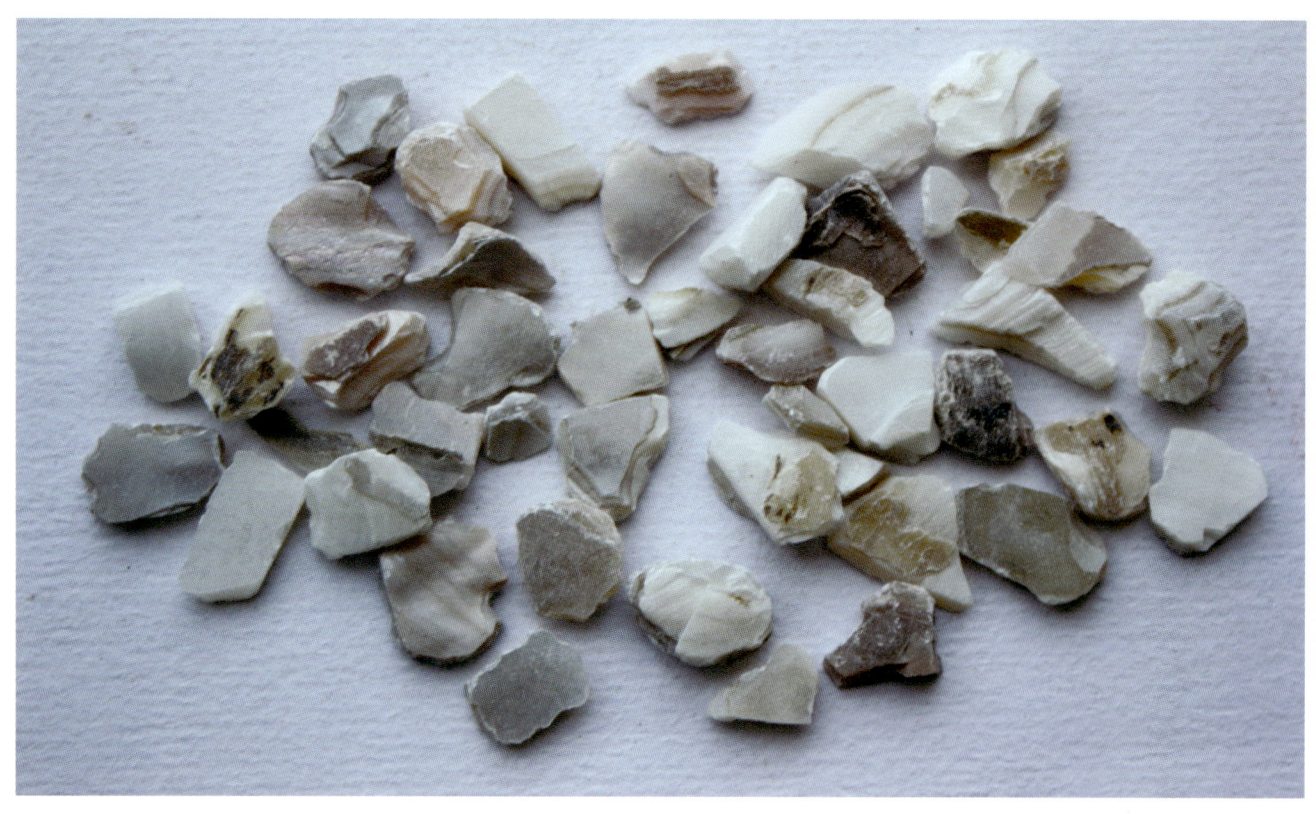

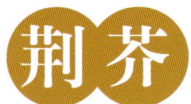

荆芥

- **别名** 线荠、假苏、姜芥、稳齿菜、香荆荠、四棱杆蒿、猫薄荷假苏。
- **来源** 本品为唇形科植物荆芥 *Schizonepeta tenuifolia* Briq.的干燥地上部分。

【形态特征】一年生草本，有香气。茎直立，方形有短毛。基部带紫红色。叶对生，羽状分裂，裂片3～5，线形或披针形，全缘，两面被柔毛。轮伞花序集成穗状顶生。花冠唇形，淡紫红色，小坚果三棱形。茎方柱形，淡紫红色，被短柔毛。断面纤维性，中心有白色髓部。叶片大多脱落或仅有少数残留。枝的顶端着生穗状轮伞花序，花冠多已脱落，宿萼钟形，顶端5齿裂，淡棕色或黄绿色，被短柔毛，内藏棕黑色小坚果。

【生境分布】多为栽培。全国各地均有出产，其中以江苏、浙江、江西、湖北、河北为主要产区。

【采收加工】秋季花开到顶、穗绿时割取地上部分，晒干或阴干。

【性味归经】辛，微温。归肺、肝经。

【功能主治】散风解表，透疹消疮，炒炭止血。用于感冒，头痛，麻疹，风疹，疮疡初起。

【用量用法】内服：5～10克，水煎服。本品宜轻煎。发表透疹消疮宜生用，止血宜炒炭用。

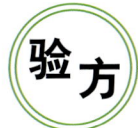

①**皮肤瘙痒**：荆芥、薄荷各6克，蝉蜕5克，白蒺藜10克，水煎服。②**痔疮肿痛**：荆芥30克，煎汤熏洗。③**预防流行性感冒**：荆芥9克，紫苏6克，水煎服。④**感冒发热头痛**：荆芥、防风各8克，川芎、白芷各10克，水煎服。⑤**风寒型荨麻疹**：荆芥、防风各6克，蝉蜕、甘草各3克，金银花10克，每日1剂，水煎分2次服。

食疗药膳

● 荆芥防风粥

原料：荆芥10克，防风12克，薄荷5克，淡豆豉8克，粳米80克，白糖20克。

制法：将荆芥、防风、薄荷、豆豉去净灰渣，入沙罐煎沸6～7分钟，取汁去渣。再将粳米淘洗干净，入铝锅加清水煮粥，待粥熟时，倒入药汁，同煮成稀粥，加白糖即成。

用法：每日2次，每次适量，2～3日为1个疗程。

功效：祛风散寒，发汗解表，利咽，退热除烦。

适用：伤风感冒、发热恶寒、头痛、咽痛、心烦等。

● 荆芥糖

原料：荆芥适量，膏子糖、炒芝麻各适量。

制法：将荆芥扎如花朵样，膏子糖1层，炒芝麻1层，焙干。

用法：任意食用，不拘多少。

功效：润燥通便。

适用：胃阴不足、大便干、身瘦者。

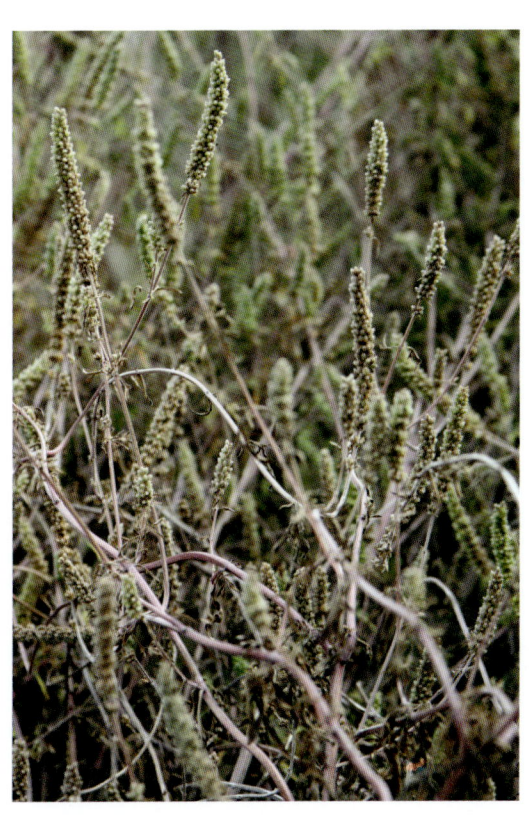

●荆芥粥

原料：荆芥、淡豆豉各6～10克，薄荷3～6克，粳米60克。

制法：先煎前三药5分钟，取汁，去渣；另以粳米煮粥，待粥成时，加入药汁，稍煮即可。

用法：趁热食用。

功效：发汗解表，清利咽喉。

适用：伤风感冒、发热恶寒、头昏头痛、咽痒咽痛等。

使用注意

本品性主升散，凡表虚自汗、阴虚头痛忌服。

荆芥穗

- **别名** 无。
- **来源** 本品为唇形科植物荆芥 Schizonepeta tenuifolia Briq.的干燥花穗。

【形态特征】同荆芥。

【生境分布】同荆芥。

【采收加工】夏、秋二季花开到顶、穗绿时采摘，除去杂质，晒干。

【性味归经】辛，微温。归肺、肝经。

【功能主治】解表散风，透疹，消疮。用于感冒，头痛，麻疹，风疹，疮疡初起。

【用量用法】内服：5～10克，煎服。

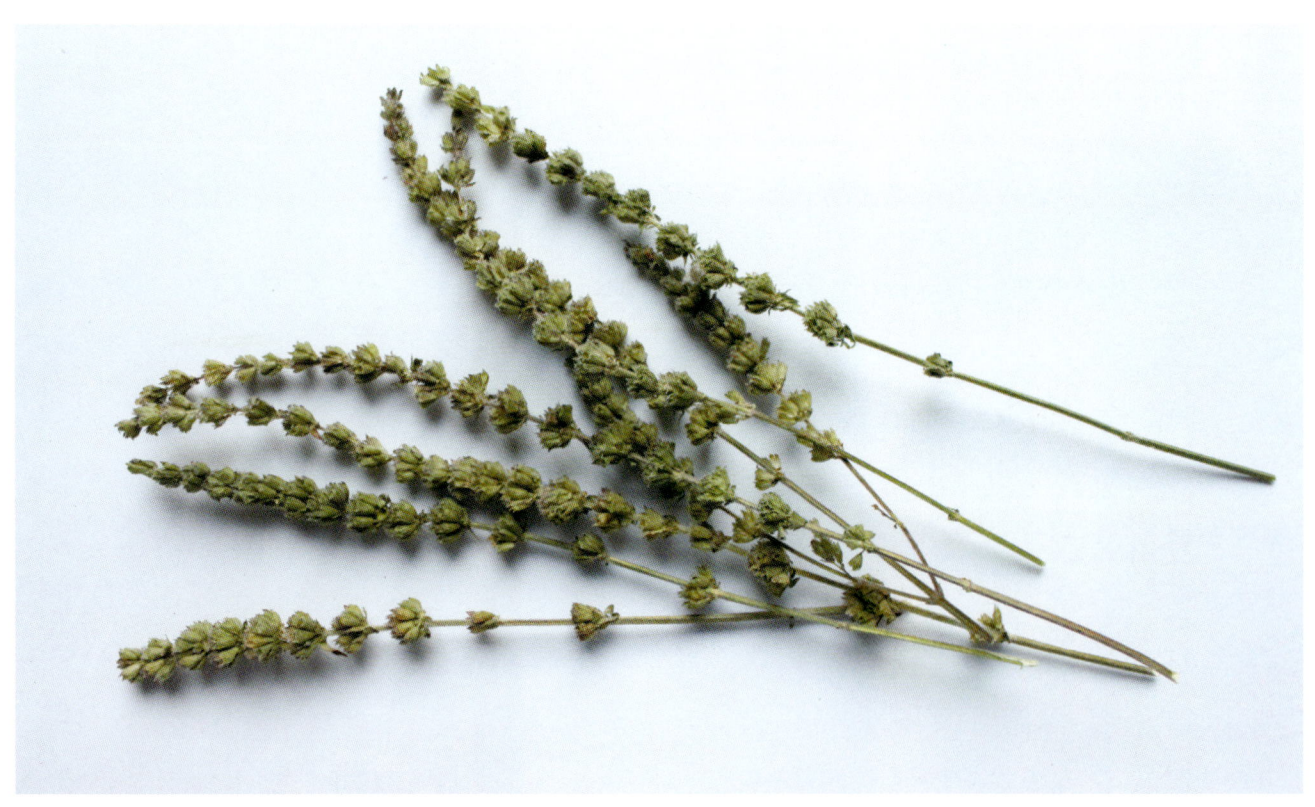

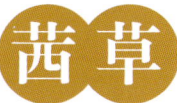

茜草

- **别名** 蒨草、血见愁、地苏木、活血丹、土丹参、红内消。
- **来源** 本品为茜草科植物茜草 *Rubia cordifolia* L. 的根及根茎。

【形态特征】多年生攀缘草本。根细长，丛生长于根茎上；茎四棱形，棱及叶柄上有倒刺。叶4片轮生，叶片卵形或卵状披针形。聚伞花序顶生或腋生，排成圆锥状，花冠辐射状。浆果球形，熟时紫黑色。

【生境分布】生长于山坡岩石旁或沟边草丛中。分布于安徽、江苏、山东、河南、陕西等地。

【采收加工】春、秋二季采挖，除去茎叶，洗净，晒干。

【性味归经】苦，寒。归肝经。

【功能主治】凉血化瘀，止血，通经。用于吐血，衄血，崩漏，外伤出血，瘀阻经闭，关节痹痛，跌仆肿痛。

【用量用法】内服：6～10克，煎服。止血炒炭用；活血通经生用或酒炒用。

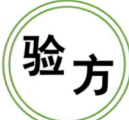

①荨麻疹：茜草25克，阴地蕨15克，水煎，加黄酒100克冲服。②经痛、经期不准：茜草15克，另配益母草和红枣各适量，水煎服。③软组织损伤：茜草200克，虎杖120克，用白布包煮20分钟，先浸洗，温后敷局部，冷后再加热使用，连续用药5～7日。④外伤出血：茜草适量，研细末，外敷伤处。⑤跌打损伤：茜草120克，白酒750毫升，将茜草置白酒中浸泡7日，每次服30毫升，每日2次。⑥关节痛：茜草60克，猪脚1只，水和黄酒各半，炖2小时，吃猪脚喝汤。

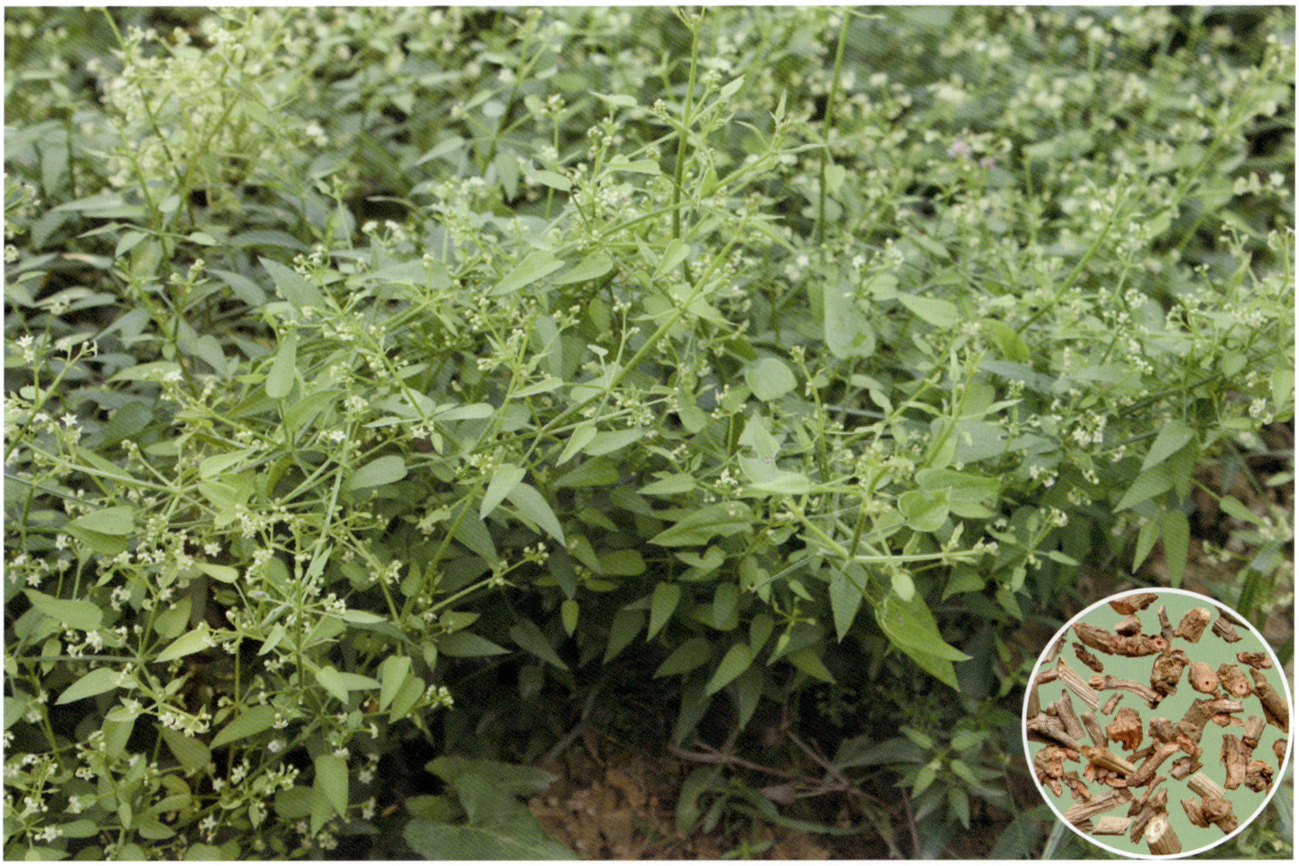

食疗药膳

●茜草酒

原料：鲜茜草根30～60克，好白酒1000毫升。

制法：将茜草根洗净入白酒中，7日后即可服酒。

用法：每次饮适量。

功效：通经活络，止痛。

适用：关节疼痛。

●茜草乌龟汤

原料：乌龟1只，海螵蛸30克，茜草根20克。

制法：将乌龟用沸水烫死后，去壳及内脏，洗净，斩成小块，与海螵蛸、茜草根一起放入砂锅内，加清水适量，大火烧沸后，改用小火煮3小时，调味即可。

用法：喝汤吃肉，温热食用。

功效：滋阴凉血，调经止血。

适用：月经不调。

使用注意

脾胃虚寒，无瘀滞者禁用。

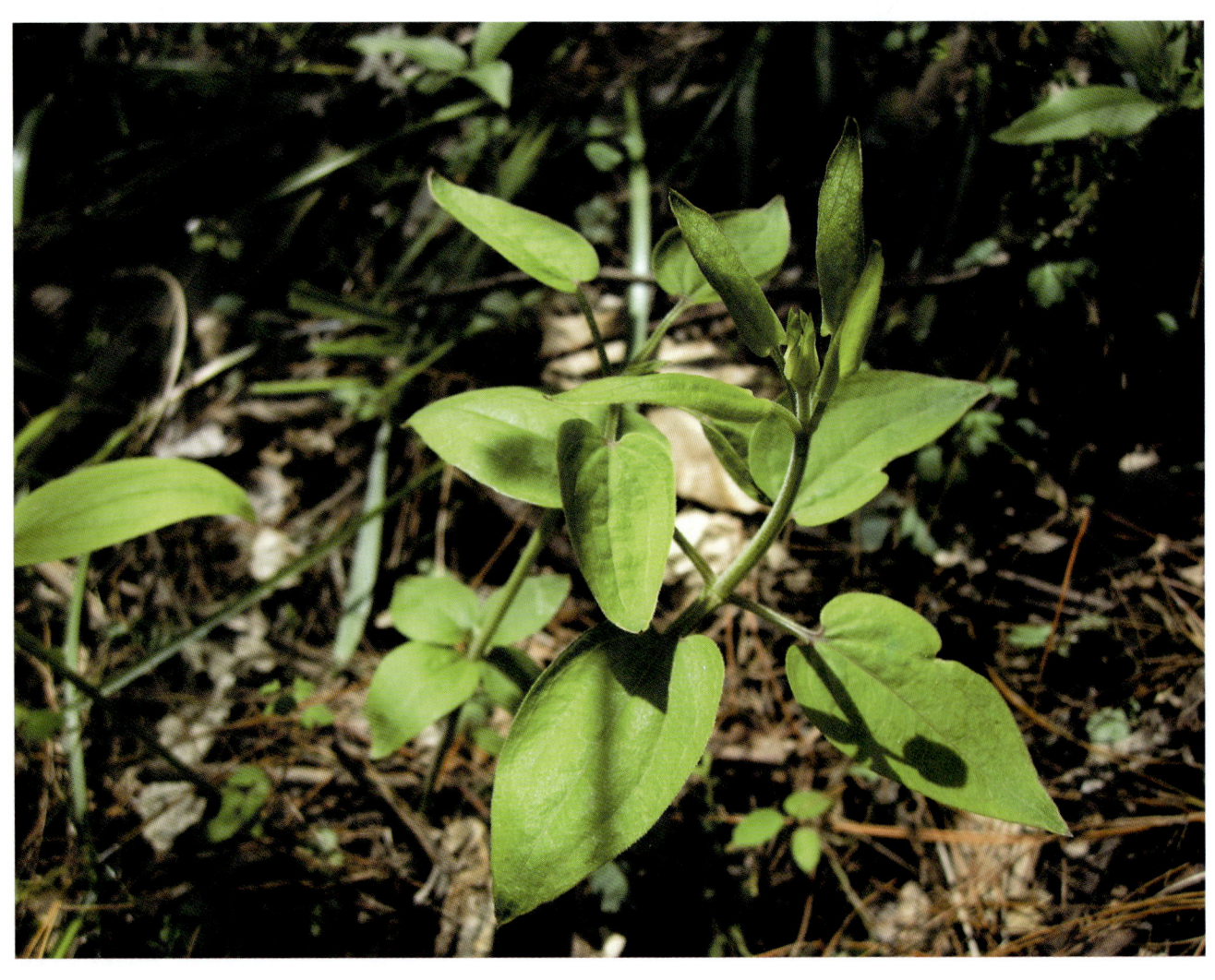

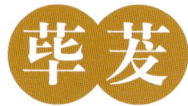 荜茇

- **别名** 荜拨、椹圣、蛤蒌、鼠尾、荜拨梨、阿梨诃他。
- **来源** 本品为胡椒科植物荜茇 *Piper longum* L. 的干燥未成熟或成熟果穗。

【形态特征】本植物为多年生攀缘藤本，茎下部匍匐，枝有粗纵棱，幼时密被粉状短柔毛。单叶互生，叶柄长短不等，下部叶柄最长，顶端近无柄，中部长1～2厘米，密被毛；叶片卵圆形或卵状长圆形，长5～10厘米，基部心形，全缘，脉5～7条，两面脉上被短柔毛，下面密而显著。花单性异株，穗状花序与叶对生，无花被；雄花序长约5厘米，直径3毫米，花小，苞片1，雄蕊2；雌花序长约2厘米，于果期延长，花的直径不及1毫米，子房上位，下部与花序轴合生，无花柱，柱头3。浆果卵形，基部嵌于花序轴并与之结合，顶端有脐状突起。果穗圆柱状，有的略弯曲，长2～4.5厘米，直径5～8毫米。果穗柄长1～1.5厘米，多已脱落。果穗表面黄褐色至黄褐色，由多数细小浆果紧密交错排列聚集而成。小果部分陷于花序轴并与之结合，上端钝圆，顶部残存柱头呈脐状突起，小果略呈球形，被苞片，直径1～2毫米。质坚硬，破开后胚乳白色。有胡椒样香气，味辛辣。

【生境分布】生长于海拔约600米的疏林中。分布于海南、云南、广东等地。

【采收加工】9～10月间果穗由绿变黑时采收，除去杂质，晒干。

【性味归经】辛，热。归胃、大肠经。

【功能主治】温中散寒，下气止痛。用于脘腹冷痛，呕吐，泄泻，寒凝气滞，胸痹心痛，头痛，牙痛。

【用量用法】内服：1～3克，内服：煎汤。外用：适量。

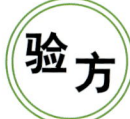 验方

①**牙痛**：荜茇、白芷、甘松各10克，生草乌4克，细辛5克，冰片3克，鹅不食草6克，共研细末，装瓶备用，每次0.3克，抹齿周围。②**妇人血气不和、疼痛不止及下血无时，月经不调**：荜茇（盐炒）、蒲黄（炒）各等份，共为末，炼蜜和丸，如梧桐子大，每次30丸，空心温酒吞下，如不能饮，米汤下。

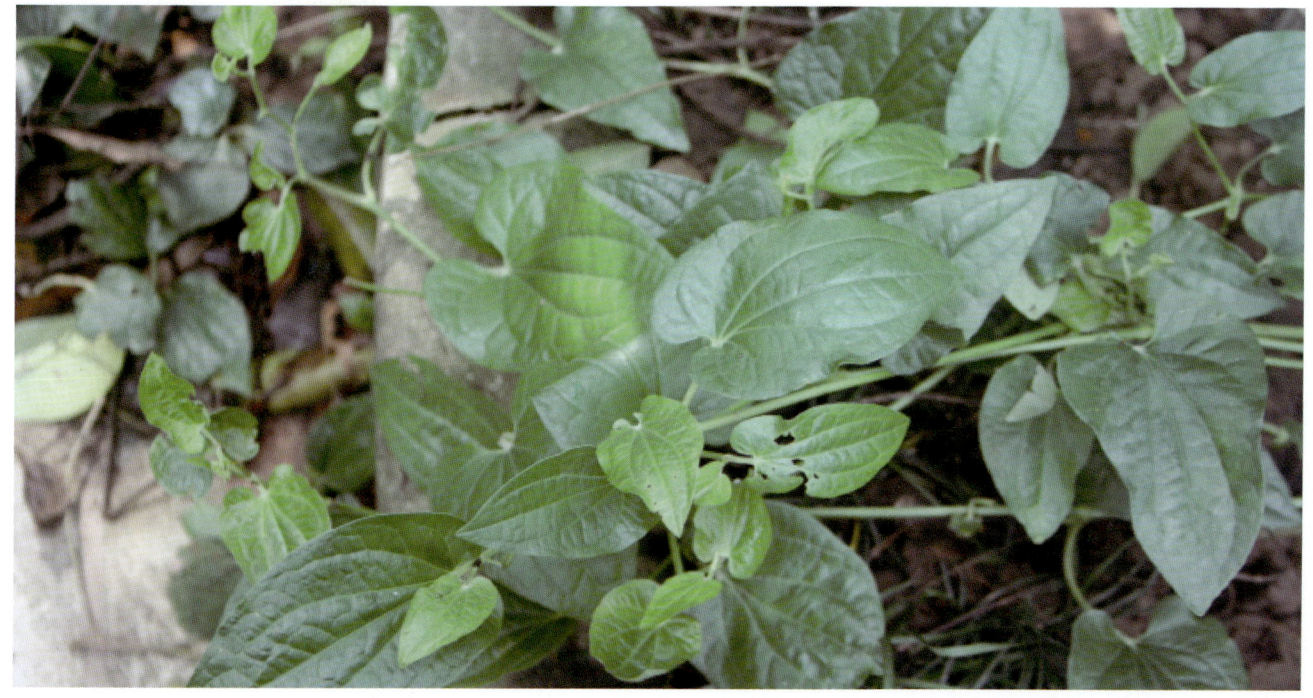

食疗药膳

●荜茇粥

原料：荜茇、桂心、胡椒各1克为末，粳米50克。
制法：如常法煮米做粥，将熟时入荜茇、胡椒、桂心末等调匀，可入盐少许。
用法：宜晨起空腹食用。
功效：温胃散寒，下气止痛。
适用：脾胃虚弱、胃脘疼痛、胀满、呕吐稀涎、肠鸣泄泻等。

●赤豆荜茇鲤鱼

原料：荜茇、大葱、绍酒各10克，赤小豆50克，鲤鱼1尾（500克），生姜、盐各5克，味精、胡椒粉各3克。
制法：将赤小豆浸泡一夜，去泥沙。鲤鱼宰杀后去鱼鳞、鳃和内肠。荜茇洗净；生姜切片，大葱切段。将炒锅置大火上烧热，下入素油，烧六成热时，下入生姜大葱爆香，随后加入清水1800毫升，将鲤鱼、赤小豆、荜茇、绍酒下入锅内，置大火上烧沸，再用小火炖煮35分钟，加入盐、味精、胡椒粉即成。

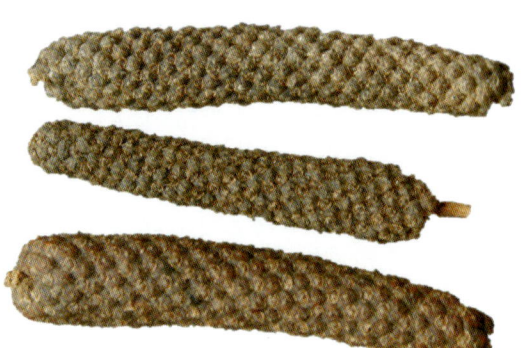

用法：佐餐食用。
功效：利水，消肿，减肥。
适用：肥胖患者食用。

●牛奶煎荜茇

原料：荜茇6克，牛奶90克。
制法：将荜茇研末与牛奶同入锅内，煎沸3～5分钟即成。
用法：空腹1次热饮。
功效：温中益胃健脾。
适用：虚寒性泻痢。

●荜茇鹿头汤

原料：荜茇5克，鹿头1只，鹿蹄4只，盐、生姜、小茴香、八角、味精、胡椒粉各适量。
制法：将鹿头、鹿蹄除去毛桩，洗净；荜茇、生姜洗净，用刀拍破。将鹿头、鹿蹄放入砂锅内，加水适量，再放入荜茇、生姜、八角、小茴香，置大火上炖熬，烧开后，移小火熬熟。将鹿头、鹿蹄取出，剖下鹿肉，切成粗条，再置汤中烧开，放入盐、味精、胡椒粉即成。
用法：可佐餐，可单食。
功效：壮阳益精。
适用：阴虚体弱，肾精亏虚所出现的腰膝酸软、畏寒怯冷、阳痿早泄等。

> **使用注意**
> 阴虚火旺者忌内服。

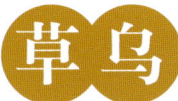

草乌

- **别名** 乌头、乌喙、奚毒、鸡毒、药羊蒿、鸡头草、百步草、断肠草。
- **来源** 本品为毛茛科植物北乌头 Aconitum kusnezoffii Reichb. 的干燥块根。

【形态特征】 茎直立，高50～150厘米，无毛。茎中部叶有稍长柄或短柄；叶片纸质或近革质，五角形，3全裂，中裂片宽菱形，渐尖，近羽状深裂，小裂片披针形，上面疏被短曲毛，下面无毛。总状花序窄长；花梗长2～5厘米；小苞片线形；萼片5，紫蓝色，上萼片盔形；花瓣2，有长爪，距卷曲；雄蕊多数；心皮3～5。蓇葖果。花期7～9月，果期10月。

【生境分布】 生长于山坡草地或疏林中海拔400～2000米处。分布于东北、内蒙古、河北山西。

【采收加工】 秋季茎叶枯萎时采挖，除去须根和泥沙，干燥。

【性味归经】 辛、苦，热；有大毒。归心、肝、肾、脾经。

【功能主治】 祛风除湿，温经止痛。用于风寒湿痹，关节疼痛，心腹冷痛，寒疝作痛及麻醉止痛。

【用量用法】 生品有大毒，不宜内服。内服用制草乌，且宜久煎1～2小时。内服：煎汤，1.5～6克；或入丸、散。外用：适量，研末调敷。一般炮制后用。

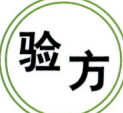

①风寒关节炎： 草乌、松节、川乌各30克，生半夏、生天南星各30克，研粗末酒浸，擦敷患处。**②十二指肠溃疡：** 草乌、川乌各9克，白及、白芷各12克，研末和面少许，调合成饼，外敷于剑突下胃脘部，一昼夜后除去。**③气滞血瘀心痛：** 草乌15克，土木香10克，马钱子9克，肉蔻、广木香各20克，沉香6克，共研粗末，每次水煎服3～6克，每日3次。**④淋巴结炎、淋巴结结核：** 草乌1个，用烧酒适量磨汁，外搽局部，每日1次。

使用注意

生品内服宜慎；孕妇禁用；不宜与半夏、瓜蒌、瓜蒌子、瓜蒌皮、天花粉、川贝母、浙贝母、平贝母、伊贝母、湖北贝母、白蔹、白及同用。

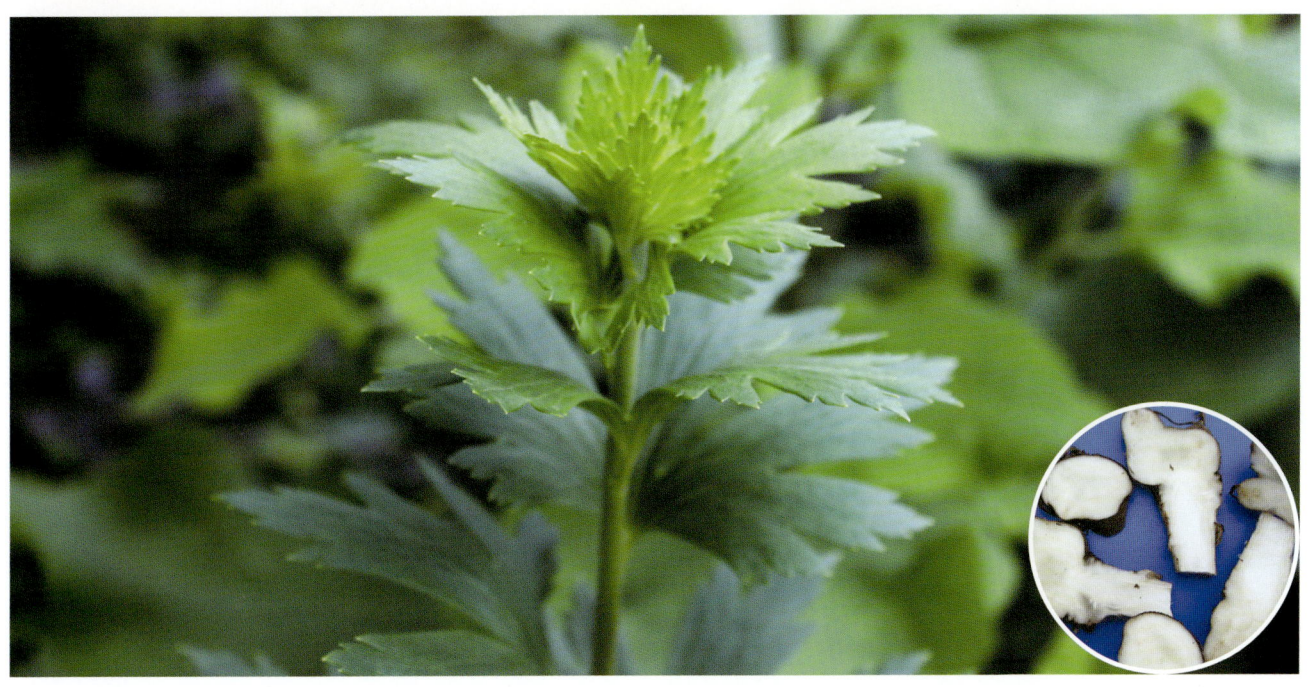

草豆蔻

- **别名** 偶子、草蔻、草蔻仁。
- **来源** 本品为姜科多年生草本植物草豆蔻Alpinia katsumadai Hayata的种子团。

【形态特征】多年生草本；高1~2米。叶2列；叶舌卵形，革质，长3~8厘米，密被粗柔毛；叶柄长不超过2厘米；叶片狭椭圆形至披针形，长30~55厘米，宽6~9厘米，先端渐尖；基部楔形，全缘；下面被绒毛。总状花序顶生，总花梗密被黄白色长硬毛；花疏生，花梗长约3毫米，被柔毛；小苞片阔而大，紧包着花芽，外被粗毛，花后苞片脱落；花萼筒状，白色，长1.5~2厘米，先端有不等3钝齿，外被疏长柔毛，宿存；花冠白色，先端三裂，裂片为长圆形或长椭圆形，上方裂片较大，长约3.5厘米，宽约1.5厘米；唇瓣阔卵形，先端3个浅圆裂片，白色，前部具红色或红黑色条纹，后部具淡紫色红色斑点；雄蕊1，花丝扁平，长约1.2厘米；子房下位，密被淡黄色绢状毛，上有二棒状附属体，花柱细长，柱头锥状。蒴果圆球形，不开裂，直径约3.5厘米，外被粗毛，花萼宿存，熟时黄色。种子团呈类圆球形或长圆形，略呈钝三棱状，长1.5~2.5厘米，直径1.5~2毫米。

【生境分布】生长于林缘、灌木丛或山坡草丛中。分布于广东、广西等地。

【采收加工】夏、秋二季采收。晒干，或用沸水略烫，晒至半干，除去果皮，取其种子团晒干，捣碎生用。

【性味归经】辛，温。归脾、胃经。

【功能主治】燥湿行气，温中止呕。用于寒湿内阻，脘腹胀满冷痛，嗳气呕逆，不思饮食。

【用量用法】内服：3~6克，煎服。宜后下。

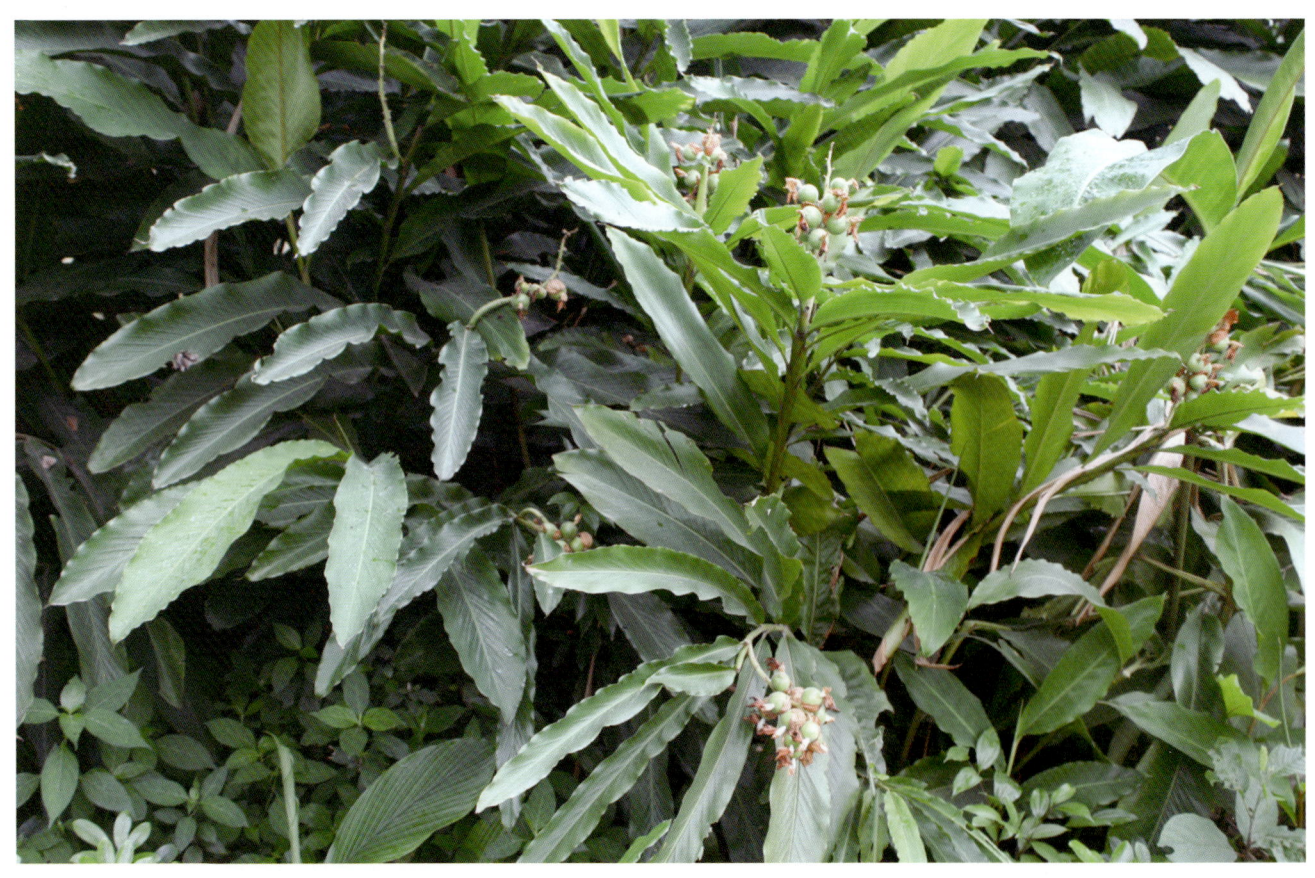

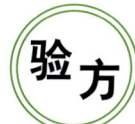 ①**心腹胀满**：草豆蔻50克，去皮为末，每次2克，以木瓜生姜汤调服。②**慢性胃炎**：草豆蔻炒黄研末，每次3克，每日3次。③**中暑受热、恶心呕吐、腹痛泄泻、胸中满闷、晕车晕船、水土不服**：草豆蔻、砂仁、青果、肉桂、槟榔、橘皮、茯苓、小茴香各30克，甘草250克，木香45克，红花、丁香各15克，薄荷冰27克，冰片9克，麝香0.3克。糊丸，每次10粒，温开水送服；平时每次2～3粒，含化。

食疗药膳

● 果仁排骨

原料：草果仁10克，薏苡仁50克，排骨1500克，冰糖屑、卤汁、味精、花椒、料酒、香油、生姜、葱各适量。

制法：将草果仁、薏苡仁炒香后，捣碎，加水煎煮2次，提取滤液3000毫升；将猪排骨洗净，放入药液中，加生姜、葱、花椒，将排骨煮至七成熟，捞取排骨，晾凉。将卤汁倒入锅内，用小火烧沸，放入排骨，卤至透熟，即刻起锅。取适量卤汁倒入锅中，加冰糖、味精、盐，在小火上收成浓汁，烹入料酒后，均匀倒在排骨外面即成。

用法：每日1次，每次吃排骨100克，佐餐食用。

功效：健脾燥湿，行气止痛，消食和胃。

适用：脾虚湿重、骨节疼痛、食少便溏等。

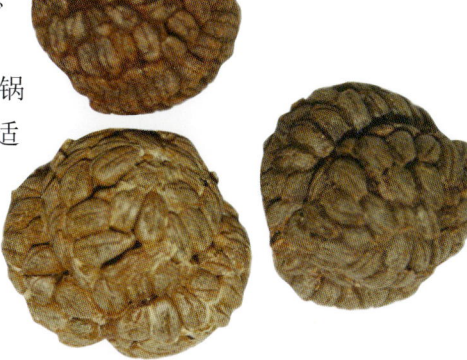

● 草果羊肉汤

原料：草果1个，豌豆100克，萝卜300克，羊肉500克，香菜、生姜、胡椒、盐、醋各适量。

制法：将羊肉洗净，切成2厘米见方的小块；豌豆洗净；萝卜切3厘米见方的小块；香菜洗净，切段。将草果、羊肉、豌豆、生姜放入铝锅内，加水适量，置大火上烧开，即移用小火上煎熬1小时，再放入萝卜块煮熟。放入香菜、胡椒、盐即成。食用时，加醋少许，用粳米饭佐食。

用法：每日1次，每次吃羊肉100克。

功效：温胃消食。

适用：脘腹冷痛、食滞胃脘消化不良等。

使用注意

阴虚血少者禁服。

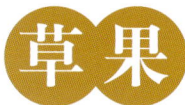

草果

- **别名** 老蔻、草果仁、草果子。
- **来源** 本品为姜科多年生草本植物草果 Amomum tsao-ko Crevost et Lemaire 的成熟果实。

【形态特征】多年生草本，丛生，高达2.5米。根茎横走，粗壮有节，茎圆柱状，直立或稍倾斜。叶2列，具短柄或无柄，叶片长椭圆形或狭长圆形，先端渐尖，基部渐狭，全缘，边缘干膜质，叶两面均光滑无毛，叶鞘开放，包茎。穗状花序从根茎生出。蒴果密集，长圆形或卵状椭圆形，顶端具宿存的花柱，呈短圆状突起，熟时红色，外表面呈不规则的纵皱纹。

【生境分布】生长于山谷坡地、溪边或疏林下。分布于云南、广西、贵州等地。

【采收加工】秋季果实成熟时采收，晒干或低温干燥。将原药炒至焦黄色并微鼓起，捣碎取仁用；或将净草果仁姜汁微炒用。

【性味归经】辛，温。归脾、胃经。

【功能主治】燥湿温中，截疟除痰。用于寒湿内阻，脘腹胀痛，痞满呕吐，疟疾寒热，瘟疫发热。

【用量用法】内服：3~6克，煎服。去壳取仁捣碎用。

验方

①**湿阻中焦、呕吐少食**：草果、橘皮各6克，厚朴、苍术各9克，生姜3片，甘草3克，水煎服。②**疟疾**：草果、厚朴、槟榔、常山（酒炒）各6~9克，青皮、橘皮各6克，炙甘草3克，水煎服。③**寒湿中阻、脘腹胀满、消化不良、呃逆**：草果（炒）、木香各25克，丁香、小茴香各15克，共研粉备用，口服，每次5克，每日1~2次。④**头身疼痛**：草果、甘草各2克，槟榔10克，厚朴、知母、芍药、黄芩各5克，水煎，午后温服。

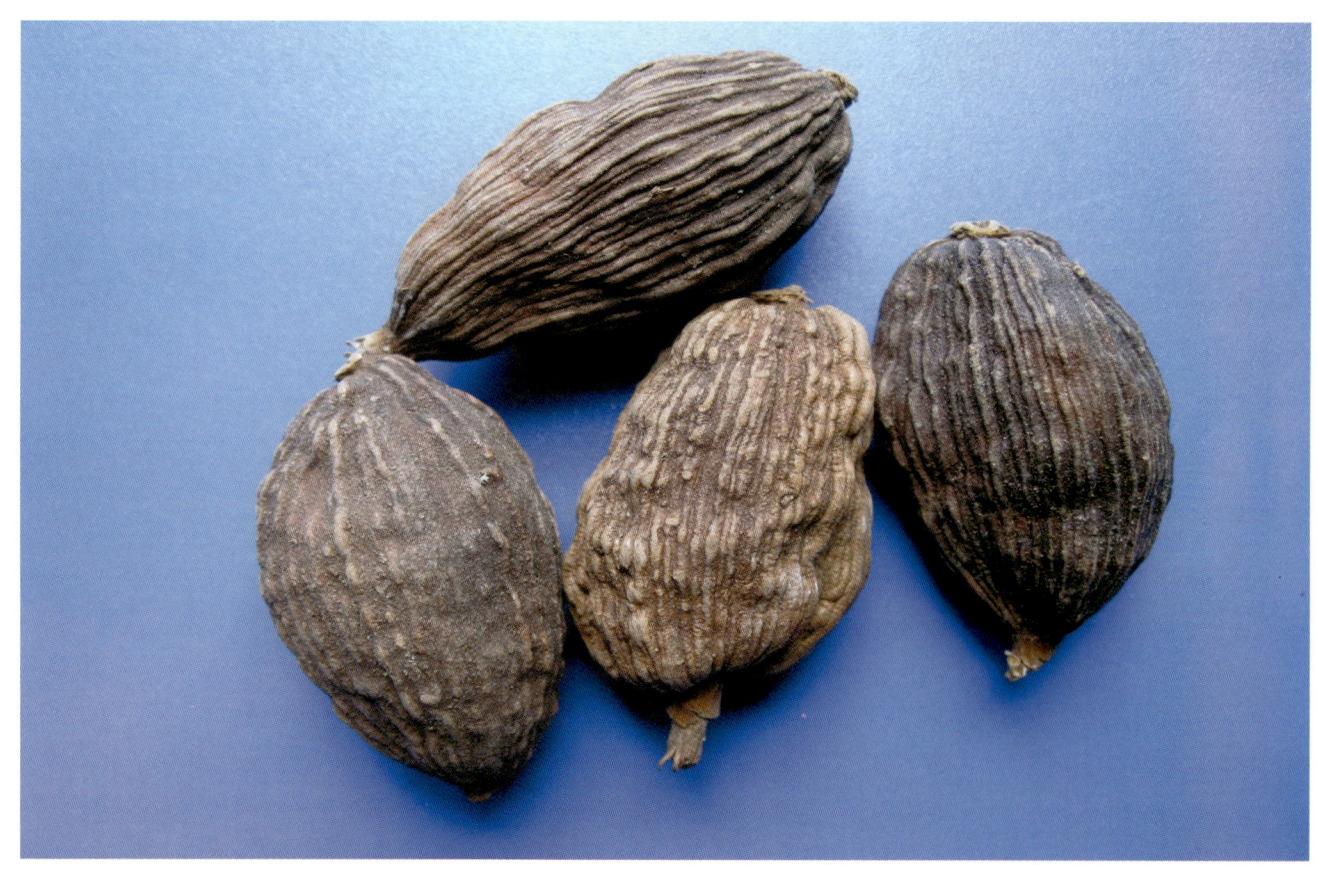

食疗药膳

●果仁排骨

原料：草果仁10克，薏苡仁50克，排骨1500克，冰糖屑、卤汁、味精、花椒、料酒、香油、生姜、葱各适量。

制法：将草果仁、薏苡仁炒香后，捣碎，加水煎煮2次，提取滤液3000毫升；将猪排骨洗净，放入药液中，加生姜、葱、花椒，将排骨煮至七成熟，捞取排骨，晾凉。将卤汁倒入锅内，用小火烧沸，放入排骨，卤至透熟，即刻起锅。取适量卤汁倒入锅中，加冰糖、味精、盐，在小火上收成浓汁，烹入料酒后，均匀倒在排骨外面即成。

用法：每日1次，每次吃排骨100克，佐餐食用。

功效：健脾燥湿，行气止痛，消食和胃。

适用：脾虚湿重、骨节疼痛、食少便溏等。

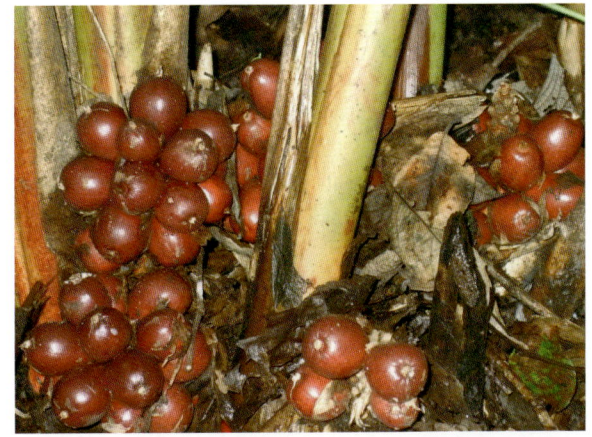

●草果羊肉汤

原料：草果1个，豌豆100克，萝卜300克，羊肉500克，香菜、生姜、胡椒、盐、醋各适量。

制法：将羊肉洗净，切成2厘米见方的小块；豌豆择选干净，淘洗净；萝卜切3厘米见方的小块；香菜洗净，切段。将草果、羊肉、豌豆、生姜放入铝锅内，加水适量，置大火上烧开，即移用小火上煎熬1小时，再放入萝卜块煮熟。放入香菜、胡椒、盐即成。食用时，加醋少许，用粳米饭佐食。

用法：每日1次，每次吃羊肉100克。

功效：温胃消食。

适用：脘腹冷痛、食滞胃脘消化不良等。

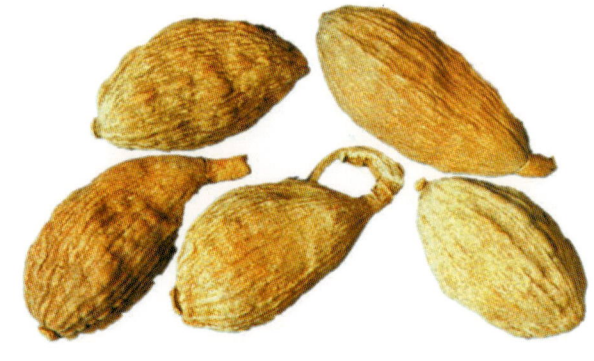

使用注意

去壳用，体弱者慎用。

茵陈

- **别名** 因尘、马先、茵陈、因陈蒿、绵茵陈。
- **来源** 本品为菊科多年生草本植物茵陈蒿或滨蒿 Artemisia scoparia Waldst. et Kit. 等的干燥地上部分。

【形态特征】茵陈蒿：多年生草本，幼苗密被灰白色细柔毛，成长后全株光滑无毛。基生叶有柄，2～3回羽状全裂或掌状分裂，最终裂片线形；花枝的叶无柄，羽状全裂成丝状。头状花序圆锥状，花序直径1.5～2毫米；总苞球形，总苞片3～4层；花杂性，每一花托上着生两性花和雌花各约5朵，均为淡紫色管状花；雌花较两性花稍长，中央仅有一雌蕊，伸出花冠外，两性花聚药，雌蕊1枚，不伸出，柱头头状，不分裂。瘦果长圆形，无毛。

滨蒿：与茵陈不同点为，一年生或二年生草本，基生叶有长柄，较窄，叶片宽卵形，裂片稍卵形，疏离，茎生叶线形，头状花序直径约1毫米，外层雌花5～7朵，中部两性花约4朵。幼苗多收缩卷曲成团块，灰绿色，全株密被灰白色茸毛，绵软如绒。茎上或由基部着生多数具叶柄的叶，长0.5～2厘米，叶柔软，皱缩并卷曲，多为2～3回羽状深裂，裂片线形，全缘。茎短细，一般长3～8厘米，直径1.5～3毫米。

【生境分布】生长于路边或山坡。分布于陕西、山西、安徽等地。

【采收加工】春季幼苗高6～10厘米时采收或秋季花蕾长成时采割，除去杂质及老茎，晒干。春季采收的习称"绵茵陈"，秋季采割的称"茵陈蒿"。

【性味归经】苦、辛，微寒。归脾、胃、肝、胆经。

【功能主治】清利湿热，利胆退黄。用于黄疸尿少，湿温暑湿，湿疮瘙痒。

【用量用法】内服：6～15克，煎服。外用：适量。

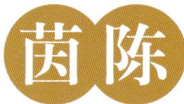

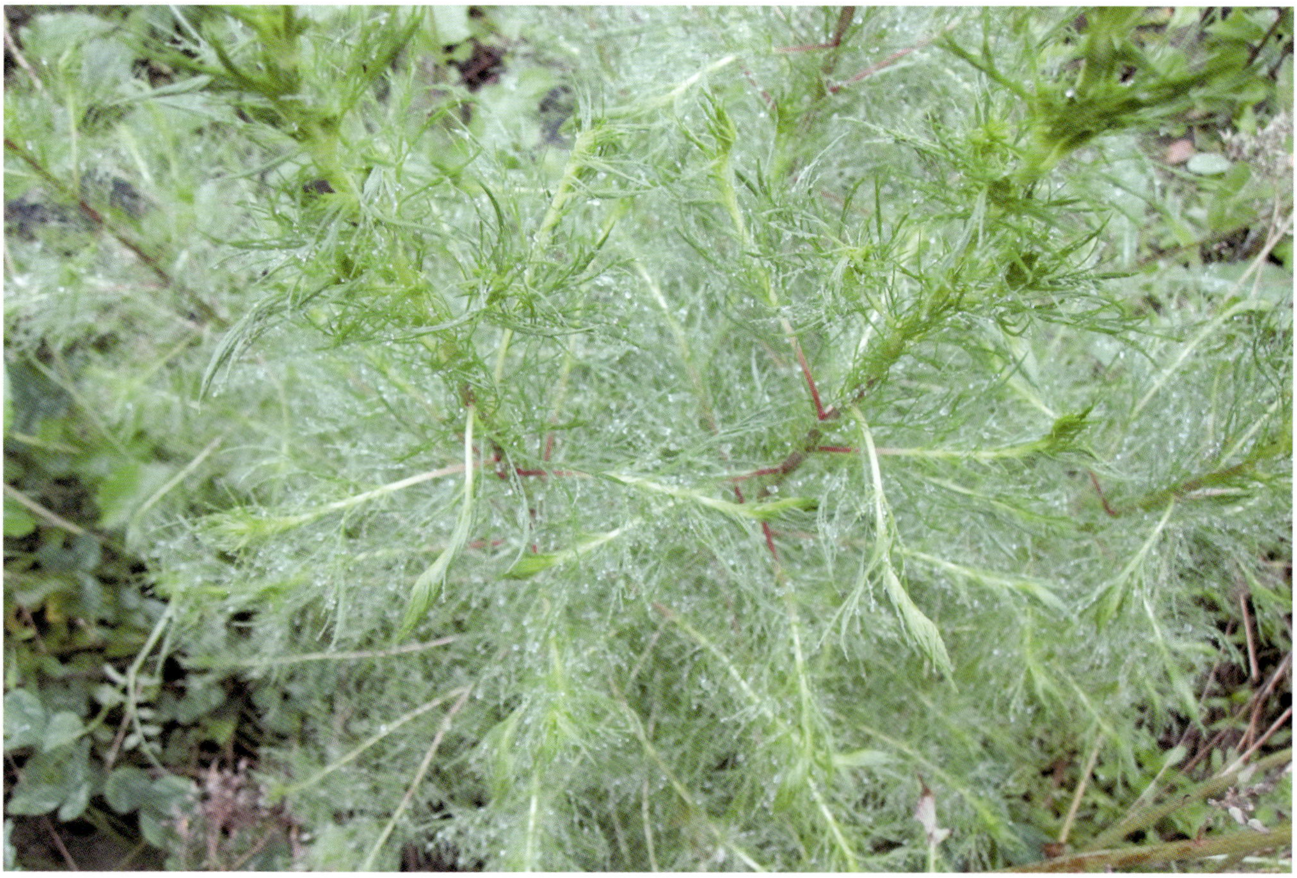

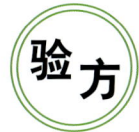

验方

①口腔溃疡： 茵陈30克，煎汤内服或漱口。**②遍身风痒生疥疮：** 茵陈适量，煮浓汁洗患处。**③肝炎阴黄：** 茵陈15克，生姜60克，大枣12克，水煎服。**④黄疸：** 茵陈20克，郁金、佩兰各10克，板蓝根30克，水煎服。**⑤黄疸胁痛：** 茵陈30克，大黄、栀子、厚朴各15克，川楝子10克，水煎服，每日1剂。

食疗药膳

●茵陈蚌肉粥

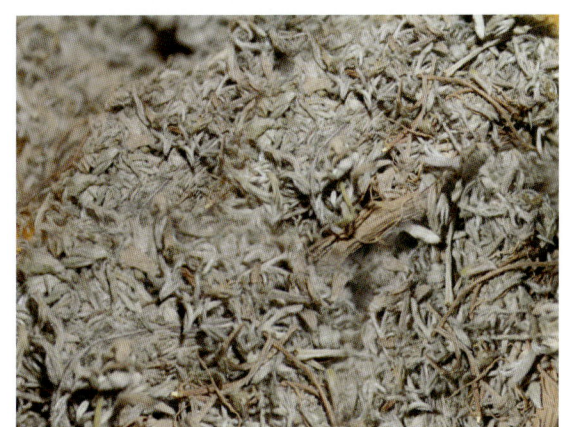

原料：茵陈15克，蚌肉、粳米各100克，玉米须20克。

制法：先将茵陈、玉米须洗净，放入砂锅内，加入清水适量，以中火煎20分钟，去渣取汁，待用。河蚌沸水略煮，去壳取肉；粳米淘洗干净。将粳米、蚌肉、姜片、葱段同时放锅内，加入适量清水，用大火煮沸，改用小风熬煮45分钟左右，加入药汁煮沸，加入调料即可。

用法：早餐食用。

功效：清热利湿，消炎退黄。

适用：急性胆囊炎、胆道感染、黄疸型肝炎属热者。

使用注意

蓄血发黄及血虚萎黄者慎用。

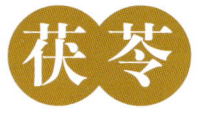

- **别名** 茯菟、茯灵、茯苓、云苓、茯兔、伏苓、伏菟、松腴。
- **来源** 为多孔菌科真菌茯苓 Poria cocos (Schw.) Wolf 的菌核。多寄生长于松科植物赤松或马尾松等的树根上。

【形态特征】寄生或腐寄生。菌核埋在土内，大小不一，表面淡灰棕色或黑褐色，断面近外皮处带粉红色，内部白色。子实体平伏，伞形，直径0.5～2毫米，生长于菌核表面成一薄层，幼时白色，老时变浅褐色。菌管单层，孔多为三角形，孔缘渐变齿状。

【生境分布】生长于松科植物赤松或马尾松等树根上，深入地下20～30厘米。分布于湖北、安徽、河南、云南、贵州、四川等地。

【采收加工】7～9月采挖。除去泥土，堆积，上覆草垫使"发汗"，析出水分。然后取出摊放于通风阴凉处，待其表面干燥后再行发汗。如此反复3～4次，至表面皱缩，皮色变为褐色，再置阴凉处晾至全干，即为"茯苓个"。切制：于发汗后趁湿切制，也可取干燥茯苓个以水浸润后切制。将茯苓菌核内部的白色部分切成薄片或小方块，即为白茯苓；削下来的黑色外皮部即为茯苓皮；茯苓皮层下的赤色部分，即为赤茯苓；带有松根的白色部分，切成正方形的薄片，即为茯神。切制后的各种成品，均需阴干，不可炕干，并宜放置阴凉处，不能过于干燥或通风，以免失去黏性或发生裂隙。

【性味归经】甘、淡，平。归心、肺、脾、肾经。

【功能主治】利水渗湿，健脾，安神。用于水肿尿少，痰饮眩悸，脾虚食少，便溏泄泻，心神不安，惊悸失眠。

【用量用法】内服：10～15克，煎服。

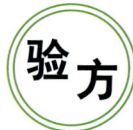

①**斑秃**：茯苓粉，每日2次，每次6克或临睡前10克吞服，或用茯苓皮水煎内服。②**蛋白尿**：茯苓9～15克，每日1剂，水煎服。③**心虚梦泻、小便白浊**：茯苓10克，研末，用米汤送服，每日2次。④**小便失禁**：茯苓（去黑皮）、干山药各等份，为细末，每次6克，每日1次，稀米汤调匀饮之。⑤**呕吐**：茯苓24克，生姜、泽泻各12克，甘草、桂枝各6克，白术9克，水煎服。

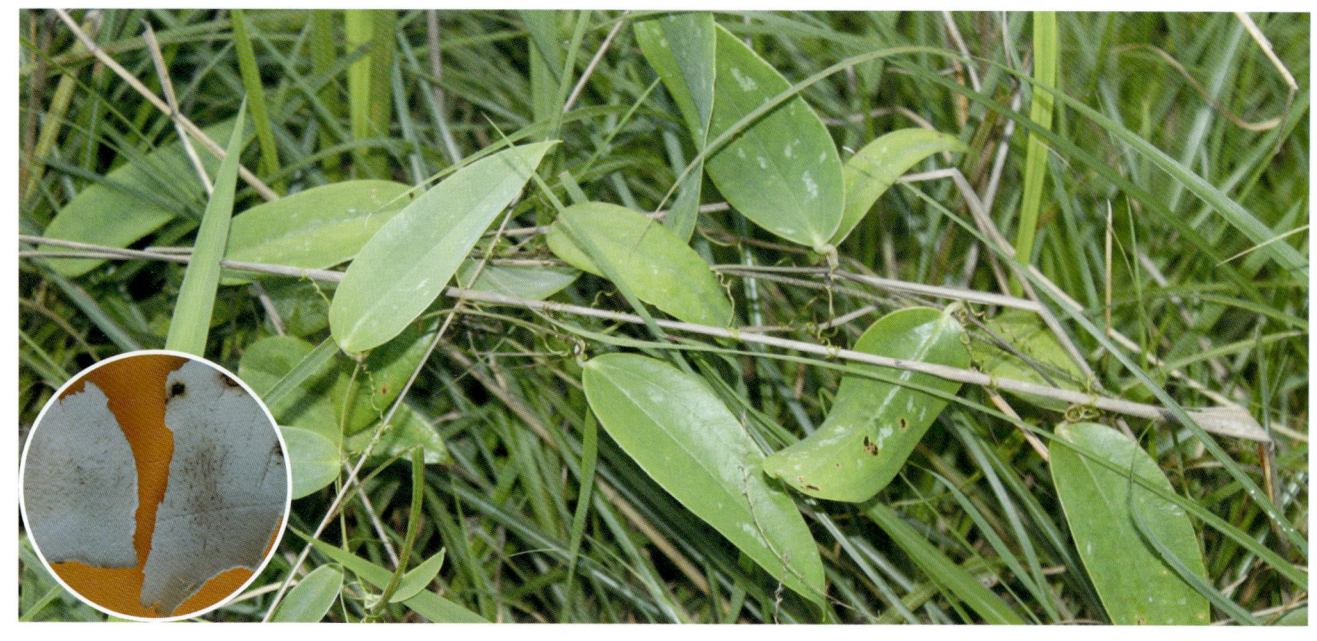

食疗药膳

●白茯苓粥
原料：白茯苓15克，粳米100克。
制法：将白茯苓磨成细粉，同粳米煮粥。
用法：每日早餐温热服食。
功能：健脾益胃，利水消肿。
适用：脾虚泻泄、小便不利、水肿、肥胖症、老年性浮肿等。

●八仙糕
原料：茯苓、党参、山药、莲肉、芡实、枸杞子、黄精各200克，糯米粉3000克，粳米粉7000克，白蜜900克，白糖1200克。
制法：将茯苓、党参、山药、莲肉、芡实、枸杞子、黄精研末，糯米粉和粳米粉和匀，白蜜、白糖用水熬化，拌药、米粉内揉匀，蒸熟成糕，切条烘干。
用法：每日清晨服食数条。
功效：健脾益气。
适用：老年人脾气亏虚、饮食不振、体倦无力等。

●茯苓粳米粥
原料：白茯苓粉20克，粳米200克。
制法：将粳米淘洗干净，加茯苓粉，放铝锅内加水适量，置灶上，先用大火烧开，后移小火上，煎熬至米烂即成。
用法：每日1次。
功效：健脾利湿。
适用：老年性浮肿、肥胖症、小便不利、腹泻等。

使用注意
虚寒精滑、气虚下陷者宜慎用。入药宜切制成薄片，以利药力溶出。

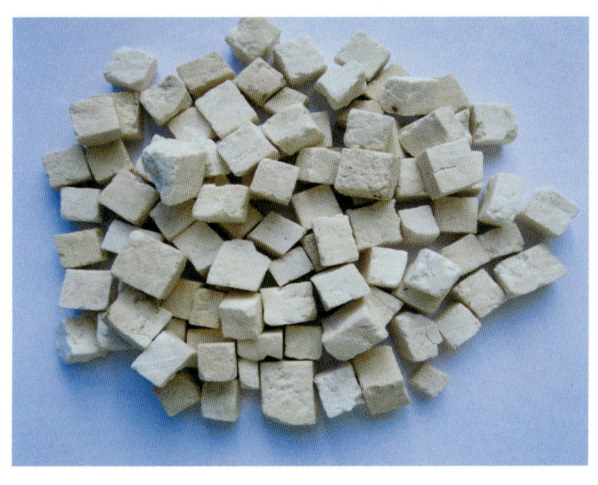
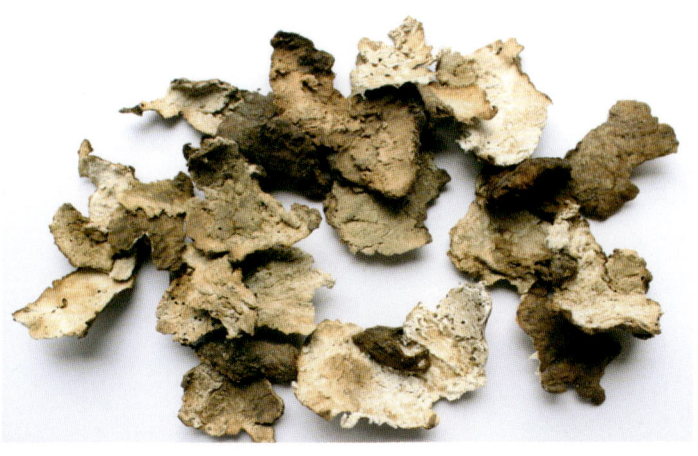

茺蔚子

- **别名** 小胡麻、苦草子、益母草子、三角胡麻。
- **来源** 本品为唇形科植物益母草 Leonurus japonicus Houtt. 的干燥成熟果实。

【形态特征】一年生或二年生草本,高60～100厘米。茎直立,四棱形,被微毛。叶对生;叶形多种;叶柄长0.5～8厘米。一年生植物基生叶具长柄,叶片略呈圆形,直径4～8厘米,5～9浅裂,裂片具2～3钝齿,基部心形;茎中部叶有短柄,3全裂,裂片近披针形,中央裂片常再3裂,两侧裂片再1～2裂,最终片宽度通常在3毫米以上,先端渐尖,边缘疏生锯齿或近全缘;最上部叶不分裂,线形,近无柄,上面绿色,被糙伏毛,下面淡绿色,被疏柔毛及腺点。轮伞花序腋生,具花8～15朵;小苞片针刺状,无花梗;花萼钟形,外面贴生微柔毛,先端5齿裂,具刺尖,下方2齿比上方2齿长,宿存;花冠唇形,淡红色或紫红色,长9～12毫米,外面被柔毛,上唇与下唇几等长,上唇长圆形,全缘,边缘具纤毛,下唇3裂,中央裂片较大,倒心形;雄蕊4,二强,着生在花冠内面近中部,花丝疏被鳞状毛,花药2室;雌蕊1,子房4裂,花柱丝状,略长于雄蕊,柱头2裂。小坚果褐色,三棱形,先端较宽而平截,基部楔形,长2～2.5毫米,直径约1.5毫米。花期6～9月,果期7～10月。

【生境分布】生长于山野荒地、田埂、草地等。全国大部地区均产。

【采收加工】秋季果实成熟时采割地上部分,晒干,打下果实,除去杂质。

【性味归经】辛、苦,微寒。归心包、肝经。

【功能主治】活血调经,清肝明目。用于月经不调,经闭痛经,目赤翳障,头晕胀痛。

【用量用法】内服:5～10克,煎服。

验方

①**妇女经脉不调,胎产血瘀气滞:** 茺蔚子、白芍、香附、当归各10克,川芎5克,熟地15克,水煎服。②**高血压:** 茺蔚子、决明子各20克,黄芩、菊花各15克,夏枯草25克,水煎服。③**甲状腺功能亢进:** 茺蔚子、白蒺藜、生牡蛎、杭白芍、枸杞子、海藻、元参、昆布、生地各等份,共研细末,炼蜜为丸,每丸10克,口服,每次1丸,每日2～3次。④**子宫脱垂:** 茺蔚子、枳壳各15克,水浓煎为100毫升,加糖适量,每日服100毫升,30日为1个疗程。

使用注意

瞳孔散大者慎用。

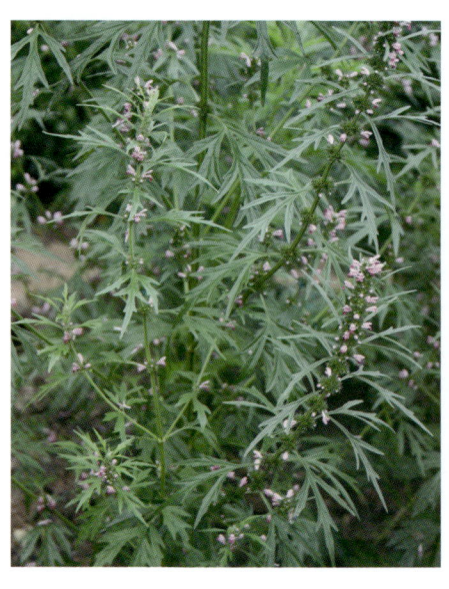
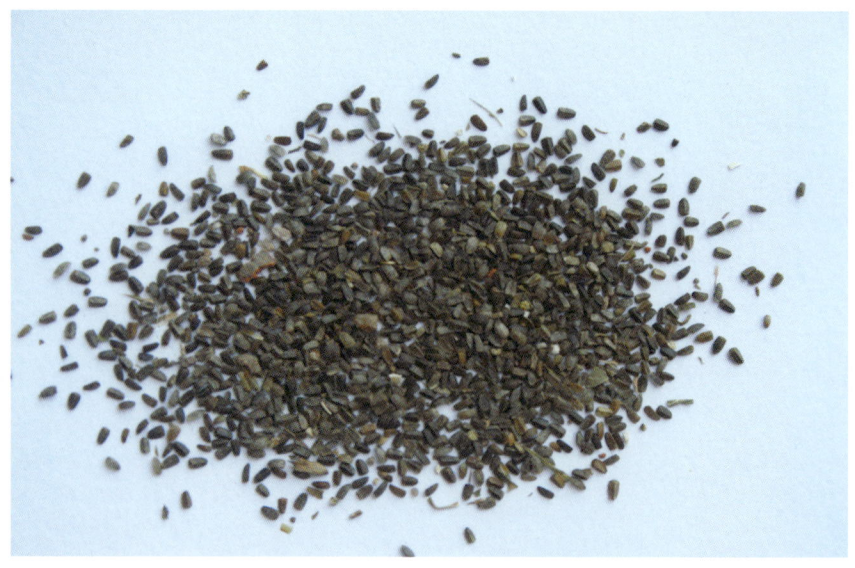

胡芦巴

- **别名** 苦豆、芦巴、胡巴、葫芦巴、香豆子。
- **来源** 本品为豆科植物胡芦巴 *Trigonella foenum-graecum* L. 的干燥成熟种子。

【形态特征】一年生草本，高40~50厘米。茎丛生，几光滑或被稀疏柔毛。3出复叶，小叶卵状长卵圆形或宽披针形，长1.2~3厘米，宽1~1.5厘米，近先端有锯齿，两面均有稀疏柔毛，小叶柄长1~2毫米，总柄长6~12毫米；托叶与叶柄连合，狭卵形，先端急尖。花无梗，1~2朵腋生；萼筒状，萼齿5，披针形，比花冠短一半，外被长柔毛；花冠蝶形，初为白色，后渐变淡黄色，基部微带紫晕，旗瓣长圆形，先端具缺刻，基部尖楔形，龙骨瓣偏匙形，长仅旗瓣的1/3，翼瓣耳形，雄蕊10，2体；子房无柄，柱头顶生。荚果细长圆筒状，长6~11厘米，宽0.5厘米左右，被柔毛，并具网脉，先端有长尖。种子棕色，长约4毫米。花期4~6月，果期7~8月。

【生境分布】均为栽培品种。分布于安徽、四川、河南等地。

【采收加工】秋季8~9月间，种子成熟后，割取全草，晒干，打落种子，除去杂质即为成品。

【性味归经】苦，温。归肾经。

【功能主治】温肾助阳，祛寒止痛。用于肾阳不足，下元虚冷，小腹冷痛，寒疝腹痛，寒湿脚气。

【用量用法】内服：5~10克，煎服或入丸、散。

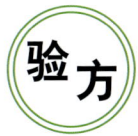
验方 ①**肾阳不足、寒湿气滞之胁胀腹痛：**胡芦巴9克，附子6克，香附12克，水煎服。②**疝气，睾丸冷痛：**胡芦巴、小茴香各等份，炒研细末，每服6克，黄酒冲服。③**寒湿脚气：**胡芦巴、吴茱萸、木瓜各适量，水煎服。

食疗药膳

●葫芦巴羊肉汤

原料：葫芦巴30克，羊肉100克，苹果5个。

制法：将羊肉洗净切条与两药同入锅内，加适量水，少许盐，煮成汤。

用法：食肉饮汤，1次食用。

功效：温肾阳，添精血，逐寒湿。

适用：寒疝腹痛、足膝疼痛、脚气等。

使用注意

阴虚火旺及有湿热者忌用。

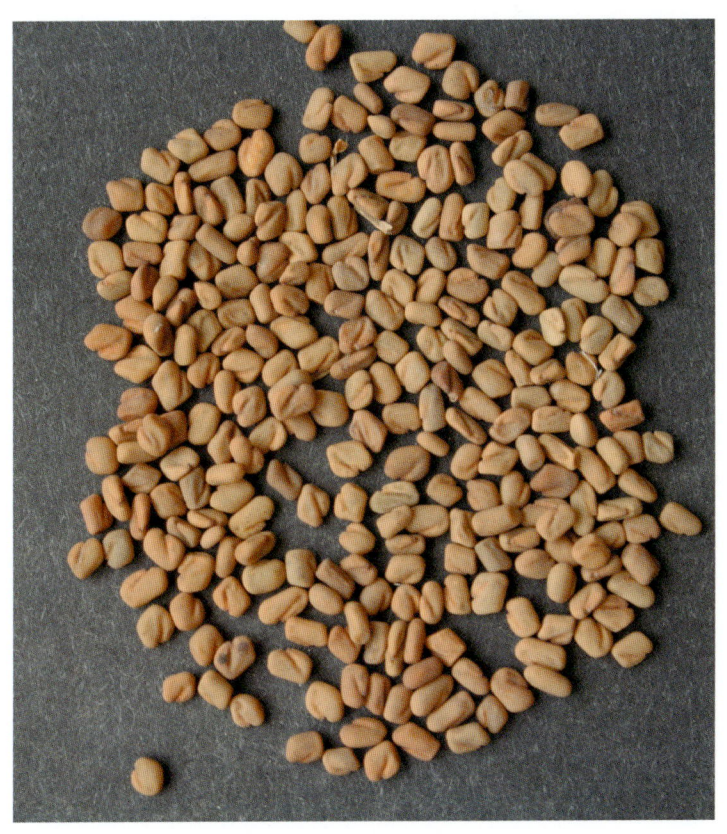

胡黄连

- **别名** 胡连、割孤露泽、西藏胡黄连。
- **来源** 本品为玄参科多年生草本植物胡黄连 *Picrorhiza scrophulariiflora* Pennell 的干燥根茎。

【形态特征】多年生草本，高20～40厘米。主根圆柱形，根头部具多数疣状突起的茎部残基。茎直立，上部二凡状分枝，节略膨大。叶对生，无柄，叶片披针形，长5～30毫米，宽1.5～4毫米，全缘。二岐聚伞花序，花瓣5，白色，先端二裂。蒴果近球形，外被宿萼，成熟时顶端6齿裂。根类圆柱形，偶有分枝，长15～40厘米，直径1～2.5厘米。根头部有多数茎的残基，呈疣状突起，习称"珍珠盘"。表面淡黄色或灰黄色，有明显的纵皱纹，常向一方扭转。有凹陷的须根痕，习称"砂眼"。

【生境分布】生长于干燥的草原、悬岩的石缝或碎石中。分布于宁夏、甘肃、陕西等地。

【采收加工】秋季采挖，除去泥土及须根，晒干，切片，生用。

【性味归经】苦，寒。归肝、胃、大肠经。

【功能主治】退虚热，除疳热，清湿热。用于骨蒸潮热，小儿疳热，湿热泻痢，黄疸尿赤，痔疮肿痛。

【用量用法】内服：3～10克，煎服。

验方

①**湿热泻痢**：胡黄连、黄柏、甘草、黄芩、金银花各10克，白头翁15克，白芍12克，木香6克，水煎服。②**骨蒸劳热、四肢无力、夜卧虚汗**：胡黄连、银柴胡、鳖甲各等量，研粉过筛，每次3克，每日3次。③**痔疮疼肿不可忍**：胡黄连适量，研末过筛，以猪胆汁调搽患处。④**痢疾**：胡黄连、山楂各适量，炒研为末，每次5～10克，拌白糖少许，温开水调匀空腹服用。

使用注意

外感风寒，血虚无热者忌用。

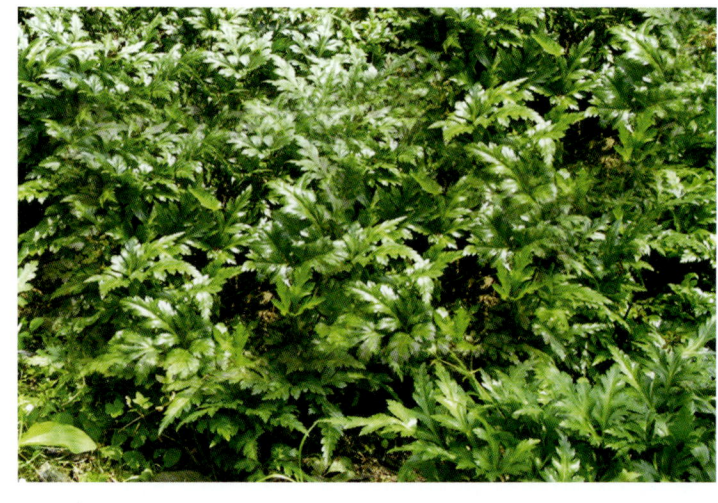
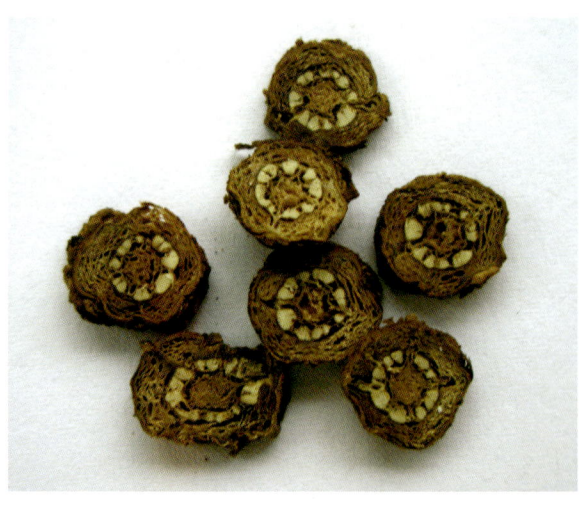

胡椒

- **别名** 浮椒、玉椒、味履支。
- **来源** 本品为胡椒科植物胡椒 *Piper nigrum* L. 的干燥近成熟果实或成熟果实。

【形态特征】常绿藤本。茎长达5米许，多节，节处略膨大，幼枝略带肉质。叶互生，叶柄长1.5～3厘米，上面有浅槽；叶革质，阔卵形或卵状长椭圆形，长8～16厘米，宽4～7厘米，先端尖，基部近圆形，全缘，上面深绿色，下面苍绿色，基出脉5～7条，在下面隆起。花单性，雌雄异株，成为杂性，成穗状花序，侧生茎节上；总花梗与叶柄等长，花穗长约10厘米；每花有一盾状或杯状苞片，陷入花轴内，通常具侧生的小苞片；无花被；雄蕊2，花丝短，花药2室；雌蕊子房圆形，1室，无花柱，柱头3～5枚，有毛。浆果球形，直径4～5毫米，稠密排列，果穗圆柱状，幼时绿色，熟时红黄色，种子小。花期4～10月，果期10月至次年4月。

【生境分布】生长于荫蔽的树林中。分布于海南、广东、广西、云南等地。

【采收加工】秋末至次春果实呈暗绿色时采收，晒干，为黑胡椒；果实变红时采收，水浸，擦去果肉，晒干，为白胡椒。

【性味归经】辛，热。归胃、大肠经。

【功能主治】温中止痛，下气消痰。用于腹痛泄泻，食欲不振，癫痫痰多。

【用量用法】内服：0.6～1.5克，研粉吞服。外用：适量。

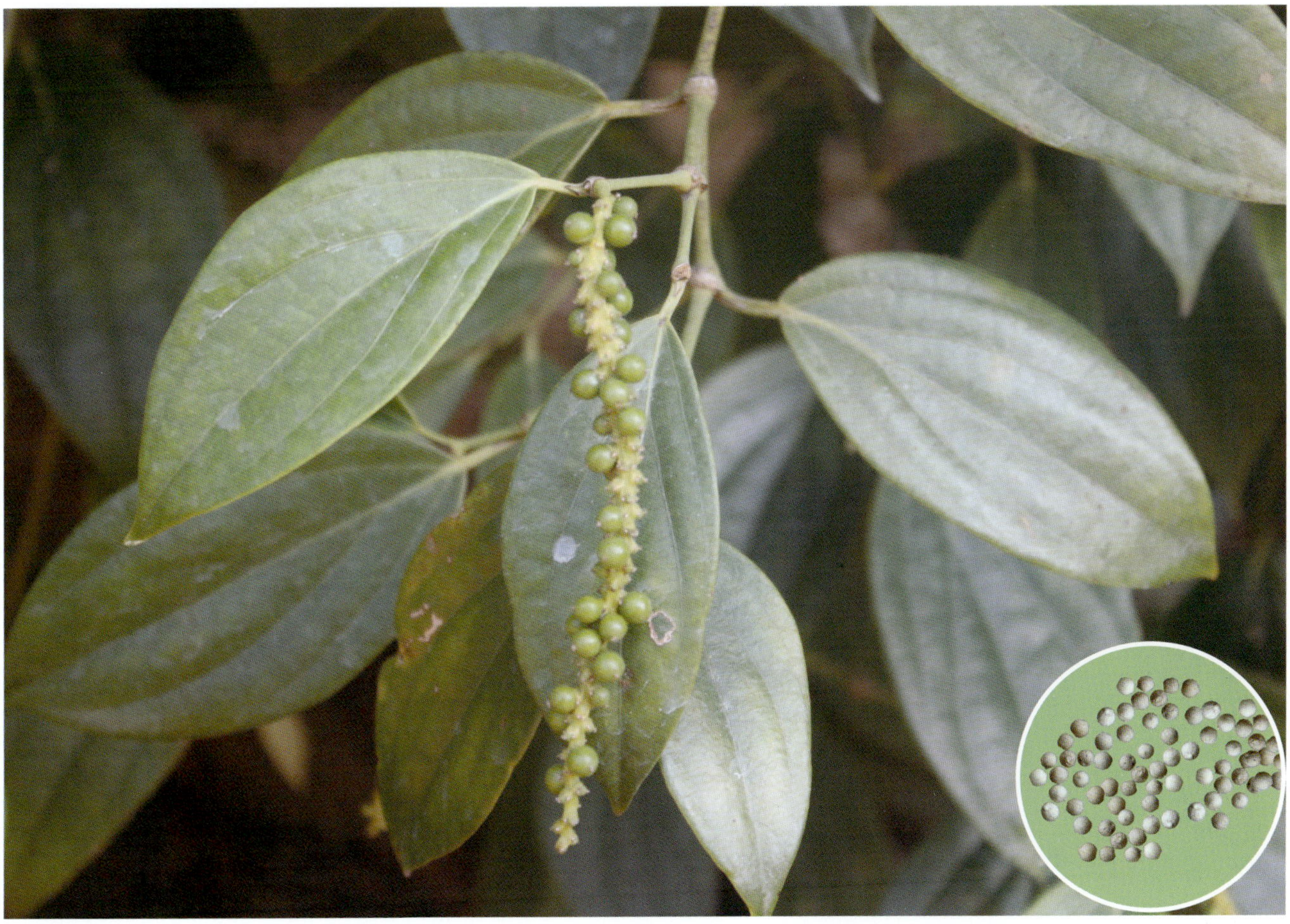

验方 ①**阴囊湿疹**：胡椒10粒，研成粉，加水2000毫升，煮沸，外洗患处，每日2次。②**反胃呕吐**：胡椒1克（末），生姜30克，煎服，每日3次。③**风虫牙痛**：胡椒、荜拔各等份，为末，蜡丸，麻子大，每次1丸，塞蛀孔中。④**冻伤**：胡椒10%，白酒90%，把胡椒浸于白酒内，7日后过滤使用，搽于冻伤处，每日1次。

食疗药膳

●胡椒大枣茶

原料：胡椒7粒，大枣3枚。
制法：将二味药放入砂锅内，加水500毫升，煎沸15分钟，取汁代茶饮用。
用法：每日1剂，分2次服。
功效：祛寒，养血，健胃。
适用：虚寒性胃痛。

使用注意

胃热或胃阴虚者忌用。

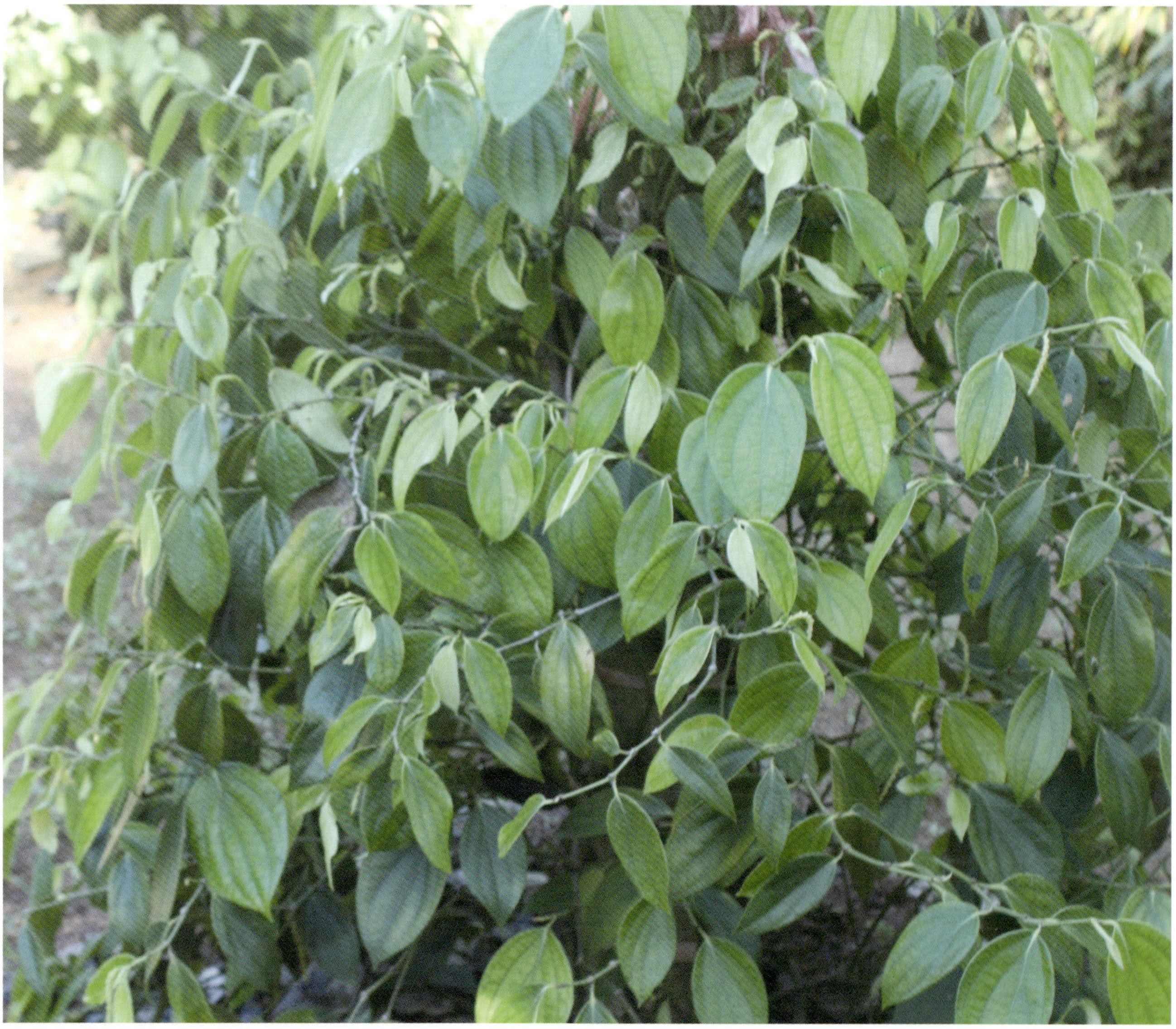

荔枝核

- **别名** 荔核、枝核、荔支、丹荔、丽枝、荔仁、大荔核。
- **来源** 本品为无患子科植物荔枝 Litchi chinensis Sonn. 的成熟种子。

【形态特征】常绿乔木，高达10米；树冠广阔，枝多拗曲。羽状复叶，互生；小叶2～4对，革质而亮绿，矩圆形或矩圆状披针形，先端渐尖，基部楔形而稍斜，全缘，新叶橙红色。圆锥花序顶生，花小，杂性，青白色或淡黄色。核果球形或卵形，直径约3厘米，外果皮革质，有瘤状突起，熟时赤色。种子矩圆形，褐色而明亮，假种皮肉质，白色，半透明，与种子极易分离。

【生境分布】多栽培于果园。分布于福建、广东、广西等地。

【采收加工】夏季采摘成熟果实，除去果皮及肉质假种皮，洗净，晒干。

【性味归经】甘、微苦，温。归肝、肾经。

【功能主治】行气散结，散寒止痛。用于寒疝腹痛，睾丸肿痛。

【用量用法】生用。内服：煎汤，5～10克；研末服，1.5～3克；或入丸、散。

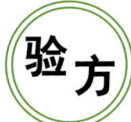

验方 ①**心腹胃脘久痛**：荔枝核5克，木香3克，共研为末，每次5克，清汤调服。②**血气刺痛**：荔枝核（烧存性）25克，香附子50克，上为末。每次10克，盐酒送下。③**肾肿大**：荔枝核、八角茴香、青皮（全者）各等份，锉散，炒，出火毒，为末，每次10克，酒下，每日3次。④**疝心痛及小肠气**：荔枝核1枚，煅存性，酒调服。

食疗药膳

● **荔枝香附酒**

原料：荔枝核、香附各30克，黄酒30毫升。
制法：将荔枝核、香附研成细末，混合后以瓷瓶密封保存。
用法：每次服用6克，以黄酒适量调服，每日3次。
功效：行气活血，散结止痛。
适用：气滞血瘀型子宫肌瘤。

使用注意

无寒湿气滞者慎服。

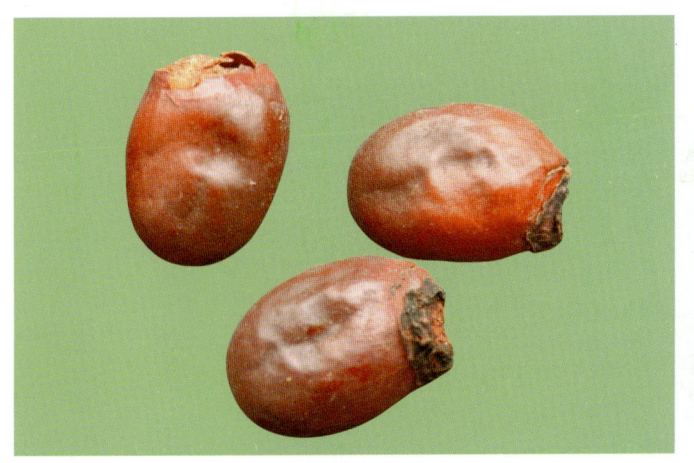
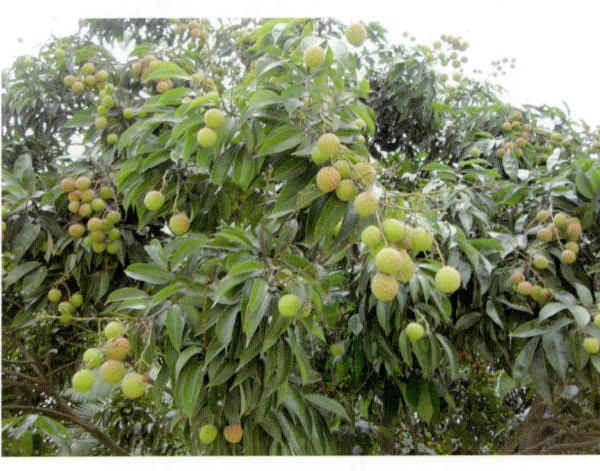

南五味子

- **别名** 红木香、紫荆皮、盘柱香、风沙藤、小血藤、长梗南五味子。
- **来源** 本品为木兰科植物华中五味子 Schisandra sphenanthera Rehd. et Wils. 的干燥成熟果实。

【形态特征】藤本，各部无毛。叶长圆状披针形、倒卵状披针形或卵状长圆形，长5～13厘米，宽2～6厘米，先端渐尖或尖，基部狭楔形或宽楔形，边有疏齿，侧脉每边5～7条；上面具淡褐色透明腺点，叶柄长0.6～2.5厘米。花单生长于叶腋，雌雄异株；雄花：花被片白色或淡黄色，8～17片，中轮最大1片，椭圆形，长8～13毫米，宽4～10毫米；花托椭圆体形，顶端伸长圆柱状，不凸出雄蕊群外；雄蕊群球形，直径8～9毫米，具雄蕊30～70枚；雄蕊长1～2毫米，药隔与花丝连成扁四方形，药隔顶端横长圆形，药室几与雄蕊等长，花丝极短。花梗长0.7～4.5厘米；雌花：花被片与雄花相似，雌蕊群椭圆体形或球形，直径约10毫米，具雌蕊40～60枚；子房宽卵圆形，花柱具盾状心形的柱头冠，胚珠3～5叠生长于腹缝线上。花梗长3～13厘米。聚合果球形，径1.5～3.5厘米；小浆果倒卵圆形，长8～14毫米，外果皮薄革质，干时显出种子。种子2～3，稀4～5，肾形或肾状椭圆体形，长4～6毫米，宽3～5毫米。花期6～9月，果期9～12月。

【生境分布】集中在黄河流域以南，主要分布于华中和西南，包括山西、陕西、甘肃、山东、江苏、安徽、浙江、江西、福建、河南、湖南、湖北、四川、贵州、云南。

【采收加工】秋季果实成熟时采摘，晒干，除去果梗和杂质。

【性味归经】酸、甘，温。归肺、心、肾经。

【功能主治】收敛固涩，益气生津，补肾宁心。用于久嗽虚喘，梦遗滑精，遗尿尿频，久泻不止，自汗盗汗，津伤口渴，内热消渴，心悸失眠。

【用量用法】内服：2～6克，煎服。

验方 ①**急性尿路感染**：五味子（个别加中草药）每日60克，水煎服。②**支气管哮喘**：属虚证者常配地黄、山茱萸、胡桃肉等，方如都气丸；属风寒或痰饮者配干姜、细辛、麻黄等用，如小青龙汤。③**久嗽虚喘**：常配党参、麦冬、熟地、山萸肉等同用。④**津少口渴、体弱多汗等**：常可配麦冬、生地、天花粉等用于治津口渴。又可配党参、黎冬、浮小麦、牡蛎等治体虚多汗，无论阳虚自汗，阴虚盗汗，均能应用。

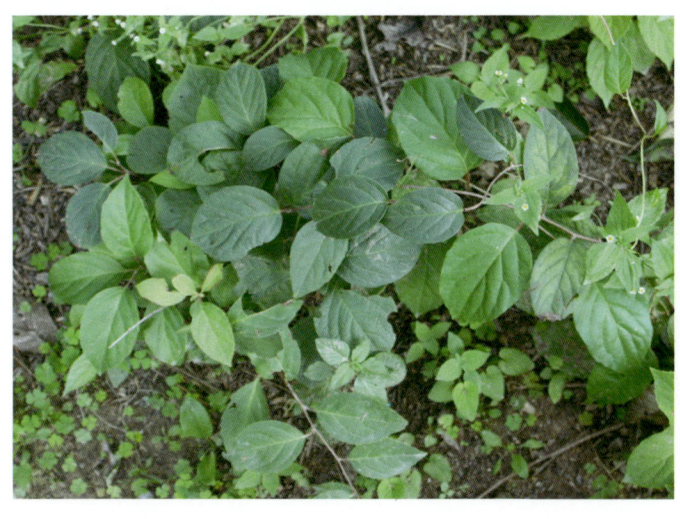
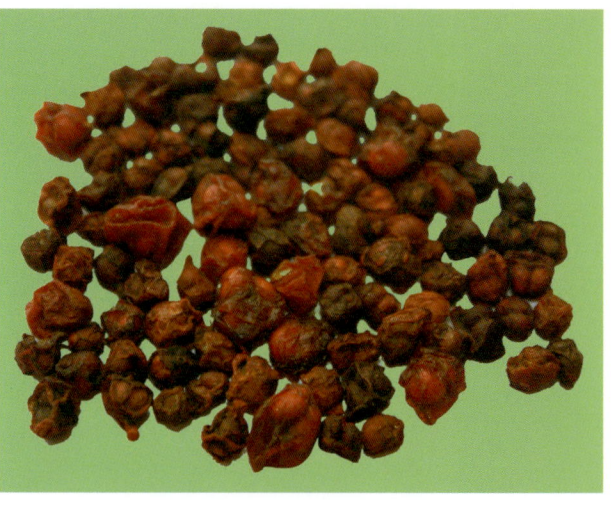

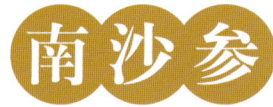

南沙参

- **别名** 沙参、桔参、石沙参、轮叶沙参、四叶沙参、狭叶沙参。
- **来源** 本品为桔梗科植物轮叶沙参 *Adenophora tetraphylla* (Thunb.) Fisch.或杏叶沙参的干燥根。

【形态特征】轮叶沙参：多年生草木。根粗壮，胡萝卜形，具皱纹。茎直立，单一，高60～150厘米。叶通常4片轮生；无柄或有短柄；叶片椭圆形或披针形，长4～8厘米，宽1.5～3厘米，边缘有锯齿，上面绿色，下面淡绿色，有密柔毛。圆锥状花序大形；有不等长的花梗；花冠钟形，蓝紫色，狭小壶状；子房下位，花柱伸出花冠外，蓝紫色，先端圆形，柱头9裂；花盘围绕在花柱的基郎。蒴果3室，卵圆形。花期7～8月。杏叶沙参：多年生草本，茎高40～80厘米。不分枝，常被短硬毛或长柔毛。基生叶心形，大而具长柄；茎生叶无柄，或仅下部的叶有极短而带翅的柄；叶片椭圆形、狭卵形，基部楔形。先端急尖或短渐尖，边缘有不整齐的锯齿，两面疏生短毛或长硬毛，或近无毛。花序不分枝而成假总状花序，或有短分枝而成极狭的圆锥花序，极少具长分枝而成圆锥花序的；花梗长不足5毫米；花萼常被短柔毛或粒状毛，少数无毛，筒部常倒卵状，少数为倒卵状圆锥形，花冠宽钟状，蓝色或紫色，外面无毛或有硬毛，裂片5，三角状卵形；花盘短筒状，无毛；雄蕊5，花丝下部扩大成片状，花药细长；花柱常略长于花冠，柱头3裂，子房下位，3室。蒴果椭圆状球形，极少为椭圆状。种子多数，棕黄色，稍扁，有1条棱。花、果期8～10月。

【生境分布】多生长于山野的阳坡草丛中。分布于安徽、江苏、浙江、贵州等地，四川、河南、甘肃、湖南、山东等地也产。

【采收加工】春、秋二季采挖根部。洗净泥土，除去须根，刮去粗皮，洗净，干燥。

【性味归经】甘，微寒。归肺、胃经。

【功能主治】养阴清肺，益胃生津，化痰，益气。用于肺热燥咳，阴虚劳嗽，干咳痰黏，胃阴不足，食少呕吐，气阴不足，烦热口干。

【用量用法】内服：9～15克，煎服，鲜品15～60克，清热生津力强，多用于热盛津伤者。

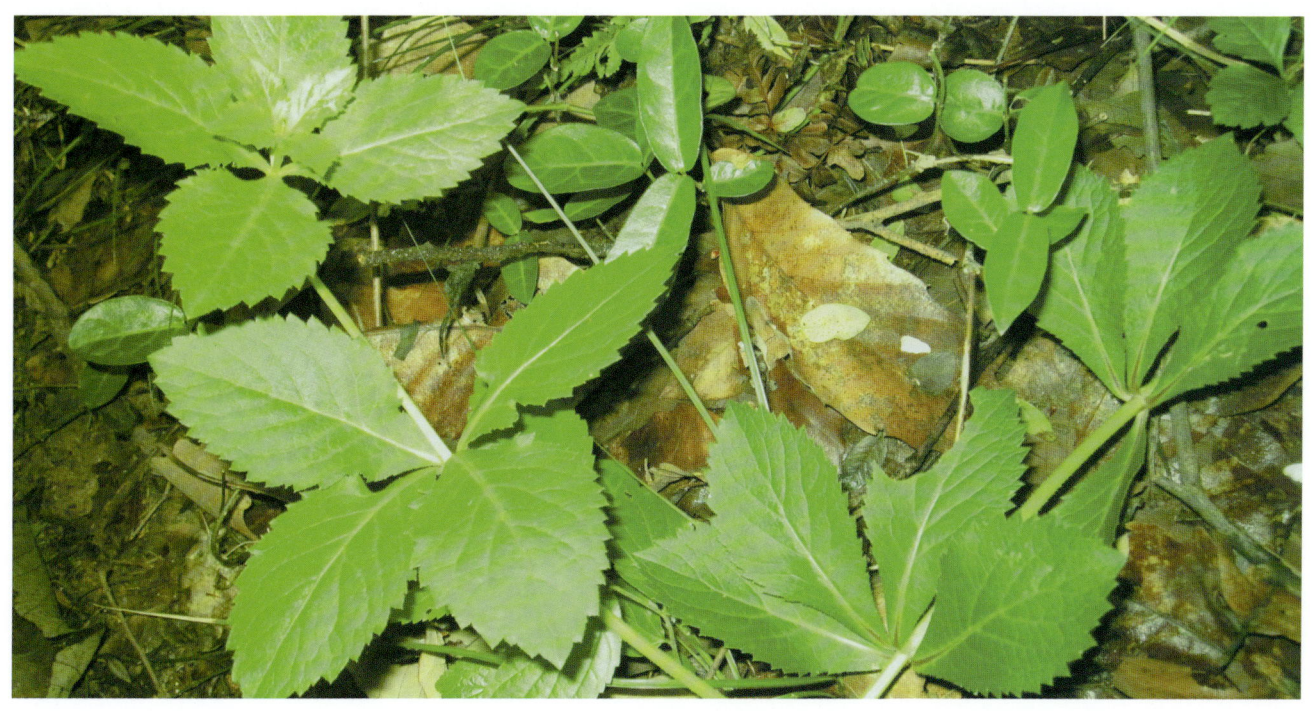

验方

①**慢性支气管炎，干咳无痰或痰少而黏**：南沙参、杏仁、川贝母、枇杷叶各9克，麦冬10克，每日1剂，水煎服。②**百日咳**：南沙参、百部各9克，麦冬10克，每日1剂，水煎服。③**肺结核，干咳无痰**：南沙参9克，麦冬6克，甘草3克，开水冲泡，代茶饮服。④**胃阴不足，胃部隐痛**：南沙参、麦冬、玉竹、白芍各10克，佛手、延胡索各5克，水煎服，每日1剂。⑤**食道炎、胸骨刺痛、吞咽困难**：南沙参、金银花、麦冬、桔梗、甘草、连翘各100克，胖大海50克，共为蜜丸，每次1～2丸，每日3～5次，于两餐之间或空腹含化，缓咽。⑥**小儿口疮**：南沙参、天花粉、大青叶、玉竹、扁豆各6克，水煎服，每日1剂，一般服药2～5剂。

食疗药膳

●南沙参炖猪肺

原料：南沙参20克，猪肺1具，料酒、姜、葱、盐、味精、胡椒粉各适量。

制法：将南沙参润透，切片；猪肺反复冲洗干净，切4厘米见方的块；姜切片，葱切段。将南沙参、猪肺、料酒、姜、葱同放炖锅内，加水适量，置大火烧沸，再用小火炖煮30分钟，加入盐、味精、胡椒粉即成。

用法：每日1次，每次吃猪肺100克。

功效：养阴补肺。

适用：肺热燥咳、虚劳久咳、阴伤咽干、喉痛等。

使用注意

反藜芦。风寒咳嗽，寒饮喘咳，脾胃虚寒者忌用。

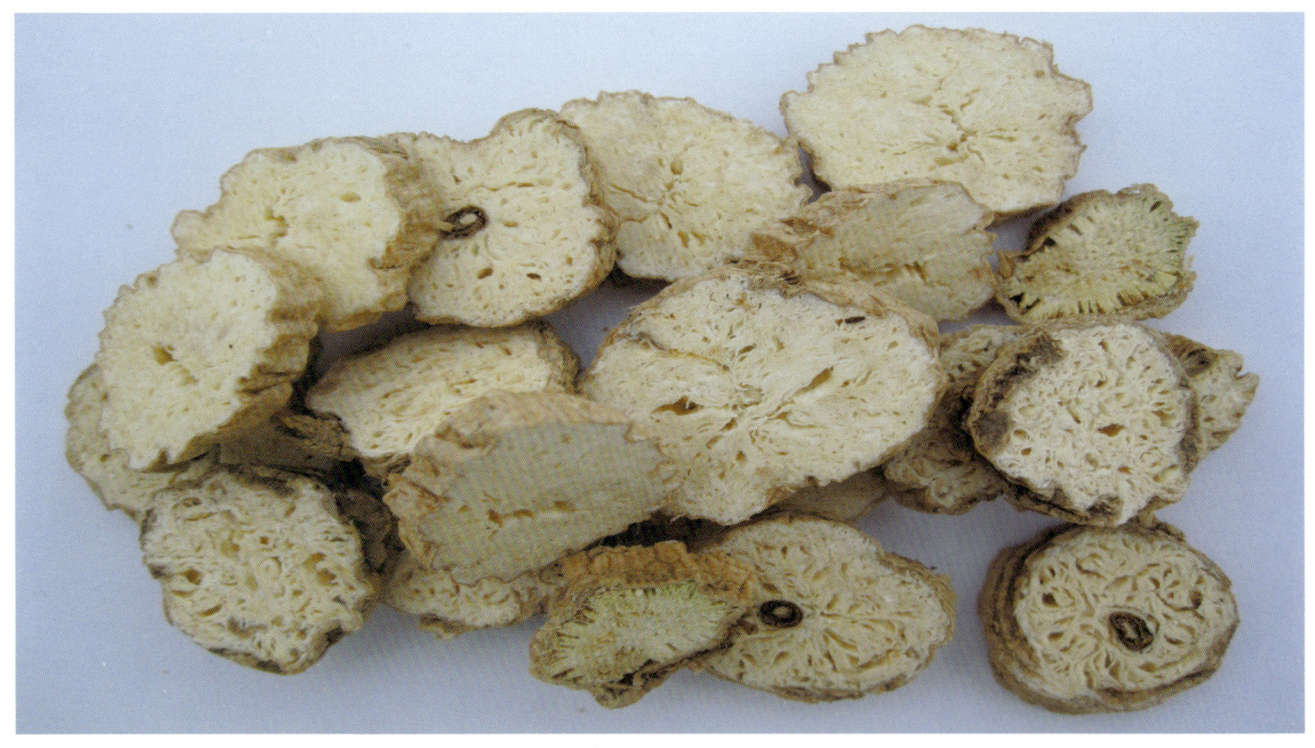

南板蓝根

- **别名** 蓝靛根、板蓝根、土板蓝根。
- **来源** 本品为爵床科植物马蓝 Baphicacanthus cusia (Nees) Bremek. 的干燥根茎和根。

【形态特征】多年生草本，高30~70厘米。干时茎叶呈蓝色或黑绿色。根茎粗壮，断面呈蓝色。地上茎基部稍木质化，略带方形，稍分枝，节膨大，幼时被褐色微毛。叶对生；叶柄长1~4厘米；叶片倒卵状椭圆形或卵状椭圆形，长6~15厘米，宽4~8厘米；先端急尖，微钝头，基部渐狭细，边缘有浅锯齿或波状齿或全缘，上面无毛，有稠密狭细的钟乳线条，下面幼时脉上稍生褐色微软毛，侧脉5~6对。花无梗，成疏生的穗状花序，顶生或腋生；苞片叶状，狭倒卵形，早落；花萼裂片5，条形，长1~1.4厘米，通常一片较大，呈匙形，无毛；花冠漏斗状，淡紫色，长4.5~5.5厘米，5裂近相等，长6~7毫米，先端微凹；雄蕊4，2强，花粉椭圆形，有带条，带条上具两条波形的脊；子房上位，花柱细长。蒴果为稍狭的匙形，长1.5~2厘米。种子4颗，有微毛。花期6~10月，果期7~11月。

【生境分布】生长于路旁、山坡、草丛及林边潮湿处。分布于福建仙游、广东、江苏、河北、云南等地。

【采收加工】夏、秋二季采挖，除去地上茎，洗净，晒干。

【性味归经】苦，寒。归心、胃经。

【功能主治】清热解毒，凉血消斑。用于温疫时毒，发热咽痛，温毒发斑，丹毒。

【用量用法】内服：9~15克，煎服。

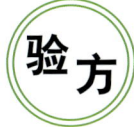

①**湿疹溃烂**：南板蓝根、煅石膏各适量，外撒患处。②**百日咳**：南板蓝根、海蛤粉各30克，川贝母、甘草各15克，共为末，每服1.5克，每日3次。③**腮腺炎**：南板蓝根10克，芒硝30克，醋调，外敷患处。④**湿疹、带状疱疹**：南板蓝根20克，蒲黄、滑石各30克，共研粉，患处渗液者，干粉外扑；无渗液者，麻油调搽。

使用注意

脾胃虚寒、无实火热毒者慎服。

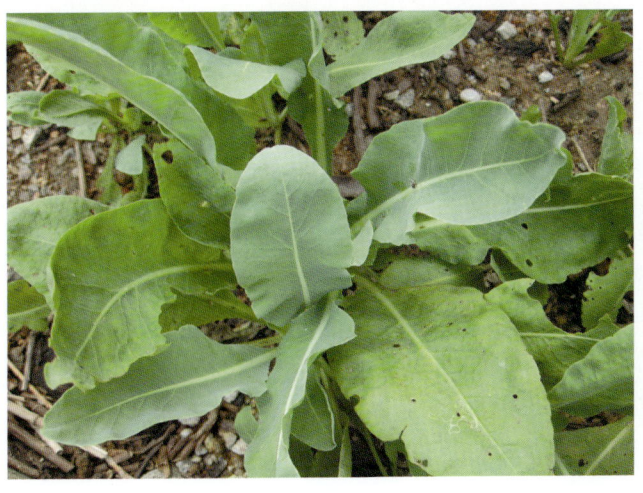
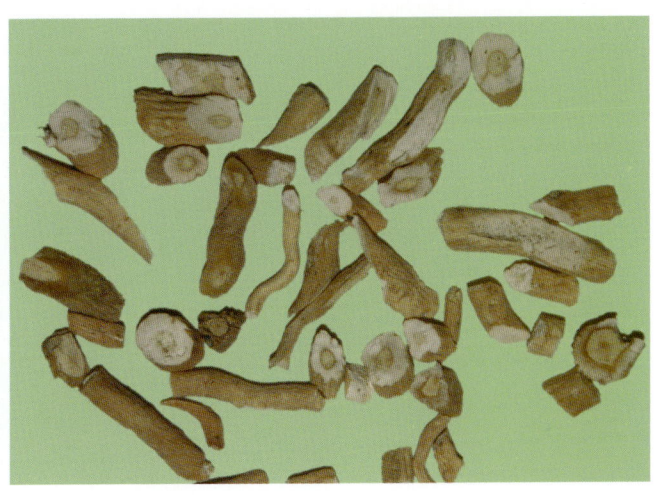

枳壳

- **别名** 香橙、酸橙、枸头橙。
- **来源** 为芸香科植物枸橘、酸橙 Citrus aurantium L. 的近成熟果实。

【形态特征】酸橙：常绿小乔木。枝三棱形，有长刺。叶互生，叶柄有狭长形或狭长倒心形的叶翼，长8～15毫米，宽3～6毫米；叶片革质，倒卵状椭圆形或卵状长圆形，长3.5～10厘米，宽1.5～5厘米，先端短而钝，渐尖或微凹，基部楔形或圆形，全缘或微波状，具半透明油点。花单生或数朵簇生长于叶腋及当年生枝条的顶端，白色，芳香；花萼杯状，5裂；花瓣5，长圆形；雄蕊20以上；子房上位，雌蕊短于雄蕊，柱头头状。柑果近球形，熟时橙黄色，味酸。花期4～5月，果期6～11月。

【生境分布】我国长江流域及其以南各省区均有栽培。常见的栽培品种有：朱栾（小红橙）、枸头橙、江津酸橙等。主要分布在江苏、浙江、江西、福建、台湾、湖北、湖南、广东、广西、四川、贵州、云南等地。

【采收加工】7～8月间采收，从中部横切成两半，阴干、风干或微火烘干。

【性味归经】苦、辛、酸，微寒。归脾、胃经。

【功能主治】理气宽中，行滞消胀。用于胸胁气滞，胀满疼痛，食积不化，痰饮内停，脏器下垂。

【用量用法】内服：3～10克，煎服；或入丸、散。外用：煎水洗或炒热熨。

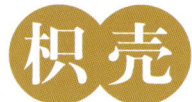

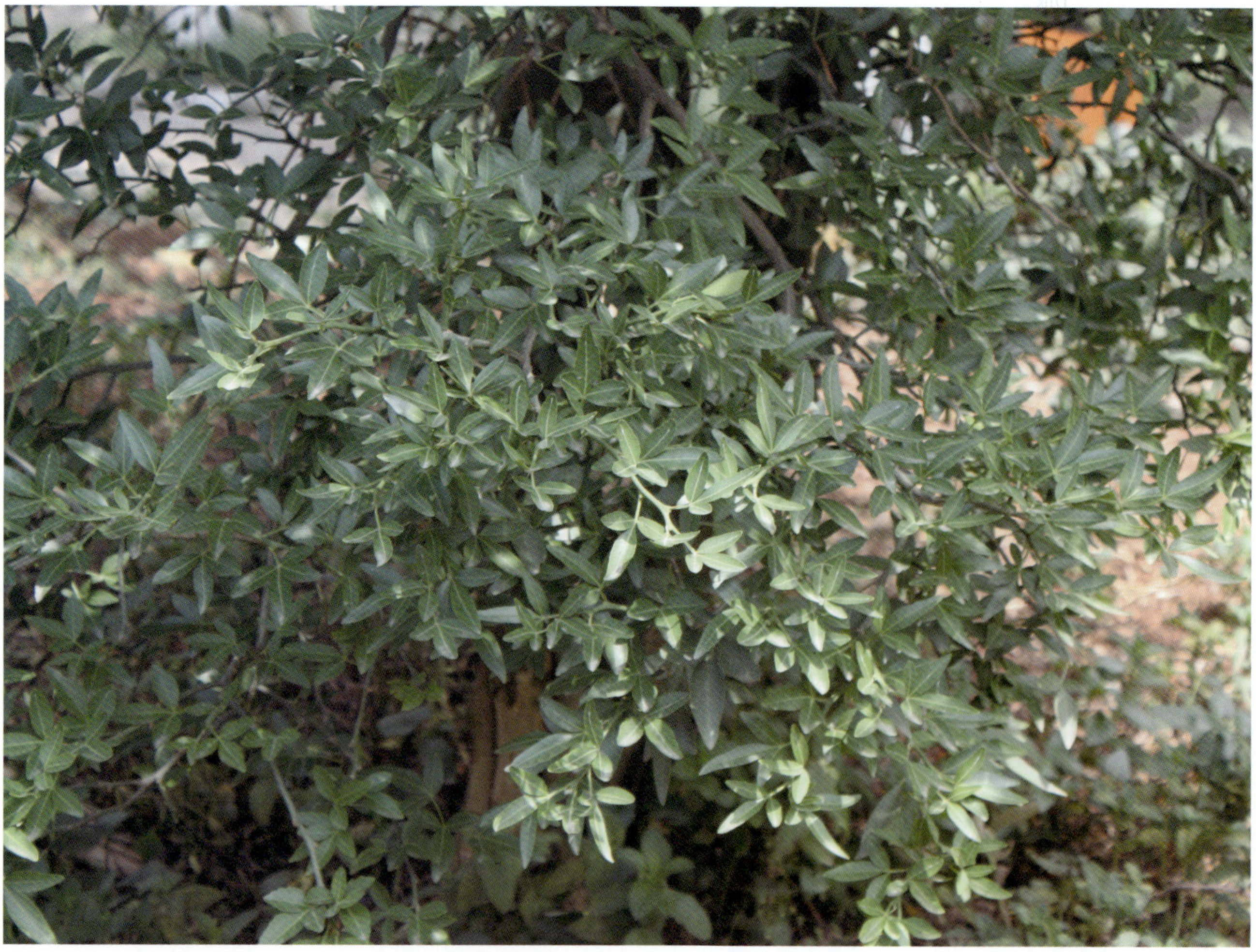

验方

①**子宫脱垂**：枳壳500克，加水1500毫升，煎至500毫升，每日2次，每次25毫升，10日为1个疗程，年老体弱者加升麻、白术各75克同煎。对于轻度子宫脱垂可用枳壳90克，水煎剂分2份，1份内服，1份外搽脱出部位，每日1剂，8日为1个疗程。②**胃溃疡**：枳壳、元胡、胆草各10克，炒白术、海螵蛸各15克，甘草6克，水煎服，每日1剂。③**浅表性胃炎伴胃下垂**：枳壳、党参、黄芪各30克，白术、紫河车各20克，白芍15克，当归、木香（后入）、黄连各10克，陈皮、炙甘草各6克，水煎服，每日1剂，15日为1个疗程。④**血瘀型恶露不绝**：枳壳、蚤休各20克，川芎、桃仁、当归、刘寄奴各12克，益母草、焦山楂各30克，炮姜6克，甘草3克，水煎服，每日1剂，恶露干净、症状消除后停药。⑤**小儿外感咳嗽**：枳壳、苏子、杏仁、半夏、金沸草、焦楂曲各10克，水煎2次，煎成200~250毫升药液，少量分次频服，每日1剂。⑥**溃疡病**：枳壳、海螵蛸各12克，白芷、元胡、甘草、白及各10克，痢特灵3.3克，中药共为细末后加入痢特灵粉混匀，装入胶囊，每次6粒，每日3次，饭后服，2个月为1个疗程。

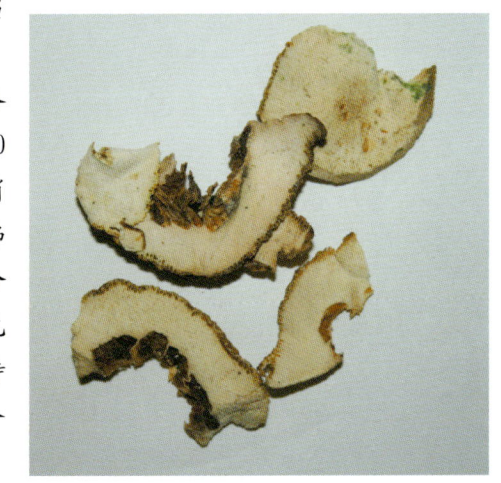

食疗药膳

●枳壳酒

原料：枳壳（刮取上面青末）90克。
制法：上药以微火炒去湿气，用酒1000毫升浸之。其药瓶常令近火，微暖，令药味得出，7日后可用。
用法：每日2次，每次10毫升。
功效：祛风止痉。
适用：头风、口偏眼斜。

●枳壳砂仁炖猪肚

原料：枳壳9克，砂仁3克，赤小豆30克，猪肚1只，绍酒、盐、姜、葱各10克，蒜15克。
制法：把枳壳润透，切丝；砂仁烘干打成粉；赤小豆洗净，去杂质；猪肚洗净，姜、蒜切片，葱切段。把赤小豆、枳壳、砂仁粉，放入猪肚内，然后放炖锅内；加入姜、葱、盐、蒜，注入清水1500毫升，把炖锅置大火烧沸，再用小火炖煮1小时即成。
用法：每日1次，每次吃猪肚50克。
功效：补虚损，健脾胃，止胀满。
适用：肝硬化腹水、脘腹胀满、疲乏无力、气短消瘦等。

使用注意

脾胃虚弱及孕妇慎服。

枳实

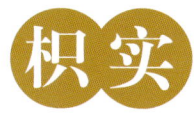

- **别名** 臭橙、香橙、枸头橙。
- **来源** 本品为芸香科植物酸橙 Citrus aurantium L 及其栽培变种或甜橙的幼果。

【形态特征】酸橙为酸橙的幼果，完整者呈圆球形，直径0.3～3厘米。外表灰绿色或黑绿色，密被多数油点及微隆起的皱纹，并散有少数不规则的黄白色小斑点。顶端微凸出，基部有环状果柄的痕迹。横切面中果皮光滑，淡黄棕色，厚3～7毫米，外果皮下方散有1～2列点状油室，果皮不易剥离；中央褐色，有7～12瓣囊，每瓣内含种子约10料；中心柱径宽2～3毫米。有强烈的香气，味苦而后微酸。

【生境分布】生长于丘陵、低山地带和江河湖泊的沿岸。分布于四川、福建、江苏、江西等地。

【采收加工】5～6月收集自落的果实，除去杂质，自中部横切为两半，晒干或低温干燥，较小者直接晒干或低温干燥。

【性味归经】苦、辛、酸，微寒。归脾、胃经。

【功能主治】破气消积，化痰散痞。用于积滞内停，痞满胀痛，泻痢后重，大便不通，痰滞气阻，胸痹，结胸，脏器下垂。

【用量用法】内服：3～10克，大量可用至30克，煎服。炒后性较平和。

验方

①**肠麻痹**：枳实、厚朴、砂仁、木香、柴胡各10克，水煎服，每日1～2剂。②**便秘**：枳实6～10克，水煎服。③**胃病**：枳实、白及各15克，水煎服，外加呋喃唑酮1片，每日3次。④**胆汁返流性胃炎**：枳实、两面针、茯苓各15克，代赭石、蒲公英各20克，白术、山楂、党参各12克，加减，每日1剂，早晚煎服2次，40日为1个疗程。⑤**慢性胃窦炎**：枳实、荜澄茄各50克，党参10克，研末，炼蜜为丸，每日3次，每次6克，饭前温开水送服。⑥**胃黏膜异型增生**：枳实、柴胡、赤芍、白芍、半夏各10克，陈皮6克，炙甘草5克，随症加减，每日1剂，连续服用为3～6个月。⑦**子宫脱垂**：枳实、乌梅各10克，研为细末，每日2次，每次5～8克。⑧**心源性水肿**：枳实60克，白术40克，辨证加减，水煎服。

使用注意

孕妇慎用。

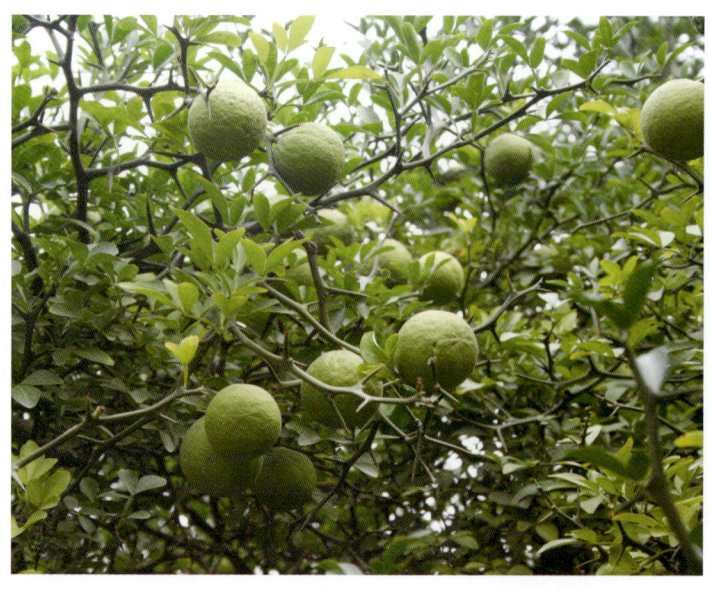

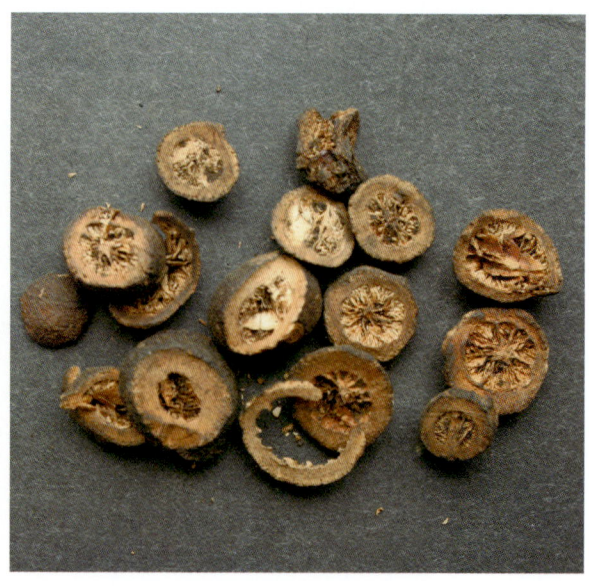

柏子仁

- **别名** 柏仁、柏子、柏实、柏子仁、侧柏仁、柏子仁霜。
- **来源** 本品为柏科植物侧柏 *Platycladus orientalis* （L.） Franco的干燥成熟种仁。

【形态特征】 常绿乔木，高达20米，胸径可达1米。树皮薄，浅灰褐色，纵裂成条片。小枝扁平，直展，排成一平面。叶鳞形，交互对生，长1~3毫米，先端微钝，位于小枝上下两面之叶露出部分倒卵状菱形或斜方形，两侧的叶折覆着上下之叶的基部两侧，呈龙骨状。叶背中部均有腺槽。雌雄同株；球花单生长于短枝顶端；雄球花黄色，卵圆形，长约2毫米。球果当年成熟，卵圆形，长1.5~2厘米，熟前肉质，蓝绿色，被白粉；熟后木质，张开，红褐色；种鳞4对，扁平，背部近先端有反曲的尖头，中部种鳞各有种子1~2颗。种子卵圆形或长卵形，长4~6毫米，灰褐色或紫褐色，无翅或有棱脊，种脐大而明显。花期3~4月，球果9~11月成熟。

【生境分布】 生长于山地阳地、半阳坡，以及轻盐碱地和砂地。全国大部分地区有产。主要分布于山东、河南、河北、江苏等省。

【采收加工】 秋、冬二季采收成熟种子，晒干，除去种皮，收集种仁。

【性味归经】 甘，平。归心、肾、大肠经。

【功能主治】 养心安神，润肠通便，止汗。用于阴血不足，虚烦失眠，心悸怔忡，肠燥便秘，阴虚盗汗。

【用量用法】 内服：3~10克，煎服。

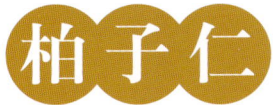

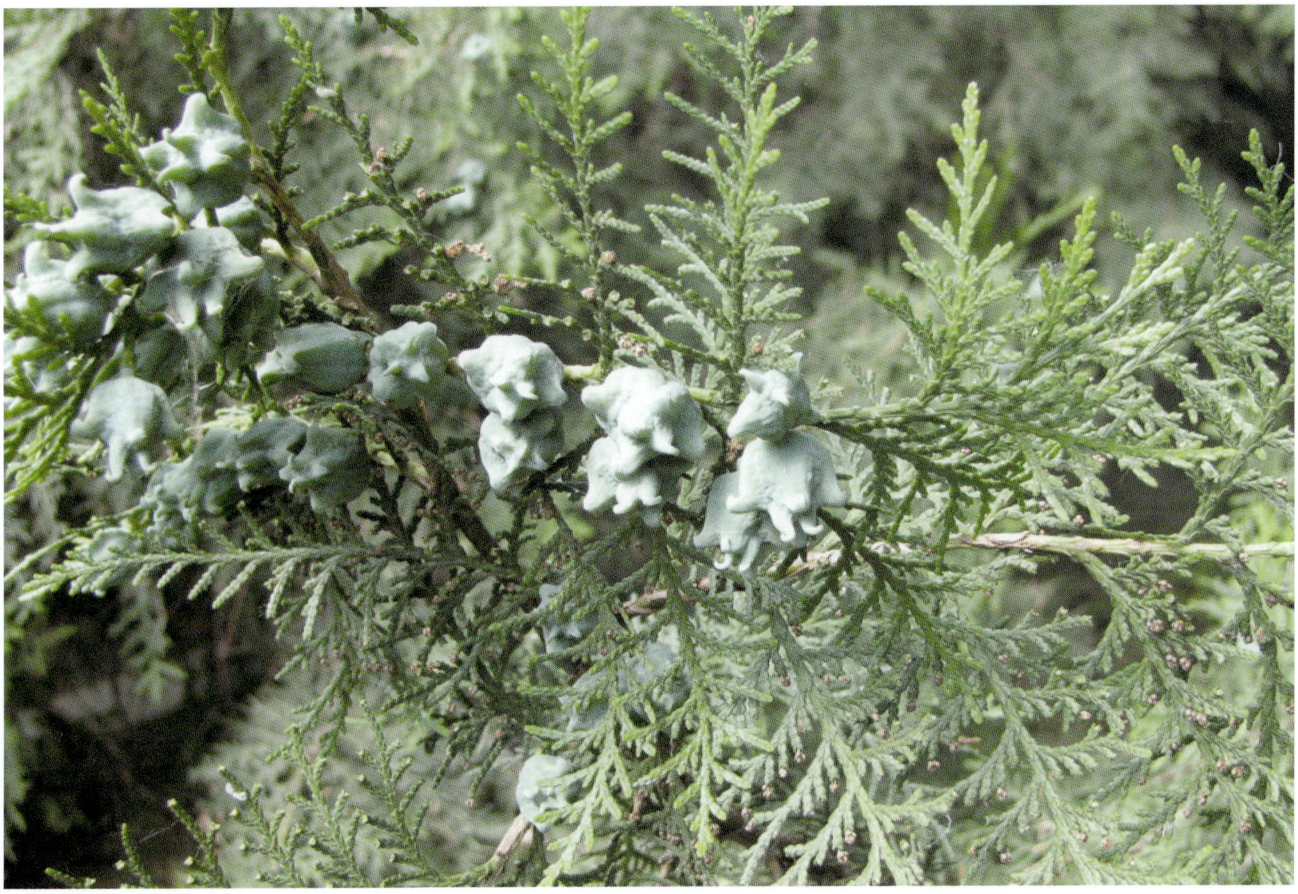

验方 ①**口舌生疮**：新鲜柏子30克，洗净，用开水冲泡当茶饮服，直至液汁色淡为止，此为1日量，可连服数日。②**变异性心绞痛**：服柏子养心丸，每次2丸，每日3次。③**梦游症**：柏子仁、酸枣仁各10克，柴胡、白芍、当归各8克，龙齿、石菖蒲各6克，合欢皮、夜交藤各12克，水煎服，每日1剂。④**神经官能症**：柏子仁、酸枣仁、茯神各15克，远志10克，紫贝齿、益智仁、枸杞子各25克，鳖甲、龟甲、党参各20克，每日1剂，水煎服。

食疗药膳

● 柏子仁粥

原料：柏子仁10～15克，粳米30～60克，蜂蜜适量。
制法：先将柏子仁去净皮壳杂质，稍捣烂，同粳米煮粥，待粥成时，兑入蜂蜜适量，稍煮1～2沸即可。
用法：每日2次。
功效：养心安神，润肠通便。
适用：心血不足，心神失养之心悸、失眠、健忘，以及阴血不足、肠燥便秘等。

使用注意

本品易走油变化，不宜曝晒。便溏及痰多者不宜用。

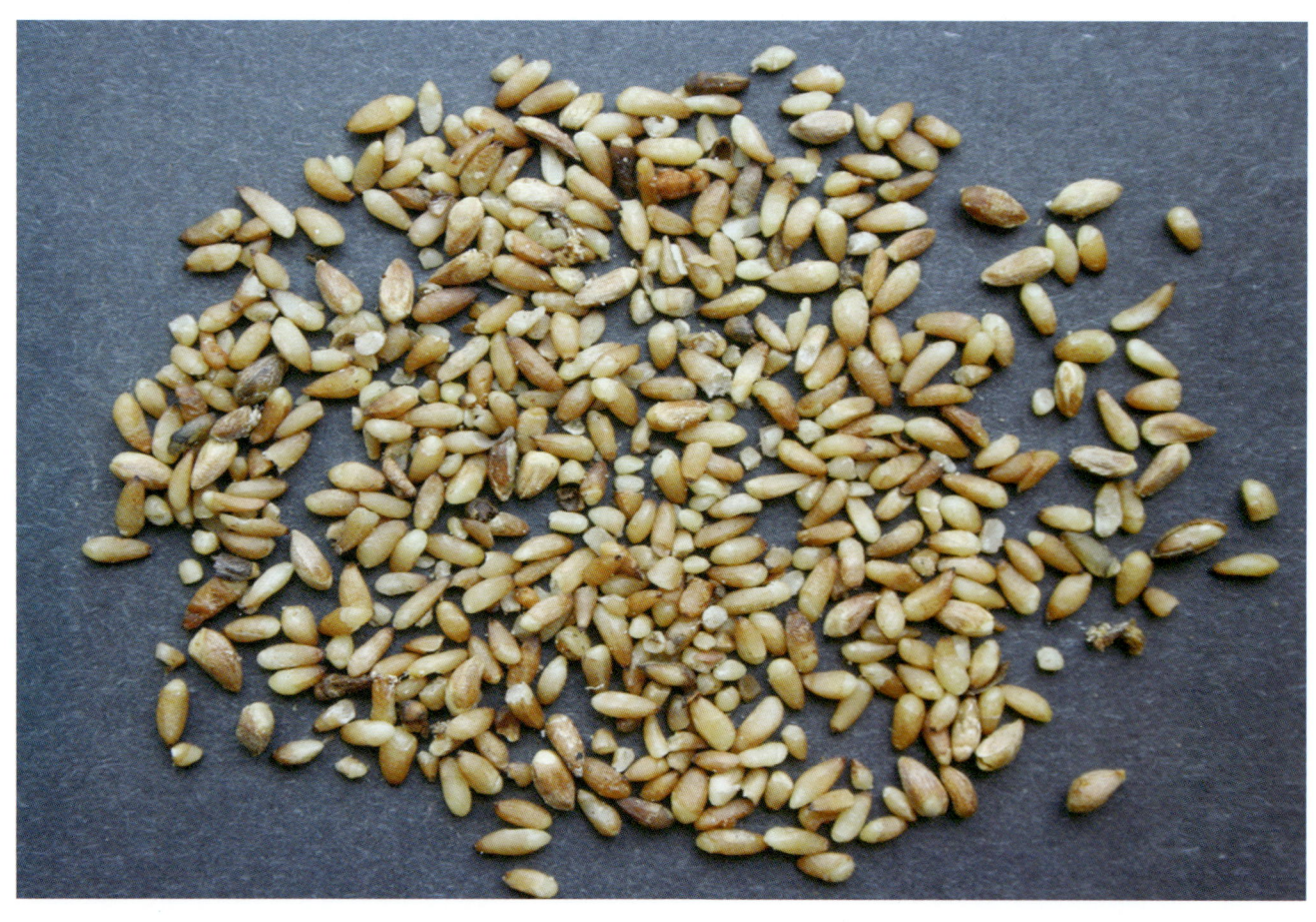

栀子

- **别名** 木丹、枝子、黄栀子、山栀子。
- **来源** 本品为茜草科常绿灌木植物栀子 *Gardenia jasminoides* Ellis的干燥成熟果实。

【形态特征】叶对生或3叶轮生；托叶膜质，联合成筒状。叶片革质，椭圆形、倒卵形至广倒披针形，全缘，表面深绿色，有光泽、花单生长于枝顶或叶腋、白色、香气浓郁；花萼绿色。圆筒形，有棱，花瓣卷旋，下部联合呈圆柱形，上部5～6裂；雄蕊通常6枚；子房下位，1室。浆果，壶状，倒卵形或椭圆形，肉质或革质，金黄色，有翅状纵棱5～8条。

【生境分布】生长于山坡、路旁，南方各地有野生。主产浙江、江西、湖南、福建等我国长江以南各省（区）。以江西产者为地道产品。

【采收加工】9～11月果实成熟呈红黄色时采收，除去果梗及杂质，蒸至上汽或置沸水中略烫，取出干燥即得。

【性味归经】苦，寒。归心、肺、三焦经。

【功能主治】泻火除烦，清热利湿，凉血解毒，消肿止痛。用于热病心烦，湿热黄疸，淋证涩痛，血热吐衄，目赤肿痛，火毒疮疡；外治扭挫伤痛。

【用量用法】内服：6～10克，煎服。外用：适量。生用清热泻火强；炒焦后止血；姜汁炒用止烦呕。栀子皮偏于达表祛肌热；栀子仁偏于走里清内热。

【验方】①**尿血尿痛（热性疾病引起的）**：生栀子末、滑石各等份，葱汤下。②**热毒下血**：栀子30枚，水3000毫升，煎取1000毫升，去滓服。③**软组织挫伤**：栀子粉适量，用食醋或凉茶调成糊状，外搽患处，干后即换。④**毛囊炎**：栀子粉、穿心莲粉各15克，冰片2克，凡士林100克，调匀外搽，每日2次。⑤**结节性红斑**：栀子粉20克，赤芍粉10克，凡士林100克，调匀外搽，每日2次。

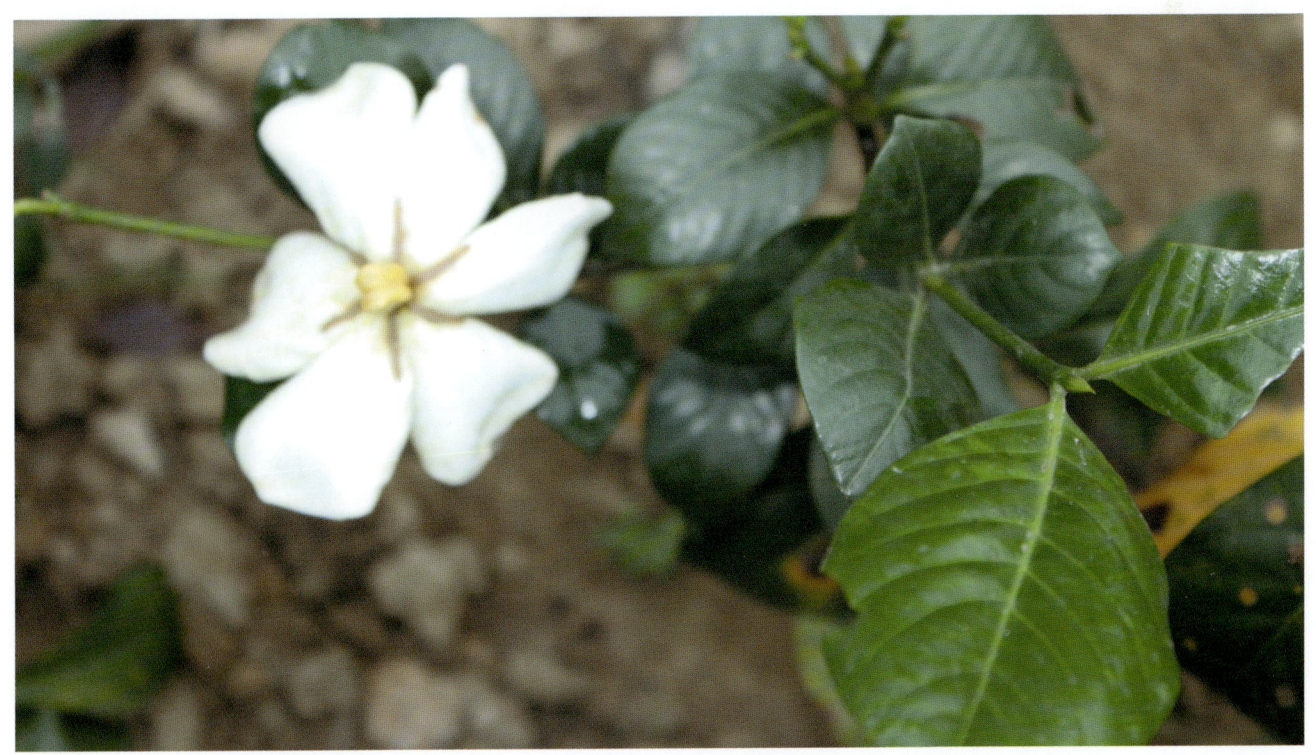

食疗药膳

●栀子仁粥

原料：栀子仁3～5克，粳米50～100克。

制法：将栀子仁碾成细末，先煮粳米为稀粥，待粥将熟时，调入栀子末稍煮即可。

用法：每日2次，温热食用。

功效：清热泻火。

适用：急性乳腺炎、急性结膜炎、黄疸性肝炎、胆囊炎等。

●连柏栀子酒

原料：黄柏90克，黄连15克，栀子30克，米酒800克。

制法：将上3味药轧成粗末，置锅中，加米酒煎煮数百沸，过滤去渣，装瓶备用。

用法：每日2次，每次30～50毫升。

功效：清热，解毒，止血。

适用：口舌生疮、牙龈出血等。

使用注意

脾虚便溏、食少者忌用。

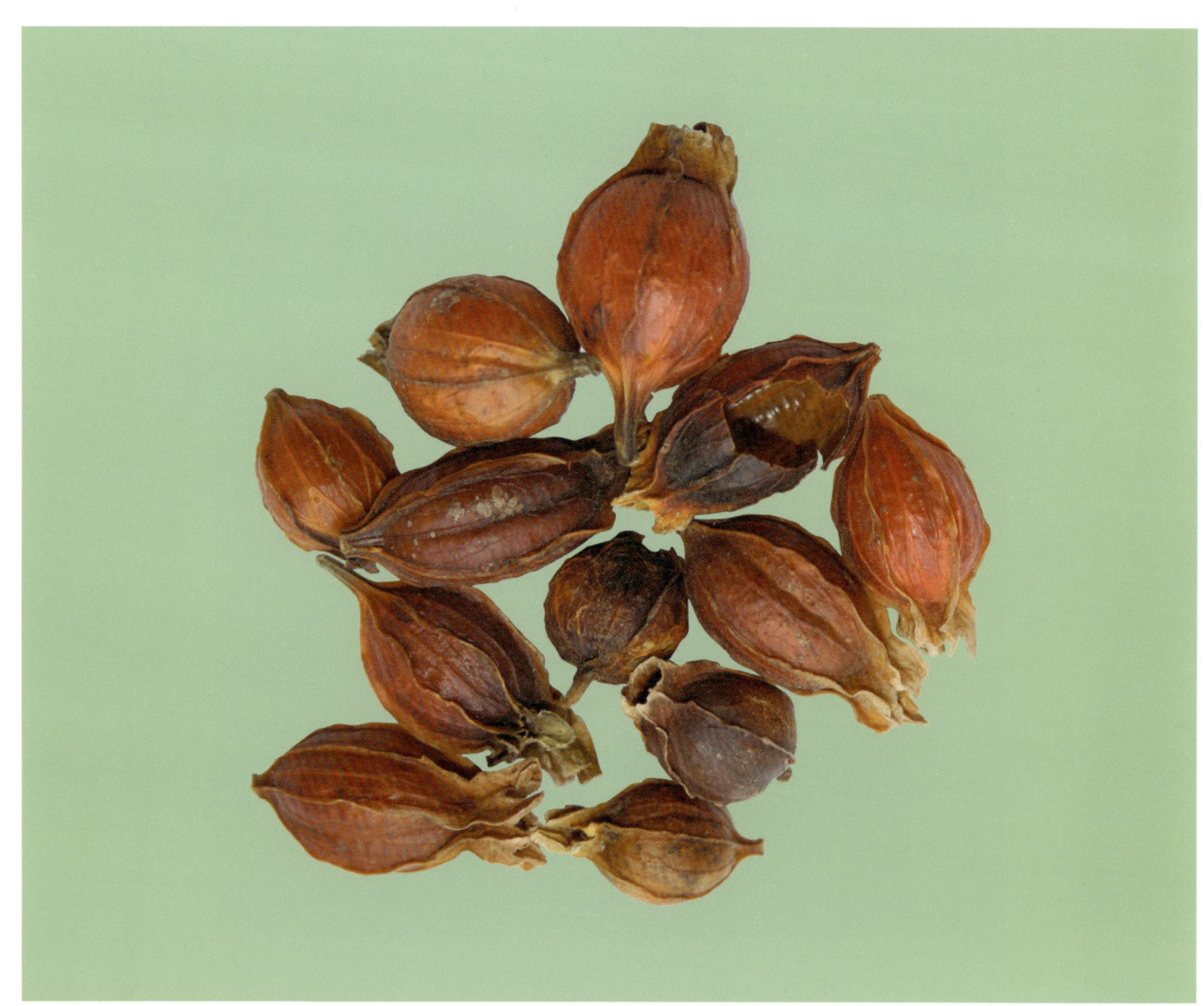

枸杞子

- **别名** 西枸杞、枸杞豆、枸杞果、山枸杞、枸杞红实。
- **来源** 本品为茄科植物宁夏枸杞 Lycium barbarum L.和枸杞的成熟果实。

【形态特征】为灌木或小乔木状。主枝数条，粗壮，果枝细长，先端通常弯曲下盘，外皮淡灰黄色，刺状枝短而细，生长于叶腋。叶互生或丛生长于短枝上。叶片披针形或卵状长圆形，花腋生，花冠漏斗状，粉红色或深紫红色。果实熟时鲜红，种子多数。

【生境分布】生长于山坡、田野向阳干燥处。分布于宁夏、内蒙古、甘肃、新疆等地也有少量生产。以宁夏产者质地最优，有"中宁枸杞甲天下"之美誉。

【采收加工】夏、秋二季果实呈橙黄色时采收。晾至皮皱后，再曝晒至外皮干硬，果肉柔软为度，除去果梗。生用或鲜用。

【性味归经】甘，平。归肝、肾经。

【功能主治】滋补肝肾，益精明目。用于虚劳精亏，腰膝酸痛，眩晕耳鸣，阳痿遗精，内热消渴，血虚萎黄，目昏不明。

【用量用法】内服：6～12克，大剂量可用至30克，煎服；或入丸、散、酒剂。

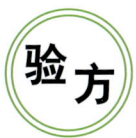

验方 ①**疖肿：** 枸杞子15克，烘脆研末，加凡士林50克，制成软膏，外搽患处，每日1次。②**妊娠呕吐：** 枸杞子、黄芩各50克，置于带盖大瓷杯内，用沸水冲泡，频频饮服。③**男性不育症：** 枸杞子15克，每晚嚼服，连服1个月为1个疗程。待精液常规检查正常后再服1个疗程。服药期间应戒房事。④**肥胖病：** 枸杞子15克，用沸水冲泡当茶饮服，早、晚各1次。⑤**老人夜间口干：** 枸杞子30克，每晚嚼服，10个月为1个疗程。

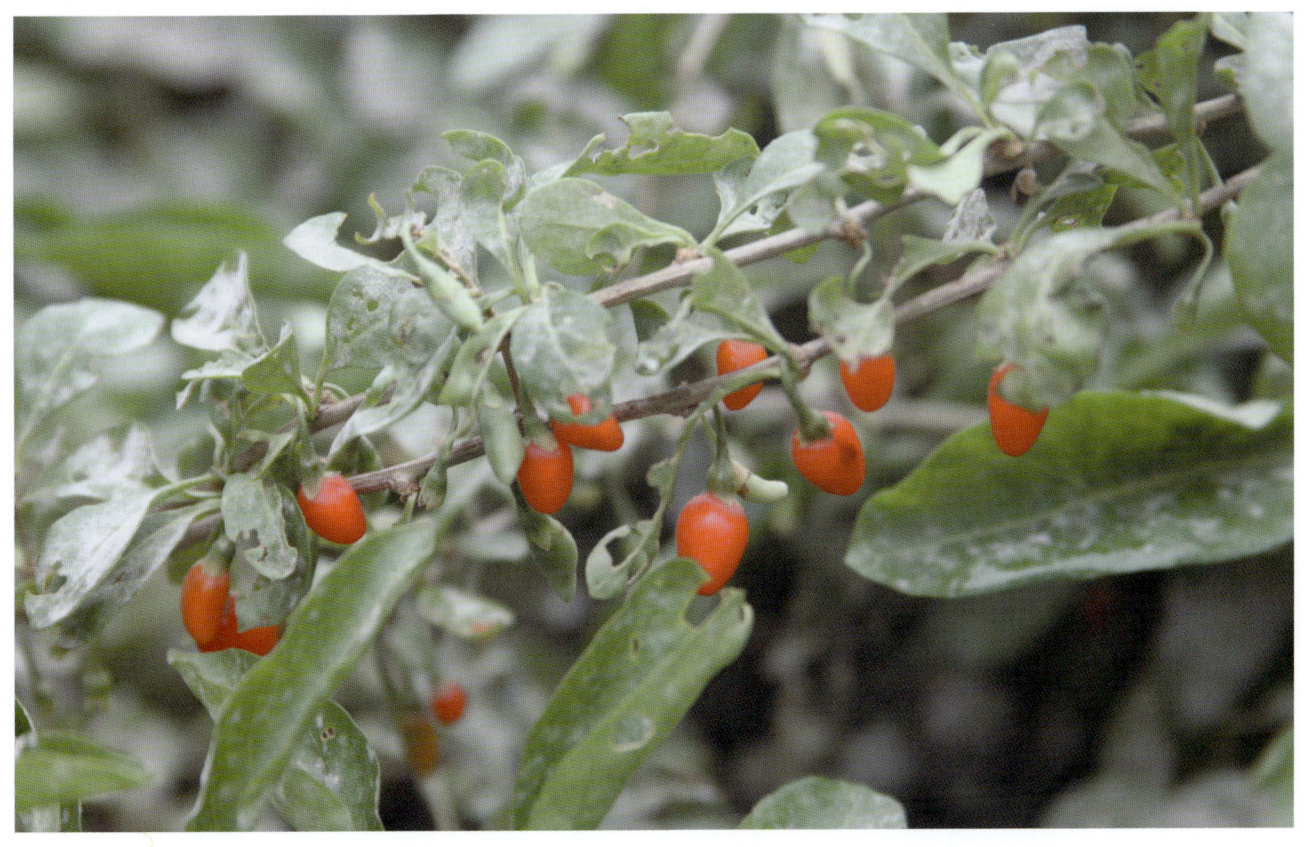

食疗药膳

●枸杞叶猪肝汤

制法：鲜枸杞叶200克，猪肝200～400克，盐适量。
制法：将上2味清洗干净，加适量水煮熟调味即可。
适用：佐餐食用。
功能：清热解毒，养肝明目。
适用：风热目赤、双眼涩痛流泪、视力减退及夜盲等。

●枸杞酒

原料：枸杞120克，白酒1000毫升。
制法：将枸杞子洗净晾干，与白酒共置入容器中，密封浸泡7日以上即可饮用。
用法：每日早、晚各1次，每次20毫升。
功效：滋肾润肺，补肝明目。
适用：肝肾阴亏或精血不足所致的头昏目眩、视物不明、目暗多泪、五心烦热、遗精、失眠多梦、腰膝酸痛、舌红少津等。

使用注意

外有表邪，内有实热，脾胃湿盛肠滑者忌用。

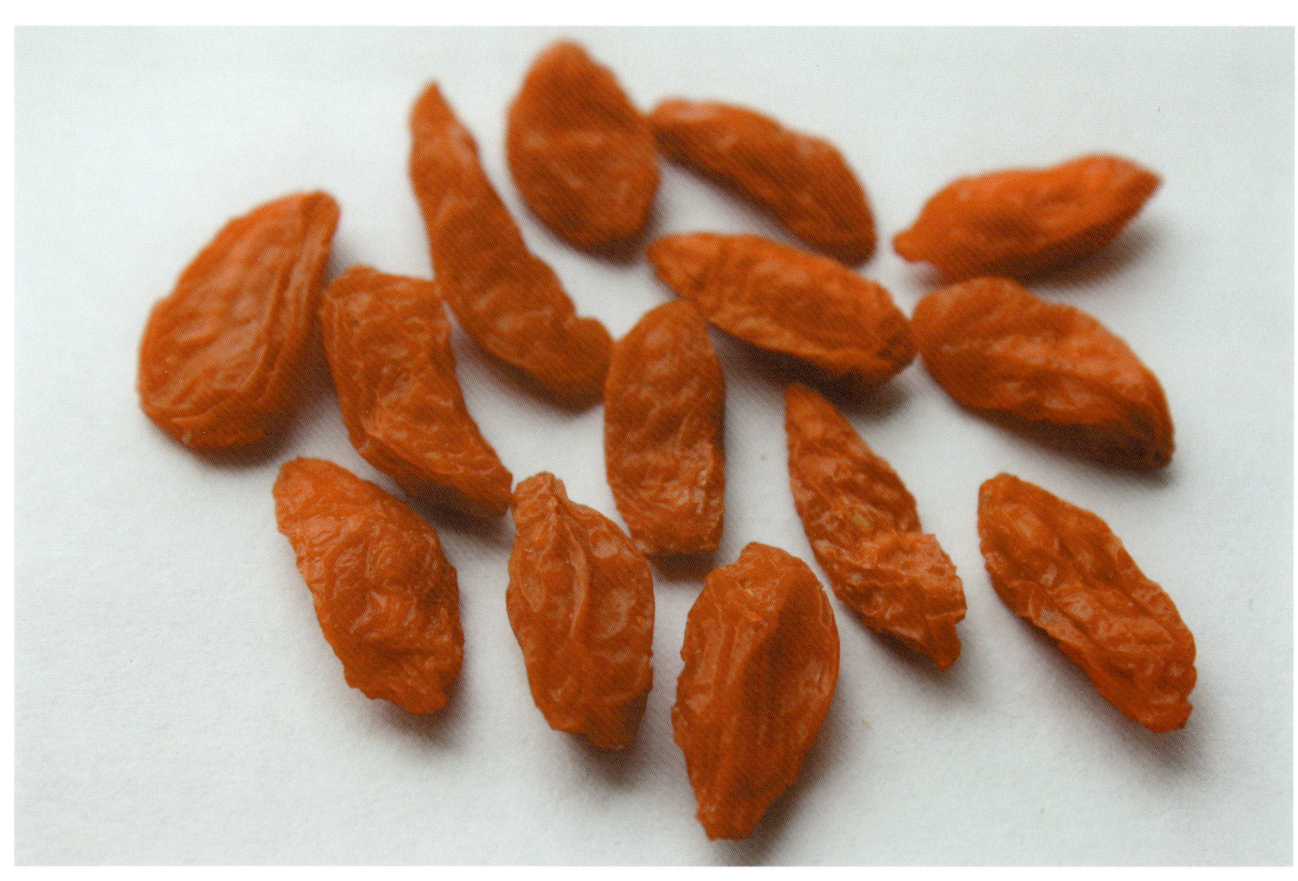

枸骨叶

- **别名** 功劳叶、猫儿刺、枸骨刺、八角茶、老虎刺。
- **来源** 本品为冬青科植树枸骨 *Ilex cornuta* Lindl. ex Paxt. 的干燥叶。

【形态特征】常绿乔木,通常呈灌木状。树皮灰白色,平滑。单叶互生,硬革质,长椭圆状直方形,长3~7.5厘米,宽1~3厘米,先端具3个硬刺,中央的刺尖向下反曲,基部各边具有1刺,有时中间左右各生1刺,老树上叶基部呈圆形,无刺,叶上面绿色,有光泽,下面黄绿色;具叶柄。花白色,腋生,多数,排列成伞形;雄花与两性花同株;花萼杯状,4裂,裂片三角形,外面有短柔毛;花瓣4;倒卵形,基部愈合;雄蕊4,着生在花冠裂片基部,与花瓣互生,花药纵裂;雄蕊1。核果椭圆形,鲜红色。种子4枚。花期4~5月,果期9~10月。

【生境分布】野生或栽培。分布于河南、湖北、安徽、江苏等地。

【采收加工】8~10月采收,拣去细枝,晒干。

【性味归经】苦,凉。归肝、肾经。

【功能主治】补肝肾,养气血,祛风湿,滋阴清热生津。用于肺痨咯血,骨蒸潮热,头晕目眩。

【用量用法】内服:9~15克,内服:煎汤,浸酒或熬膏。外用:捣汁或煎膏搽敷。

验方

①**头痛**:枸骨叶制成茶,泡饮。②**风湿性关节炎**:鲜枸骨叶120克,浸酒饮。③**肺结核**:枸骨嫩叶50克,烘干,开水泡,代茶饮。④**肺结核咯血**:枸骨叶、沙参、麦冬、桑白皮各9~15克,水煎服。⑤**神经性头痛**:枸骨叶15克,水煎代茶饮。

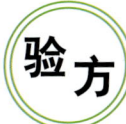

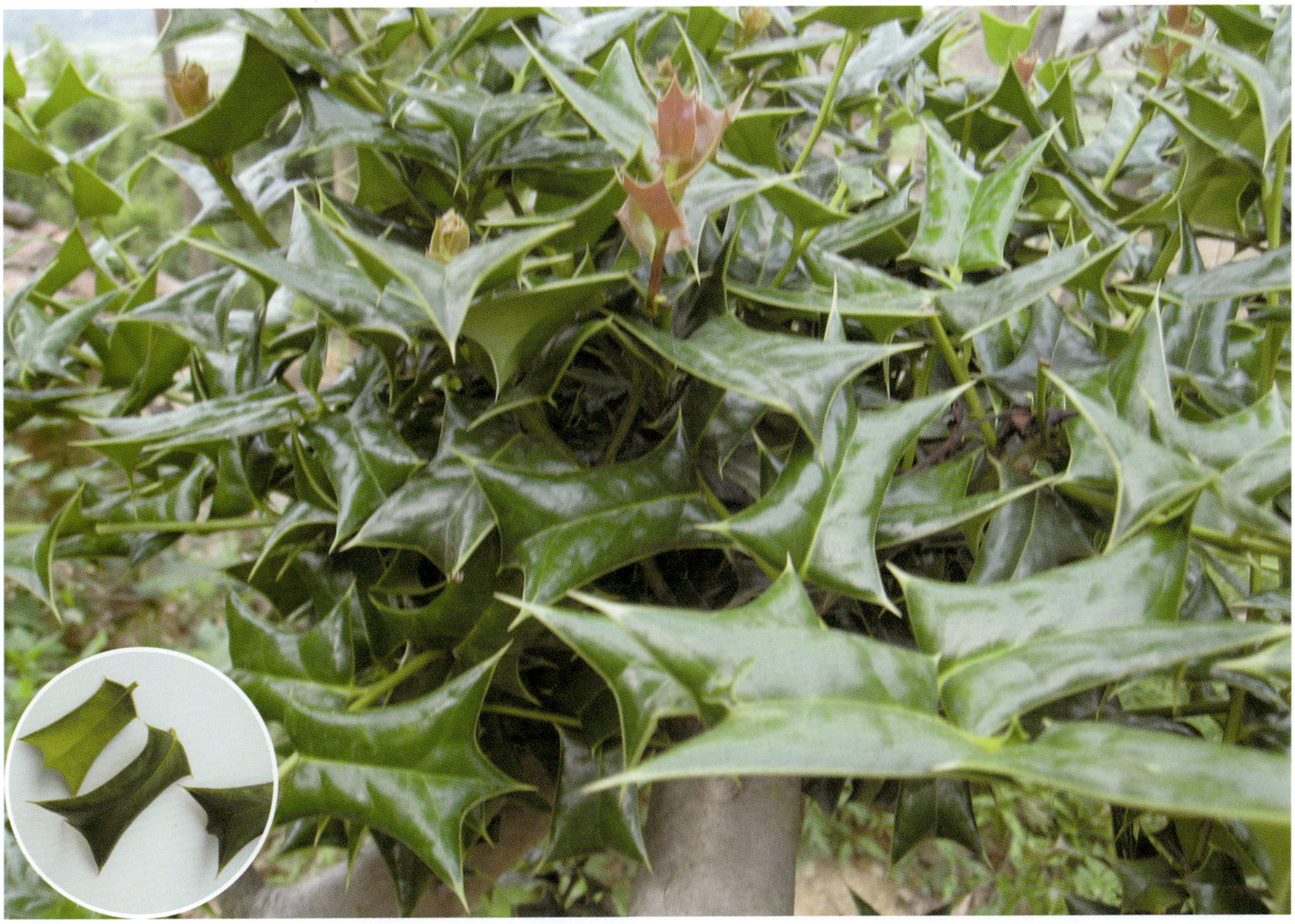

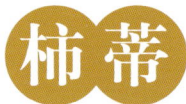

- **别名** 柿钱、柿蒂、柿丁、柿子把。
- **来源** 本品为柿树科植物柿 *Diospyros kaki* Thunb. 的宿存花萼。

【形态特征】落叶大乔木，高达14米。树皮深灰色至灰黑色，长方块状开裂；枝开展，有深棕色皮孔，嫩枝有柔毛。单叶互生，叶片卵状椭圆形至倒卵形或近圆形，先端渐尖或钝，基部阔楔形，全缘，上面深绿色，主脉生柔毛，下面淡绿色，有短柔毛，沿脉密被褐色绒毛。花杂性，雄花成聚伞花序，雌花单生叶腋，花冠黄白色，钟形。浆果形状种种，多为卵圆球形，橙黄色或鲜黄色，基部有宿存萼片。种子褐色，椭圆形。

【生境分布】多为栽培种。分布于四川、广东、广西、福建等地。

【采收加工】秋、冬二季果实成熟时采或食用时收集，洗净，晒干。

【性味归经】苦、涩，平。归胃经。

【功能主治】降气止呃。用于呃逆。

【用量用法】内服：5～10克，煎服。

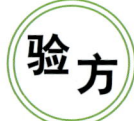

①**血淋**：干柿蒂（烧灰存性），为末，每次10克，空心米饮调服。②**百日咳**：柿蒂（阴干）20克，乌梅核中之白仁10个（细切）加白糖15克，用水2杯，煎至1杯。每日数回分服，连服数日。③**呃逆**：柿蒂、丁香、人参各等份，为细末，水煎，食后服。④**呃逆不止**：柿蒂（烧灰存性）为末，黄酒调服；或与姜汁、砂糖各等份，和匀，炖热徐服。

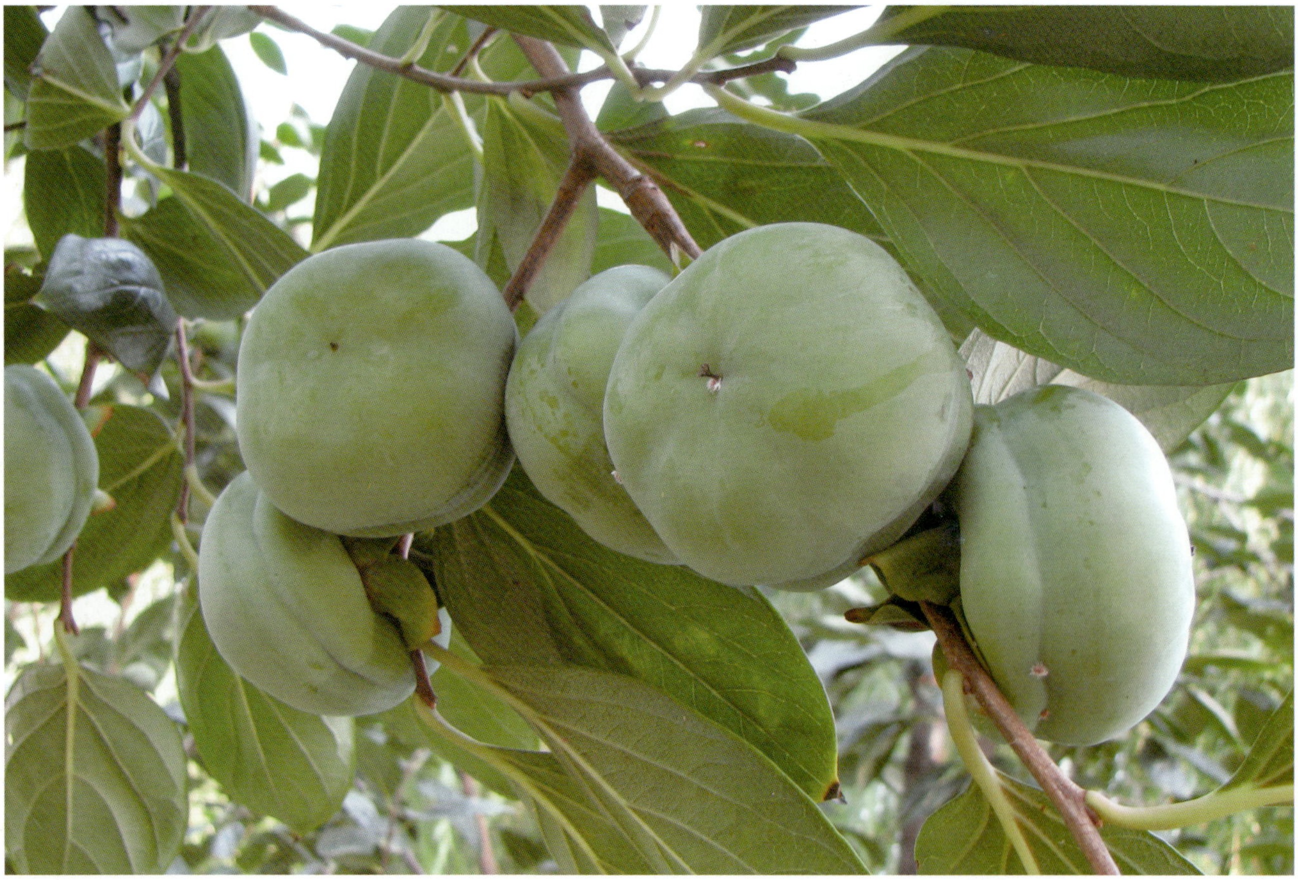

食疗药膳

●柿蒂茶

原料：柿蒂3～5枚，冰糖适量。
制法：将柿蒂清洗干净，与冰糖一起放入茶杯中，沸水冲泡。
用法：代茶频饮。
功效：佛气镇咳。
适用：慢性支气管炎咳嗽、气逆等。

●枣柿饼

原料：软红柿子肉100克，红枣30克，白面粉200克，油少许。
制法：红枣洗净去核，将柿肉、红枣碾烂，与面粉混匀，加清水适量，制成小饼。用油将小饼烙熟即可。
用法：可作早、晚餐食用，每周1～2次。
作用：清热解毒，生津止渴，润肺通便。
适用：肝阴不足导致的耳鸣、耳聋、口苦目眩、食少、倦怠，乏力等。

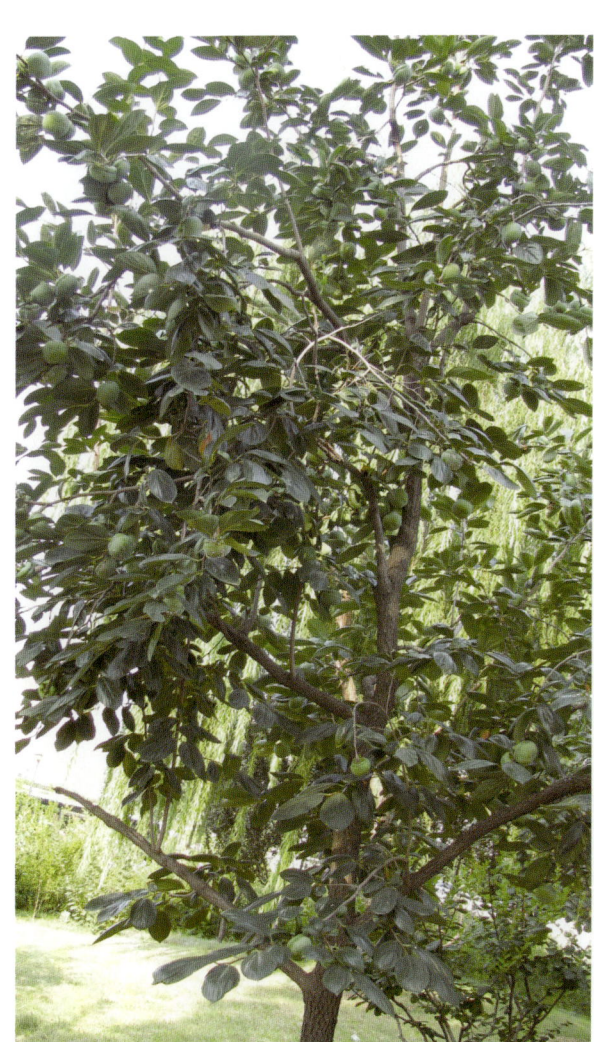
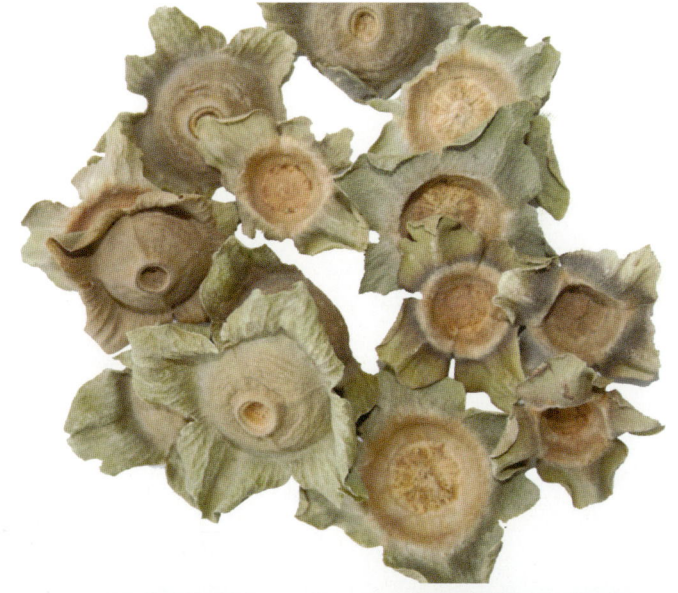
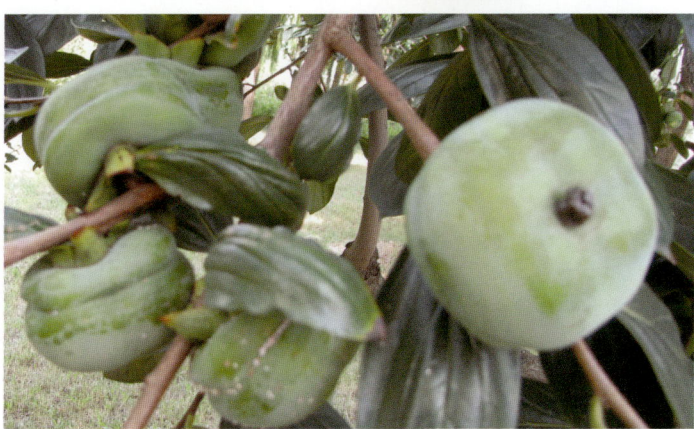

威灵仙

- **别名** 百条根、老虎须、铁扇扫、铁脚威灵仙。
- **来源** 本品为毛茛科攀缘性灌木植物威灵仙 *Clematis chinensis* Osbeck、棉团铁线莲或东北铁线莲的根及根茎。

【形态特征】为藤本,干时地上部分变黑。根茎丛生多数细根。叶对生,羽状复叶,小叶通常5片,稀为3片,狭卵形或三角状卵形,长1.2~6厘米,宽1.3~3.2厘米,全缘,主脉3条。圆锥花序顶生或腋生;萼片4(有时5)花瓣状,白色,倒披针形,外被白色柔毛;雄蕊多数;心皮多数,离生,被毛。瘦果,扁卵形,花柱宿存,延长成羽毛状。根茎呈圆柱状,表面淡棕黄色,上端残留茎基,下侧着生多数细根。

【生境分布】生长于山谷、山坡或灌木丛中。分布于江苏、浙江、江西、安徽、四川、贵州、福建、广东、广西等地。

【采收加工】秋季采挖,除去泥沙,晒干,生用。

【性味归经】辛、咸,温。归膀胱经。

【功能主治】祛风湿,通经络,消骨鲠。用于风湿痹痛,肢体麻木,筋脉拘挛,屈伸不利。

【用量用法】内服:6~10克,煎服。治骨鲠可用30~50克。

验方 ①诸骨鲠喉:威灵仙30克,浓煎含咽。②胆石症:威灵仙60克,水煎服。③腰脚疼痛:威灵仙150克,捣为散,饭前温酒调服,每次3克。④尿路结石:威灵仙60~90克,金钱草50~60克,水煎服。⑤疟疾:威灵仙15克,酒煎温服。

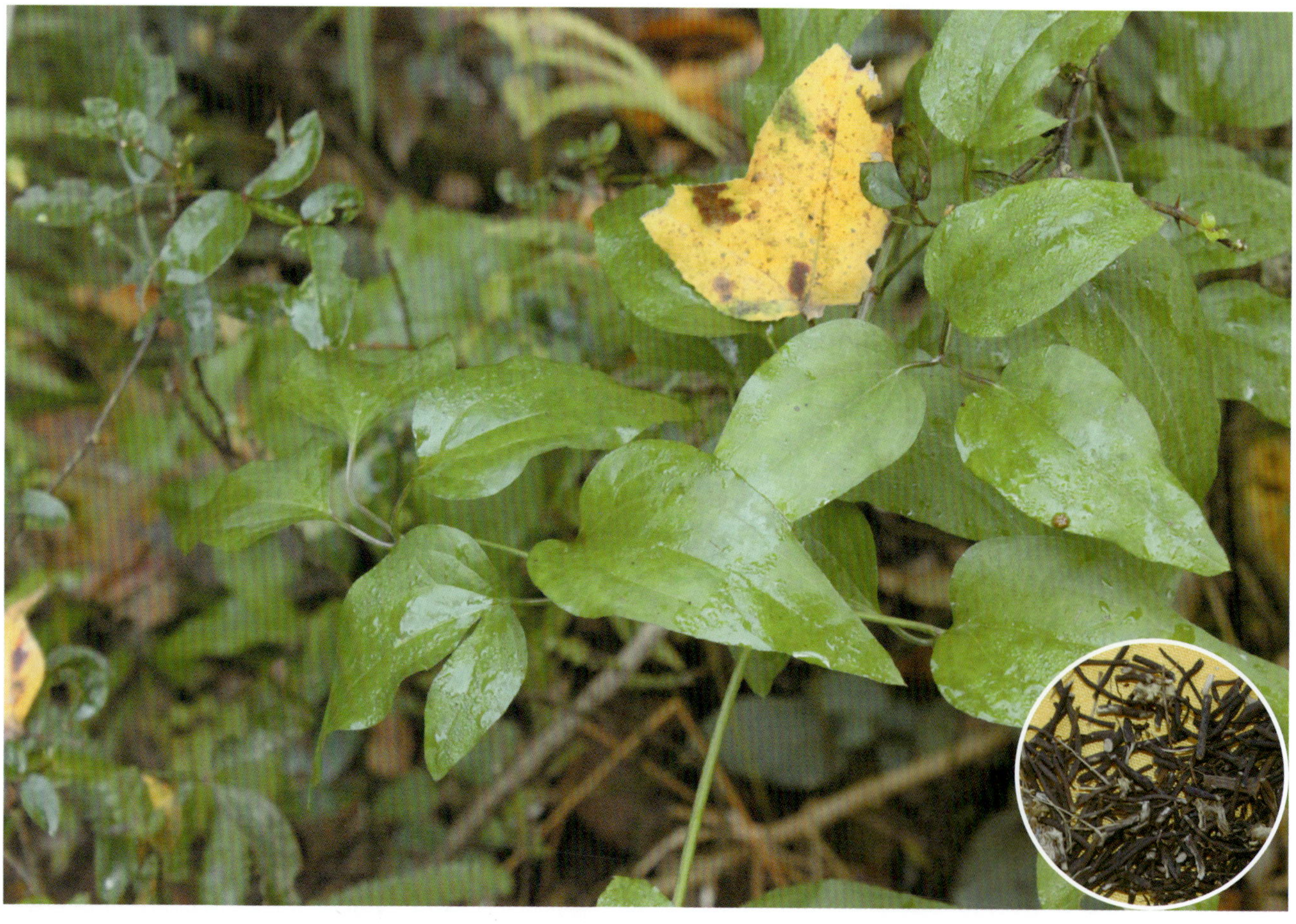

食疗药膳

● 灵仙酒

原料：威灵仙500克，好酒适量。

制法：将药洗净晾干，以酒浸（酒盖过药面）7日，焙干为末，面糊丸如梧子大，再浸药酒。

用法：每日2次，每服20丸。

功效：通络止痛。

适用：腰腿疼痛。

● 威灵仙炖肉

原料：威灵仙60～90克（黑根），鸡蛋或肉适量。

制法：将威灵仙炖肉、煎蛋或蒸蛋吃。

用法：适量食用。

功效：祛风湿，通经络，补气血。

适用：头晕盗汗或冷汗不止。

使用注意

本品走散力强，能耗散气血，故气血虚弱、胃溃疡者慎用。

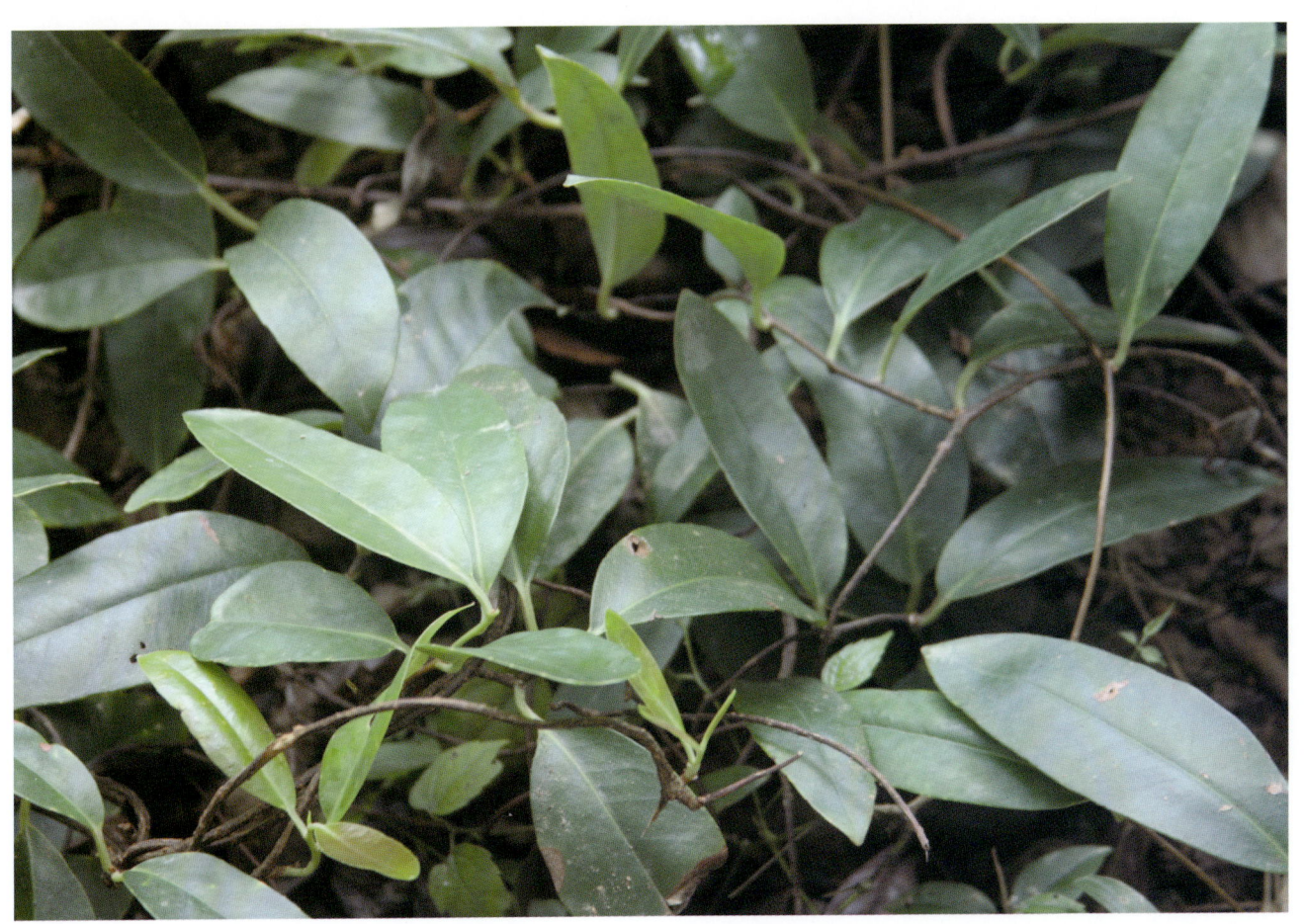

厚朴

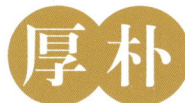

- **别名** 厚皮、重皮、赤朴、烈朴、川朴、紫油厚朴。
- **来源** 本品为木兰科落叶乔木植物厚朴 *Magnolia officinalis* Rehd.et Wils.或凹叶厚朴的干燥干皮、根皮及枝皮。

【形态特征】 落叶乔木,高7~15米;树皮紫褐色,冬芽由托叶包被,开放后托叶脱落。单叶互生,密集小枝顶端,叶片椭圆状倒卵形,革质,先端钝圆或具短尖,基部楔形或圆形,全缘或微波状,背面幼时被灰白色短绒毛,老时呈白粉状。花与叶同时开放,单生枝顶,白色,直径约15厘米,花梗粗壮,被棕色毛;雄蕊多数,雌蕊心皮多数,排列于延长的花托上。聚合果圆卵状椭圆形,木质。

【生境分布】 常混生长于落叶阔叶林内或生长于常绿阔叶林缘。分布于四川、安徽、湖北、浙江、贵州等地。以湖北恩施地区所产紫油朴质量最佳,其次四川、浙江产者也佳。

【采收加工】 4~6月选生长15~20年以上植株剥取皮部,根皮及枝皮直接阴干;干皮置沸水中微煮后,堆置阴湿处,"发汗"至内表面变紫褐色或棕褐色时,蒸软取出,卷成筒状,干燥。

【性味归经】 苦、辛,温。归脾、胃、肺、大肠经。

【功能主治】 燥湿消痰,下气除满。用于湿滞伤中,脘痞吐泻,食积气滞,腹胀便秘,痰饮喘咳。

【用量用法】 内服:3~10克,煎服。

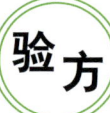

①**腹泻伴消化不良:** 厚朴、黄连各9克,水煎空腹服。②**肠道寄生虫:** 厚朴、槟榔各6克,乌梅2个,水煎服。③**便秘:** 厚朴、枳实各9克,大黄6克,水煎服。④**咳喘痰多:** 厚朴10克,杏仁、半夏、陈皮各9克,水煎服。⑤**单纯性肠梗阻:** 厚朴、莱菔子各10克,大黄、芒硝(冲)各6克,枳实、赤芍各12克,水煎服。

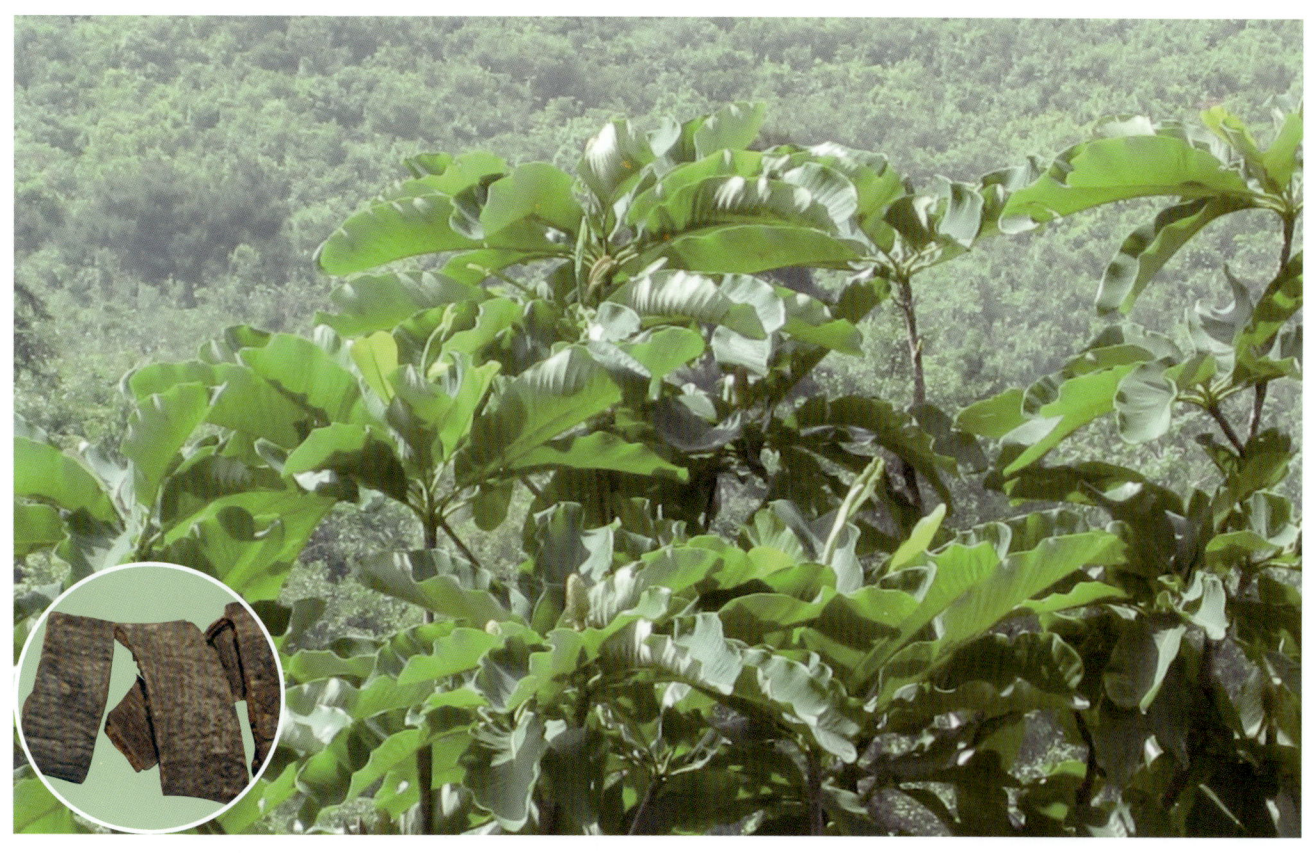

食疗药膳

●加味午时茶

原料：厚朴花、午时茶块各9克，焦三仙6克，橘红3克，炒青皮2.5克。
制法：将上几味加适量水，煮沸即可。
用法：代茶频饮。
功效：消食化湿，理气解表。
适用：感冒风寒、身热、恶寒、纳少以及食积、腹痛便泻等。

●二花朴蜜浆

原料：厚朴花、丝瓜花、白萝卜丝各10克，蜂蜜15克。
制法：把前三种放入大茶杯中，用沸水泡15分钟盖好，以后入蜂蜜搅匀。
用法：去渣热饮，频频饮之，每日1剂，连服数日。
功效：清肺降逆化痰。
适用：气管炎胸闷、咳嗽、吐痰。

使用注意

本品辛苦温燥湿，易耗气伤津，故气虚津亏者及孕妇当慎用。

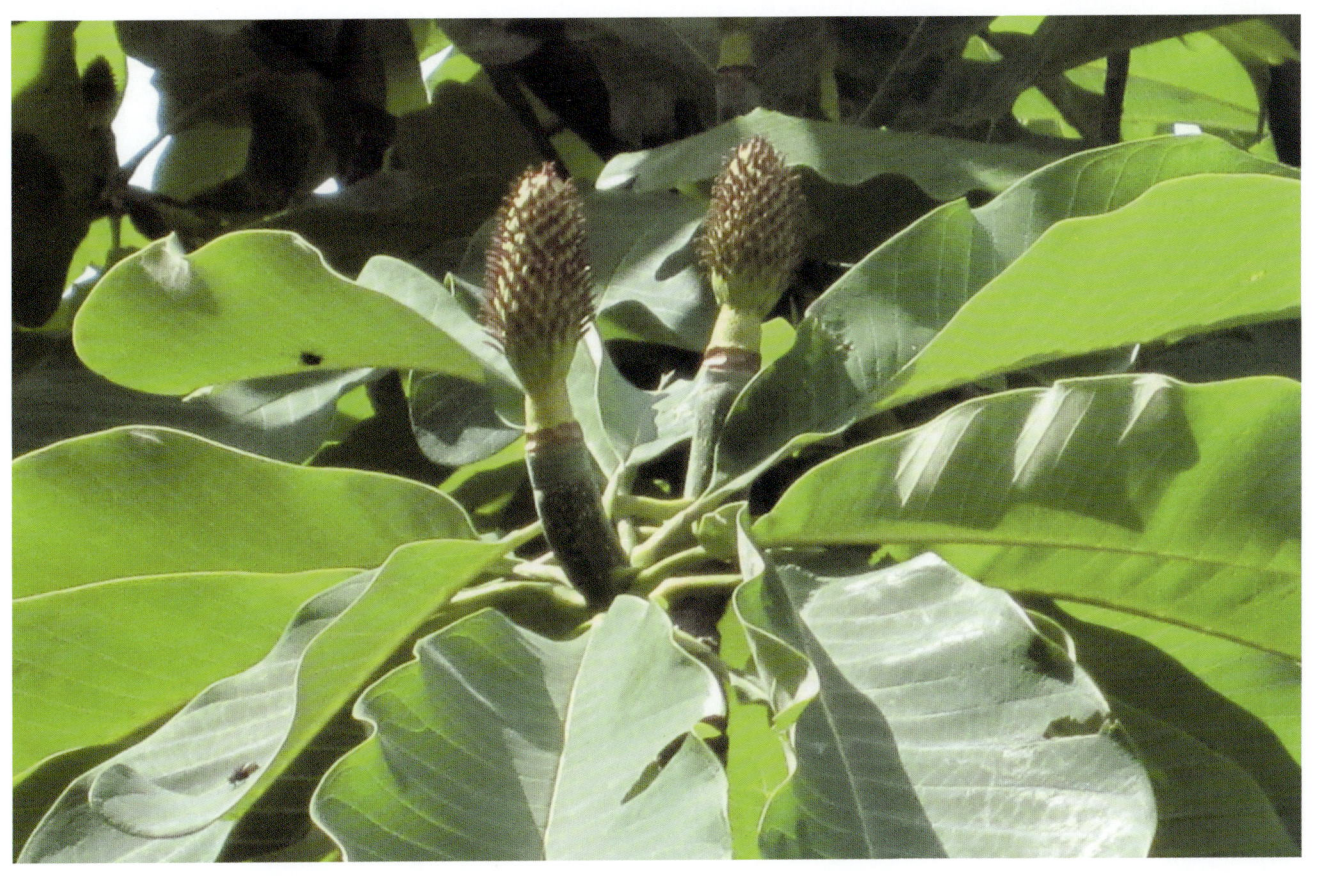

砂仁

- **别名** 阳春砂、春砂仁、蜜砂仁。
- **来源** 本品为姜科多年生草本植物阳春砂 *Amomum villosum* Lour. 或海南砂或缩砂的干燥成熟果实。

【形态特征】 多年生草本,高达1.5米或更高,茎直立。叶二列,叶片披针形,长20～35厘米,宽2～5厘米,上面无毛,下面被微毛;叶鞘开放,抱茎,叶舌短小。花茎由根茎上抽出;穗状花序成球形,有一枚长椭圆形苞片,小苞片成管状,萼管状,花冠管细长,白色,裂片长圆形,先端兜状,唇状倒卵状,中部有淡黄色及红色斑点,外卷;雌蕊花柱细长,先端嵌生药室之中,柱头漏斗状高于花药。蒴果近球形,不开裂,直径约1.5厘米,具软刺,熟时棕红色。

【生境分布】 生长于气候温暖、潮湿、富含腐殖质的山沟林下阴湿处。阳春砂主产我国广东、广西等地。海南砂主产海南、广东及湛江地区。缩砂产于越南、泰国、印度尼西亚等地。以阳春砂质量为优。

【采收加工】 夏、秋季果实成熟时采收,晒干或低温干燥。用时打碎生用。

【性味归经】 辛,温。归脾、胃、肾经。

【功能主治】 化湿开胃,温脾止泻,理气安胎。用于湿浊中阻,脘痞不饥,脾胃虚寒,呕吐泄泻,妊娠恶阻,胎动不安。

【用量用法】 内服:3～6克,煎服,宜后下。

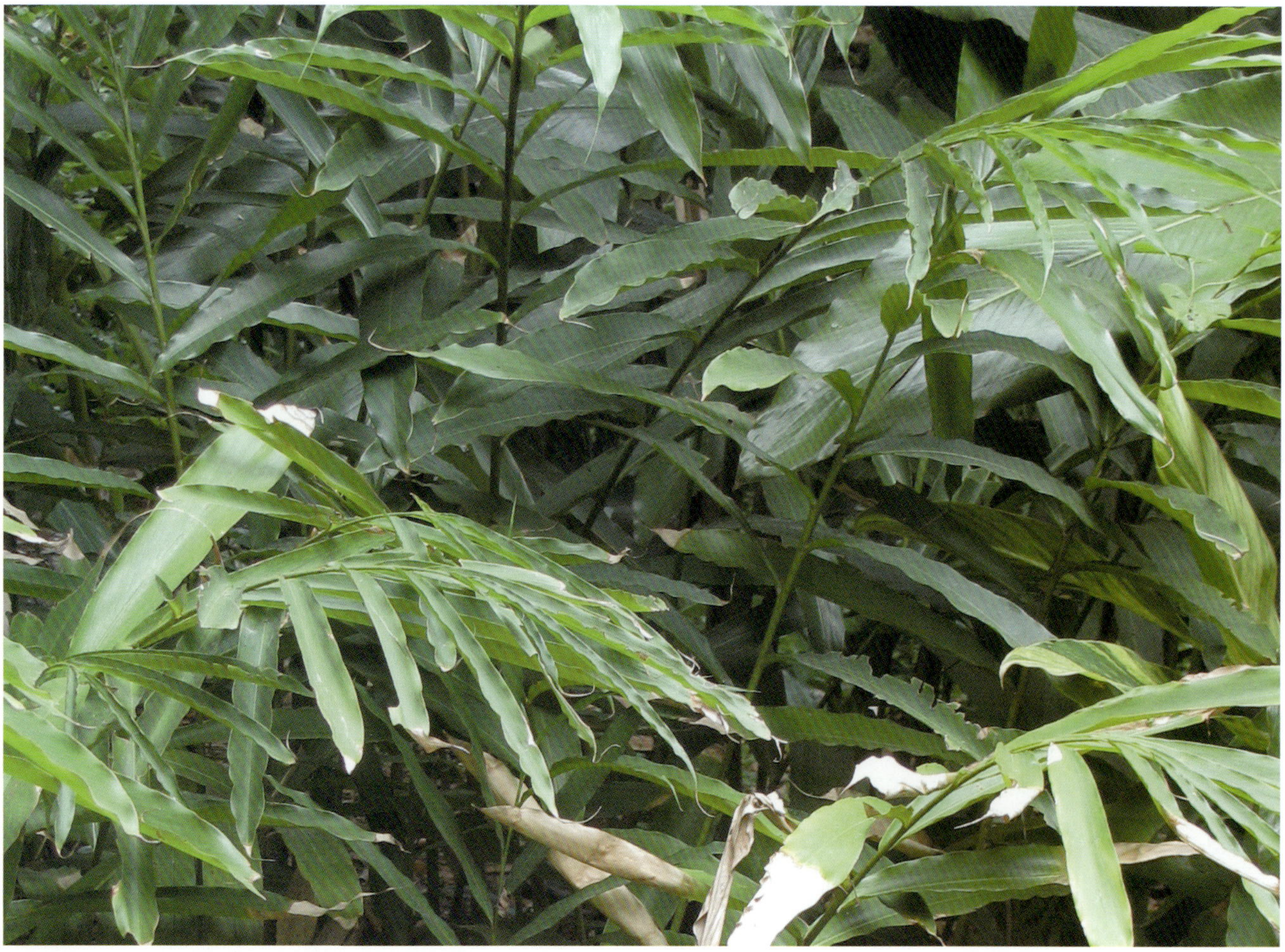

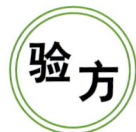

验方

①**胎动不安**：砂仁5克，紫苏梗9克，莲子60克。先将莲子以净水浸泡半日，再入锅中加水煮炖至九成熟时加入紫苏梗、砂仁，用小火煮至莲子熟透即可，吃莲子喝汤。逐日1剂，连用5~7日。②**妊娠呕吐**：砂仁适量，研为细末，每次6克，姜汁少许，沸汤服。③**浮肿**：砂仁、蝼蛄等份，焙燥研细末，每次3克，以温黄酒和水各半送服，每日2次。

食疗药膳

●砂仁粥

原料：砂仁细末3~5克，粳米100克。
制法：先将粳米煮粥，待粥煮成后调入砂仁末，再煮一二沸即可。
用法：早餐食用。
功能：暖脾胃，助消化，调中气。
适用：消化不良、脘腹肿满、食欲不振、气逆呕吐、脾胃虚寒性腹痛泻痢等。

●砂仁肚条

原料：砂仁10克，猪肚1000克，胡椒末、花椒、葱白、生姜适量。
制法：将砂仁洗净后入锅煮八成熟后捞出沥干水分，猪肚洗净入锅煮熟后出锅切丝，再将二者入锅同炒五分钟，入调料拌匀即可。
用法：佐餐食用。
功效：温中化湿，行气止痛。
适用：脘腹冷痛、胀闷不舒、不思饮食、呕吐泄泻等。

●砂仁藕粉

原料：砂仁1.5克，木香1克，白糖、藕粉各适量。
制法：前2味研面与后2味混合冲服。
用法：每食适量。
功效：调和脾胃。
适用：气阻中焦，脾胃失和之呕吐、胃痛、噎膈、痛经和妊娠呕吐等。

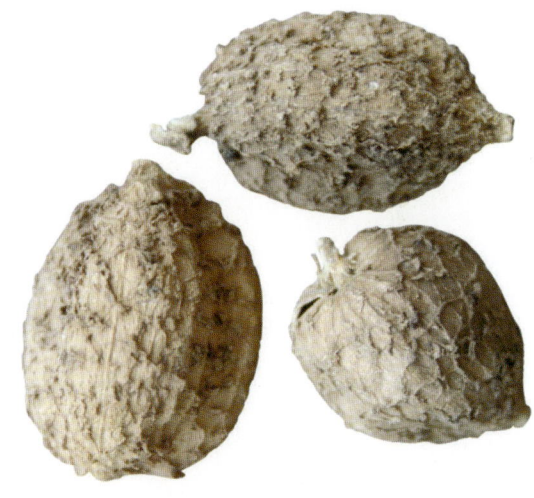

使用注意

阴虚内热者禁服。

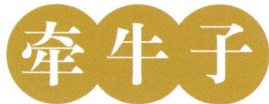

- **别名** 黑丑、白丑、二丑、喇叭花。
- **来源** 本品为旋花科1年生攀缘草本植物裂叶牵牛 Pharbitis nil (L.) Choisy 或圆叶牵牛的干燥成熟种子。

【形态特征】一年生缠绕性草质藤本。全株密被粗硬毛。叶互生，近卵状心形，叶片3裂，具长柄。花序有花1~3朵，总花梗稍短于叶柄，腋生；萼片5，狭披针形，中上部细长而尖，基部扩大，被硬毛；花冠漏斗状，白色、蓝紫色或紫红色，顶端5浅裂。蒴果球形，3室，每室含2枚种子。圆叶牵牛：与上种区别为茎叶被密毛；叶阔心形，常不裂，总花梗比叶柄长。萼片卵状披针形，先端短尖。种子呈三棱状卵形，似橘瓣状。长约4~8毫米，表面黑灰色（黑丑）或淡黄白色（白丑），背面正中有纵直凹沟，两侧凸起部凹凸不平，腹面棱线下端有类圆形浅色的种脐。

【生境分布】生长于山野灌木丛中、村边、路旁；多栽培。全国各地有分布。

【采收加工】秋末果实成熟、果壳未开裂时采割植株，晒干，打下种子，除去杂质。

【性味归经】苦，寒；有毒。归肺、肾、大肠经。

【功能主治】泻水通便，消痰涤饮，杀虫攻积。用于水肿胀满，二便不通，痰饮积聚，气逆喘咳，虫积腹痛。

【用量用法】内服：3~9克，煎服；或入丸、散服，每次1.5~3克。

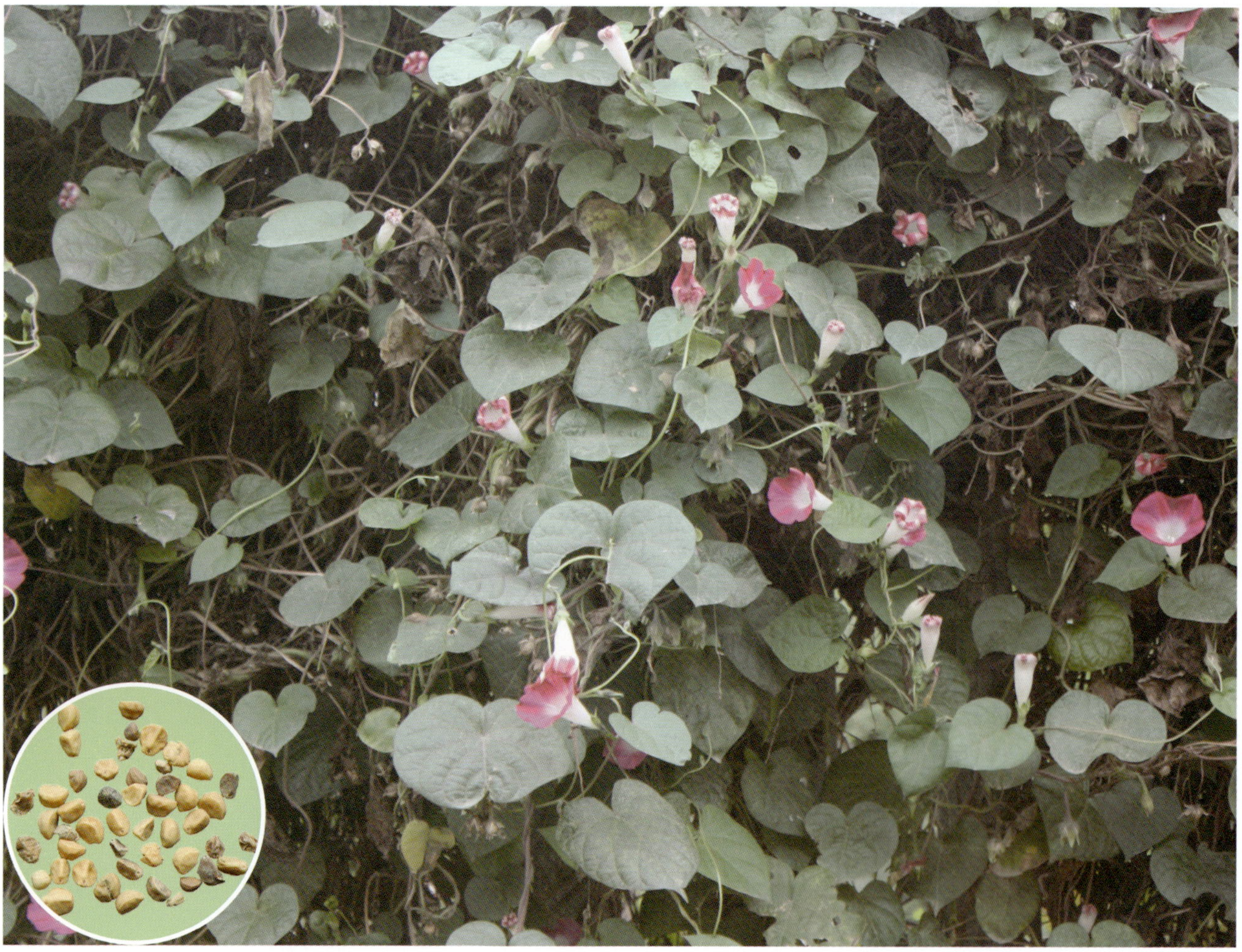

验方 ①**水肿：** 牵牛子适量，研为末，每次2克，每日1次，以小便利为度。②**肠道寄生虫：** 牵牛子100克（炒，研为末），槟榔50克，使君子肉50个（微炒），均为末，每次10克，砂糖调下，小儿减半。③**水气积块：** 牵牛子500克，炒研细，黄酒冲服，每次3克，每日3次。④**气滞腹痛，食积腹痛：** 炒牵牛子60克，研细末，红糖水冲服，每次2克，每日3次。⑤**燥热实秘：** 牵牛子15克，大黄30克，共为细末，蜂蜜水送服10克。

食疗药膳

●牵牛猪腰子

原料：黑白牵牛末10克，小茴香100粒，川椒50粒，猪腰子1具。

制法：将猪腰子切开，入茴香、川椒、牵牛末、扎定、纸包煨熟。

用法：空心食之，酒下，取出恶物效。

功效：温中下气，泻水止痛。

适用：肾气作痛。

使用注意

孕妇禁用。不宜与巴豆同用。

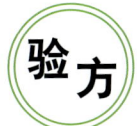

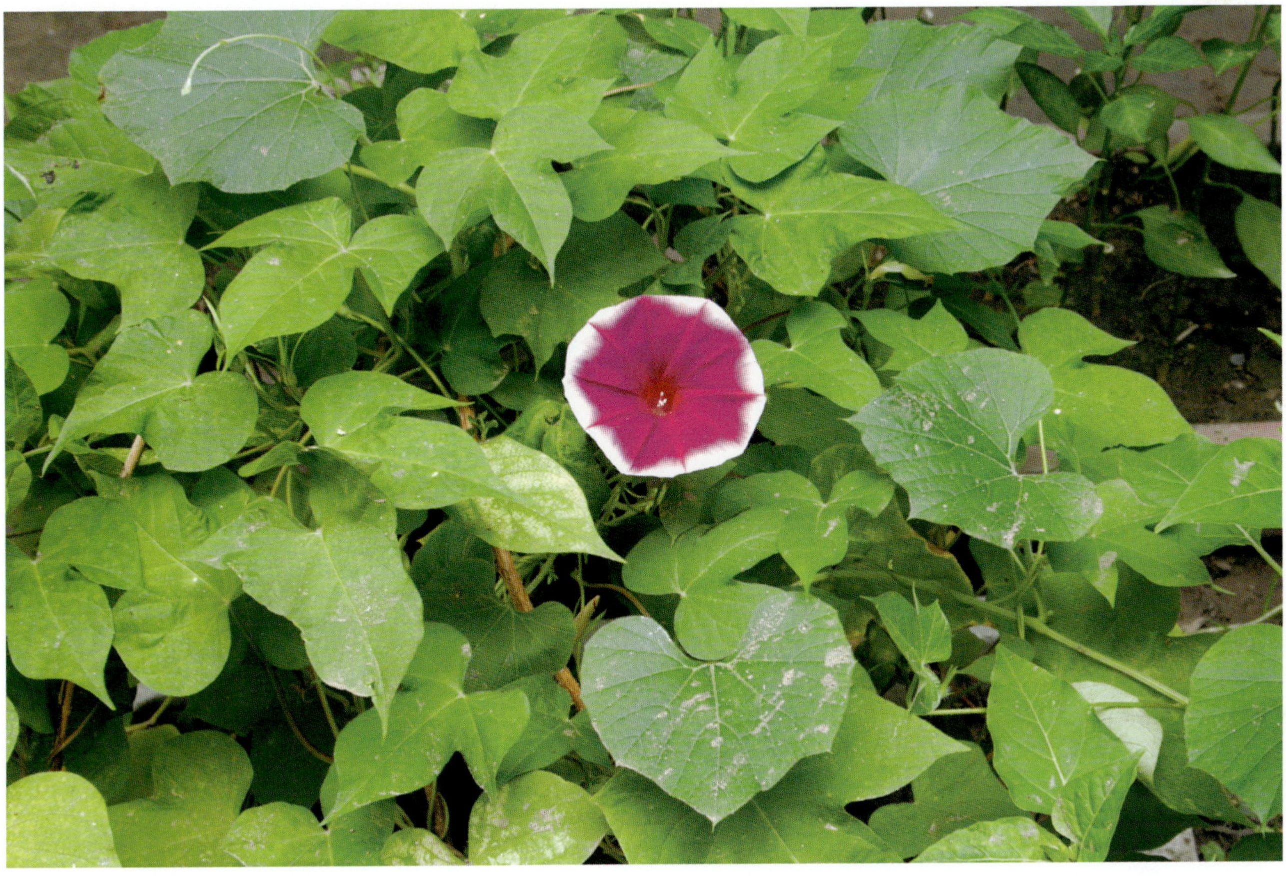

鸦胆子

- **别名** 老鸦胆、鸭蛋子、雅旦子。
- **来源** 本品为苦木科常绿大灌木或小乔木鸦胆子 *Brucea javanica* (L.) Merr 的成熟果实。

【形态特征】落叶灌木或小乔木，高2～3米，全株被黄色柔毛。羽状复叶互生，卵状披针形，边缘有粗齿，两面被柔毛。花单性异株，圆锥状聚伞花序腋生，花极小，暗紫色。核果椭圆形，黑色。

【生境分布】生长于灌木丛、草地及路旁向阳处。分布于福建、广西、云南、台湾、广东等地。

【采收加工】秋季果实成熟时采收，除去杂质，晒干。

【性味归经】苦，寒；有小毒。归大肠、肝经。

【功能主治】清热解毒，截疟，止痢，外用腐蚀赘疣。用于痢疾，疟疾；外治赘疣，鸡眼。

【用量用法】内服：0.5～2克，用龙眼肉包裹或装入胶囊吞服。外用：适量。

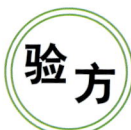

验方

①**阿米巴痢疾**：鸦胆子仁，用龙眼肉包裹吞服（或装胶囊中），每次15～30粒，每日3次，服时切勿咬碎。②**疣**：鸦胆子适量，去皮，杵为末，以烧酒和搽患处。③**阴道炎**：鸦胆子仁40粒，打碎，加水煎成40毫升，一次性灌注阴道，每日1次。

使用注意

对胃肠及肝肾均有损害，不宜多用、久服。

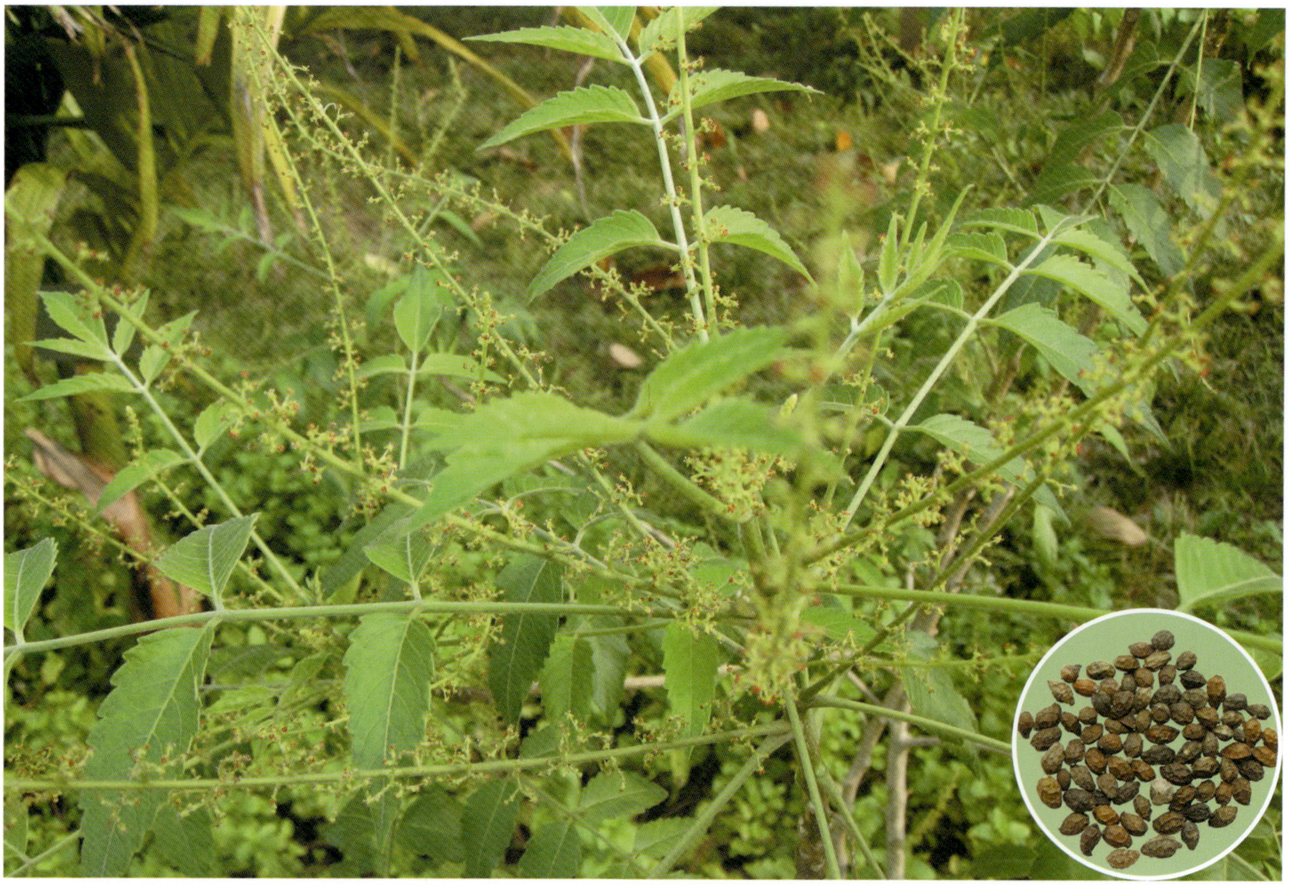

韭菜子

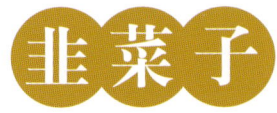

- **别名** 韭子、韭菜仁。
- **来源** 本品为百合科植物韭菜 Allium tuberosum Rottl.ex Spreng 的干燥成熟种子。

【形态特征】 多年生草本，全草有异臭。鳞茎狭圆锥形。叶基生，扁平，狭线形，长15～30厘米，宽1.5～6毫米。花茎长30～50厘米，顶生伞形花序，具20～40朵花；总苞片膜状，宿存；花梗长为花被的2～4倍；花被基部稍合生，裂片6，白色，长圆状披针形，长5～7毫米；雄蕊6；子房三棱形。蒴果倒卵形，有三棱。种子6，黑色。花期7～8月，果期8～9月。

【生境分布】 生长于田园。全国各地有栽培，以河北、河南、山西、江苏、山东、安徽、吉林产量最大。

【采收加工】 秋季果实成熟时，收采果序，晒干，搓出种子，除去杂质及果皮。

【性味归经】 辛、甘，温。归肝、肾经。

【功能主治】 补肾壮阳，固精。用于肝肾亏虚，腰膝酸痛，阳痿遗精，遗尿尿频，白浊带下。

【用量用法】 内服：3～9克，煎服；或入丸、散。

验方

①**遗精**：韭菜子25克，牛鞭1根，淫羊藿、菟丝子各15克，水煎服。②**重症呃逆**：韭菜子轧为细面，每日3次，每次3～6克，口服，煎则无效。③**阳痿**：韭菜子60克，水煎服，每日1剂。④**中老年人肾阳虚损，阳痿不举，早泄精冷之症**：韭菜子、巴戟天、胡芦巴、杜仲各10克，水煎服。⑤**遗精**：韭菜子，每日生吞10～20粒，淡盐汤送下。⑥**肾虚遗精、小便频数**：韭菜子15克，粳米50克，先煎韭菜子，去渣取汁，入米煮粥，空腹食用。⑦**小儿遗尿**：韭菜子、面粉各适量，韭菜子研细和面粉制成面饼，蒸熟，每日2次。⑧**腰痛脚弱**：韭菜子，研粉，每服10克，开水送服。⑨**慢性胃炎及消化性溃疡**：韭菜子12克，猪肚1个，韭菜子洗净，纱布袋装好，放入猪肚内，隔水蒸至烂熟，取出药袋，取食猪肚。

使用注意

阴虚火旺者忌服。

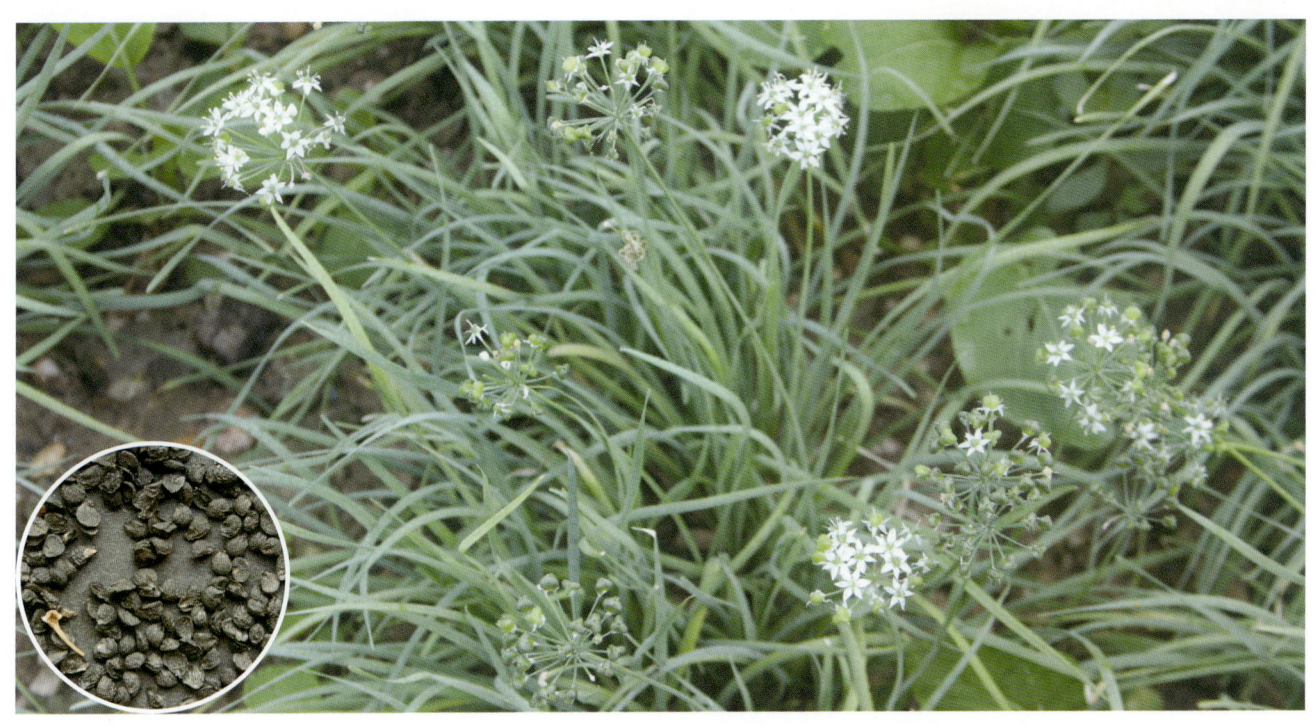

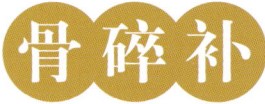

- **别名** 猴姜、毛姜、申姜、肉碎补、石岩姜、爬岩姜、岩连姜。
- **来源** 本品为水龙骨科植物槲蕨 Drynaria fortunei（Kunze）J. Sm. 的干燥根茎。

【形态特征】附生草本，高20~40厘米，根状茎肉质粗壮，长而横走，密被棕黄色、线状凿形鳞片。叶二型，营养叶厚革质，红棕色或灰褐色，卵形，无柄，边缘羽状浅裂，很像槲树叶，孢子叶绿色，具短柄，柄有翅，叶片矩圆形或长椭圆形。孢子囊群圆形，黄褐色，在中脉两侧各排列成2~4行，每个长方形的叶脉网眼中着生1枚，无囊群盖。

【生境分布】附生长于树上、山林石壁上或墙上。分布于浙江、湖北、广东、广西、四川等地。

【采收加工】全年均可采挖，除去泥沙，干燥，或再燎去茸毛（鳞片）。

【性味归经】苦，温。归肝、肾经。

【功能主治】活血续伤，补肾强骨。用于跌仆闪挫，筋骨折伤，肾虚腰痛，筋骨痿软，耳鸣耳聋，牙齿松动；外治斑秃，白癜风。

【用量用法】内服：3~9克，煎服。外用：适量研末调敷，或鲜品捣敷，也可浸酒擦患处。

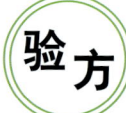

①**链霉素毒性反应**：骨碎补30克，每日1剂，水煎分2次服，10日为1个疗程。②**鼻出血**：骨碎补、白头翁各15克，猪鼻甲（猪皮肉）100~200克，煎药与肉同时服，成人每日1剂，儿童分2次服，连服3剂。③**寻常疣**：骨碎补20克，捣碎，加入75%酒精80毫升，甘油20毫升，密封后振摇数十次，放置1周后即可外擦使用。

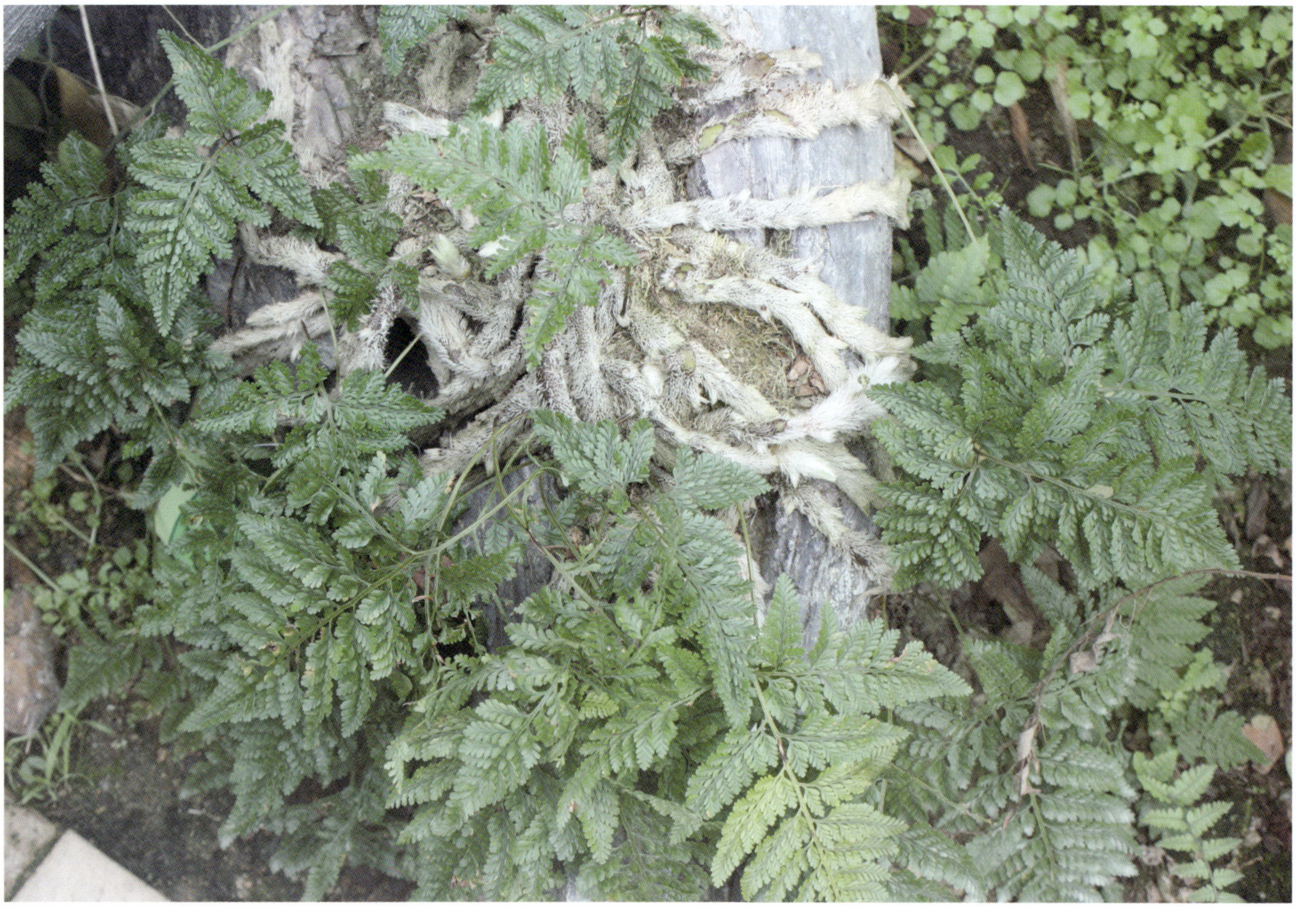

食疗药膳

●骨碎补茶

原料：蜜炙骨碎补30～50克。
制法：将骨碎补制成粗末，水煎。
用法：代茶频饮。
功效：补肾，润肺止咳。
适用：慢性支气管炎咳嗽痰多。

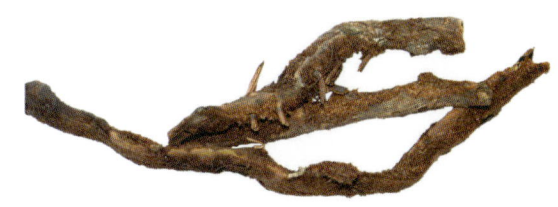

●骨碎补五加皮粥

原料：骨碎补、五加皮、土鳖虫各10克，赤芍15克，粳米100克，盐3克。
制法：上药煎汤，去渣后放入粳米煮成粥，加少许盐调味。
用法：早餐食用。
功效：补肝肾，强筋骨，续伤止痛，破瘀血。
适用：骨折中期的辅助治疗。

使用注意

阴虚内热及无瘀血者不宜服。

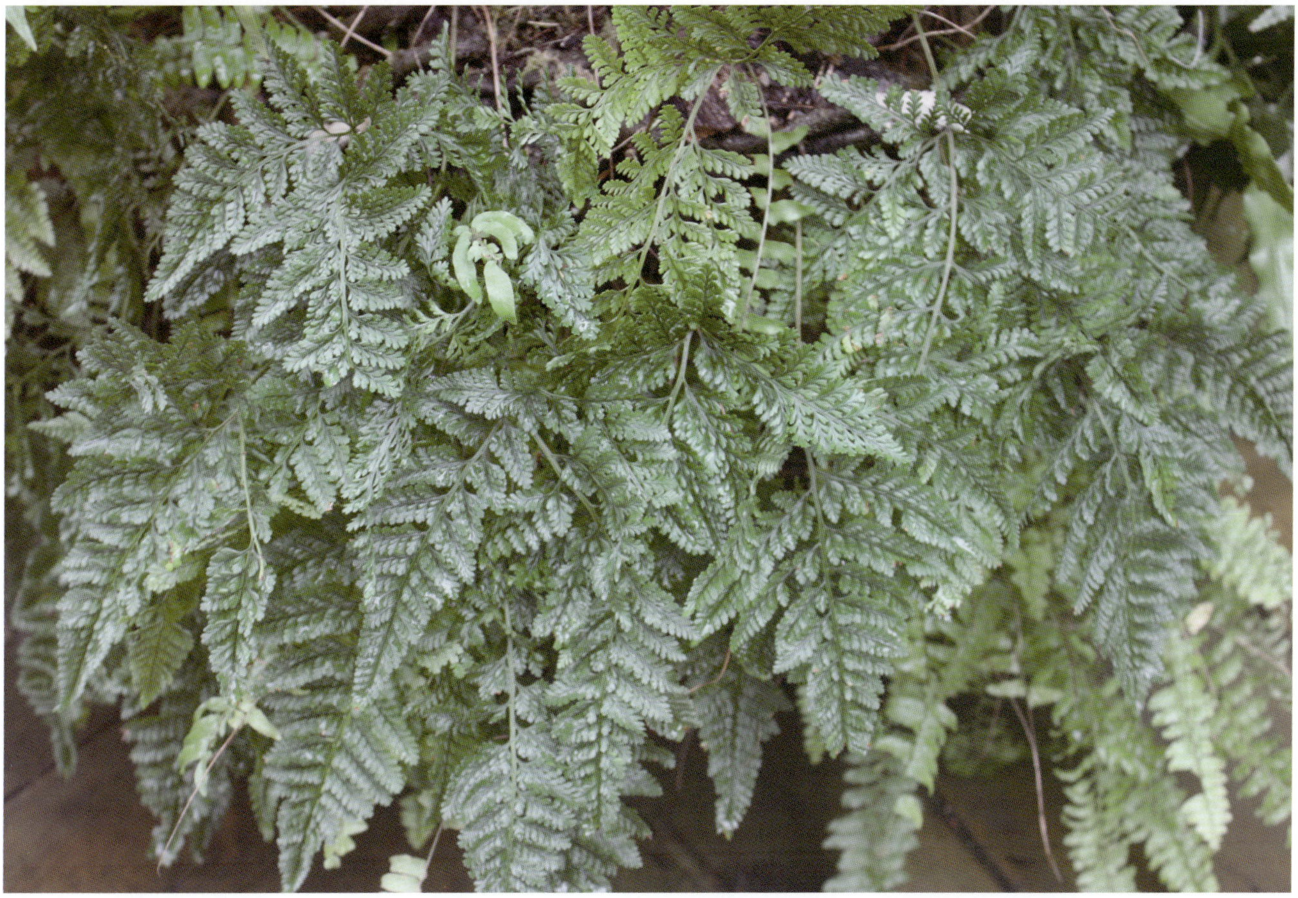

钟乳石

- **别名** 石钟乳、滴乳石、石乳钟。
- **来源** 本品为碳酸盐类矿物方解石族方解石。

【形态特征】在石灰岩里面，含有二氧化碳的水，渗入石灰岩隙缝中，会溶解其中的碳酸钙。这溶解了碳酸钙的水，从洞顶上滴下来时，由于水分蒸发、二氧化碳逸出，使被溶解的钙质又变成固体（称为固化）。由上而下逐渐增长而成的，称为"钟乳石"。

【生境分布】多产于石灰岩溶洞中。我国广西、四川、贵州、云南、湖北等省（区），有石灰岩洞穴处均有产。

【采收加工】全年可采，采收后，除去杂石，洗净泥污，晒干。

【性味归经】甘，温。归肺、肾、胃经。

【功能主治】温肺平喘，益肾助阳，通乳。用于寒痰咳喘，阳虚冷喘，腰膝冷痛，胃痛泛酸，乳汁不通。

【用量用法】内服：3～9克，煎服。

食疗药膳

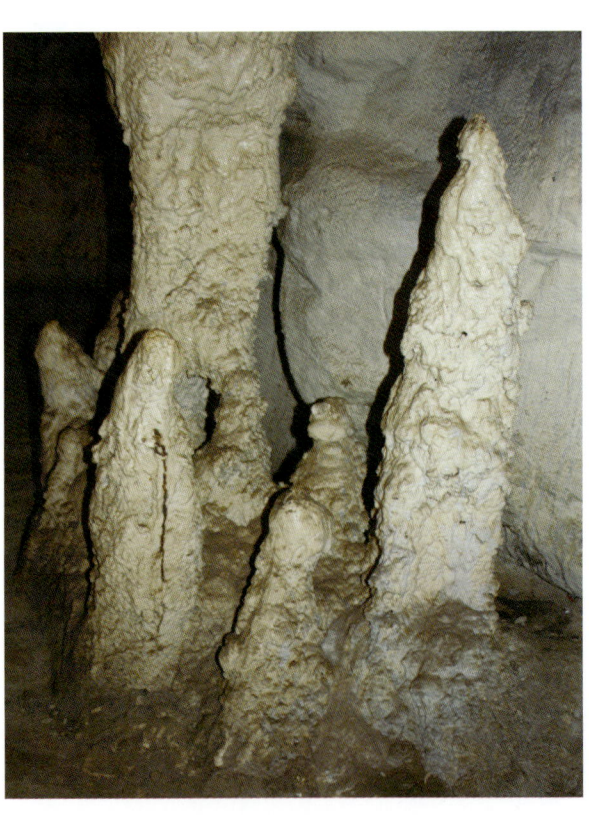

●钟乳酒

原料：钟乳石、石斛、肉苁蓉各25克，附子15克，甘菊花10克。

制法：上药细挫，以生绢袋盛，同酒1500毫升，密封浸泡5日。

用法：每日2次，每次10毫升。

功效：补益元气。

适用：虚损通顺血脉。

●钟乳煮牛奶

原料：钟乳石、菟丝子各30克，鲜牛奶350毫升。

制法：将钟乳石捣碎与菟丝子用纱布包好，与鲜奶同入锅，煮沸片刻，去掉钟乳石和菟丝子，加白糖适量。

用法：每日早晚各1次，连服15日为1个疗程。

功效：益肾气，填肾精。

适用：肾气虚型阳痿。

使用注意

凡高热、急性咳喘及哮喘见咯血者忌用。

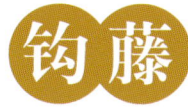 **钩藤**

- **别名** 吊藤、钩丁、钓钩藤、莺爪风、嫩钩钩、金钩藤、钩藤钩子。
- **来源** 本品为茜草科常绿木质藤本植物钩藤 *Uncaria rhynchophylla* (Miq.) Miq.ex Havil、大叶钩藤、毛钩藤、华钩藤或无柄果钩藤的干燥带钩茎枝。

【形态特征】为干燥的带钩茎枝，茎枝略呈方柱形，长约2厘米，直径约2毫米，表面红棕色或棕褐色，一端有一环状的茎节，稍突起，节上有对生的两个弯钩，形如船锚，尖端向内卷曲，也有单钩的，钩大小不一，基部稍圆，径2～3毫米，全体光滑，略可见纵纹理。质轻而坚，不易折断，断面外层呈棕红色，髓部呈淡黄色而疏松如海绵状。气无，味淡。以双钩形如锚状、茎细、钩结实、光滑、色红褐或紫褐者为佳。华钩藤：性状与钩藤大致相同。唯茎枝呈方柱形，径约2～3毫米，表面灰棕色，钩基部稍阔。大叶钩藤：攀缘状大藤本，高12～15米。小枝压扁，有褐色疏粗毛，每一节上有双钩，钩幼时也有疏粗毛。叶草质，宽椭圆形或长椭圆形，长10～16厘米，宽6～12厘米，先端锐尖，基部。圆形或心形，上面近光滑，下面有褐黄色粗毛；托叶2裂。头状花序圆球形，单生叶腋，开花时径4～4.5厘米，花序柄长3.5～6.5厘米，有褐黄色粗毛；花淡黄色，长约1.6厘米，萼管长，5裂；花冠管状漏斗形，5裂。裂片覆瓦状排列；雄蕊5；子房下位，纺锤形，2室。蒴果有长柄，纺锤形，长1～1.5厘米，有粗毛。花期夏季。

【生境分布】生长于灌木林或杂木林中。分布于广西、江西、湖南、浙江、广东、四川等长江以南地区。

【采收加工】春、秋两季采收带钩的嫩枝，剪去无钩的藤茎，晒干。或先置锅内蒸片刻，或于沸水中略烫后再取出晒干。

【性味归经】甘，凉。归肝、心包经。

【功能主治】息风定惊，清热平肝。用于肝风内动，惊痫抽搐，高热惊厥，感冒夹惊，小儿惊啼，妊娠子痫，头痛眩晕。

【用量用法】内服：3～12克，煎服，宜后下。其有效成分钩藤碱加热后易被破坏，故不宜久煎。一般以煎煮10～20分钟以内为宜。

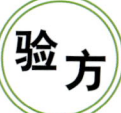 **验方**

①**小儿惊热**：钩藤50克，硝石25克，甘草0.5克（炙微赤，锉），捣细，罗为散，每次2克，以温水调下，每日3～4次。②**胎动不安**：钩藤、桔梗、人参、茯神、当归、桑寄生各5克，水煎服。③**高血压**：钩藤12克，菊花、桑叶、夏枯草各10克，水煎服。④**三叉神经痛**：钩藤、地龙各24克，白芷10克，秦艽、丹参各15克，川芎9克，僵蚕、木瓜、大枣各12克，全蝎6克，白芍20克，水煎服。

使用注意

无风热及实热者应慎用。

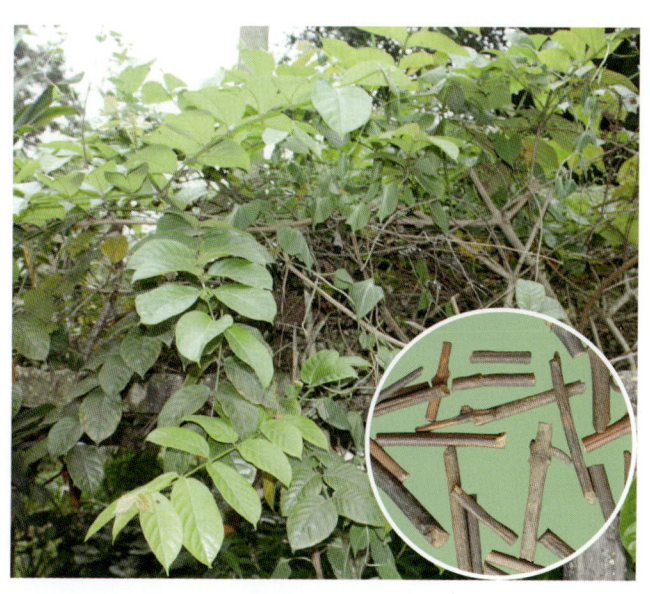

香加皮

- **别名** 臭槐、羊奶条、羊角槐、羊交叶、狭叶萝。
- **来源** 本品为萝科植物杠柳 *Periploca sepium* Bge. 的干燥根皮。

【形态特征】蔓生灌木，叶对生，膜质，披针形，先端渐尖，基部楔形，全缘，侧脉多对。聚伞花序腋生，花冠紫红色。蓇葖果双生。种子顶端具白色绢毛。

【生境分布】生长于河边、山野、砂质地。分布于吉林、辽宁、内蒙古、河北、山西、陕西、四川等地。

【采收加工】春、秋二季采挖。趁鲜时以木棒敲打，使根皮和木质部分离，抽去木心，将根皮阴干或晒干。

【药性物能】辛、苦，温；有毒。归肝、肾、心经。

【功能主治】利水消肿，祛风湿，强筋骨。用于下肢浮肿，心悸气短，风寒湿痹，腰膝酸软。

【用量用法】内服：3～6克，煎服。浸酒或入丸、散，酌量。

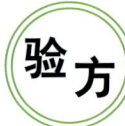

①**水肿：**香加皮7.5～15克，水煎服。②**水肿、小便不利：**香加皮、陈皮、茯苓皮、生姜皮、大腹皮各15克，水煎服。③**筋骨软弱、脚痿行迟：**香加皮、牛膝、木瓜各等份，为末，每次5克，每日3次。④**风湿性关节炎、关节拘挛疼痛：**香加皮、白鲜皮、穿山龙各25克，用白酒泡24小时，每日服10毫升。

使用注意

本品有毒，服用不宜过量。

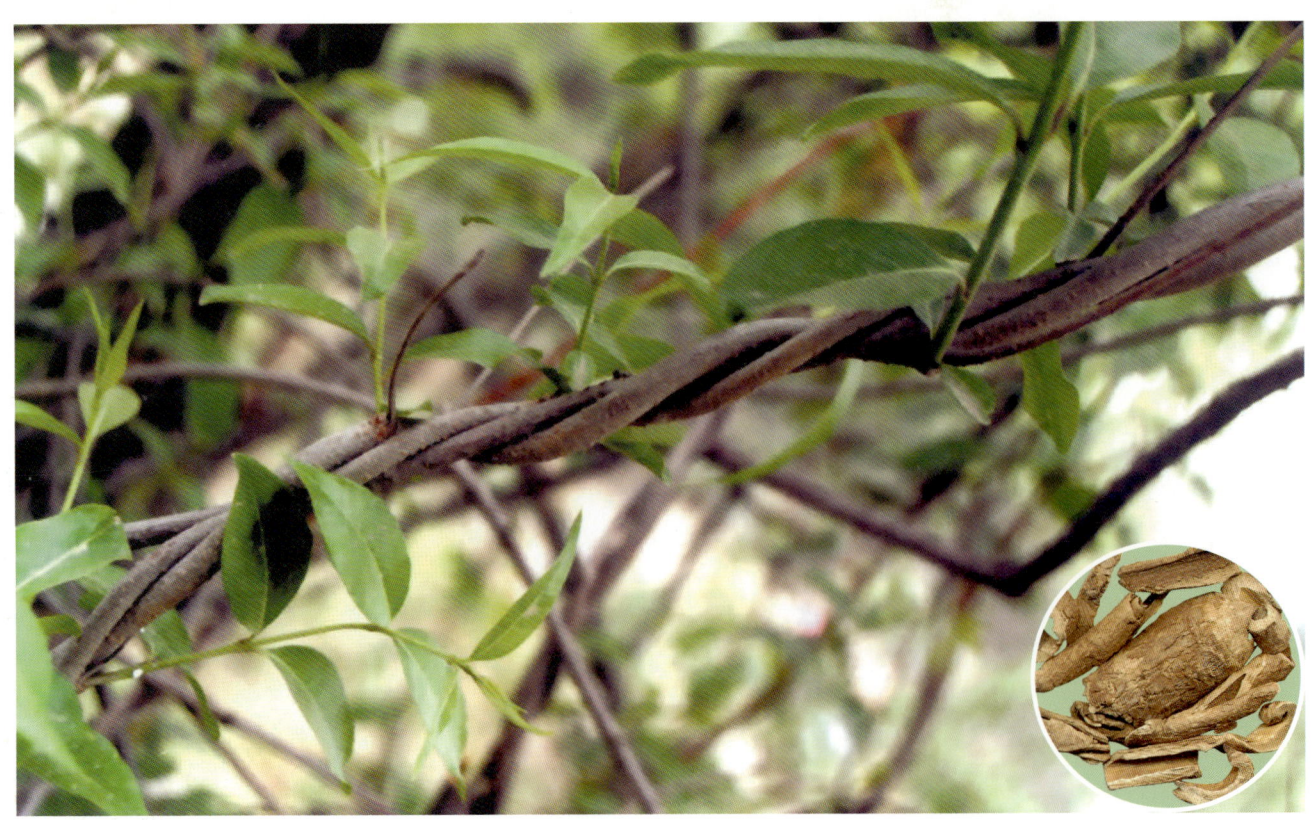

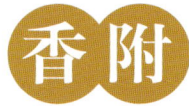

香附

- **别名** 香头草、回头青、雀头香、莎草根、香附子、雷公头、香附米。
- **来源** 本品为莎草科植物莎草 Cyperus rotundus L. 的根茎。

【形态特征】为多年生草本，根茎匍匐，块茎椭圆形，茎三棱形，光滑。叶丛生，叶鞘闭合抱茎。叶片长线形。复穗状花序，顶生，3~10个排成伞状，花深茶褐色，有叶状苞片2~3枚，鳞片2列，排列紧密，每鳞片着生一花，雄蕊3枚，柱头3裂，呈丝状。小坚果长圆倒卵形，具3棱。

【生境分布】生长于路边、荒地、沟边或田间向阳处。分布于广东、河南、四川、浙江、山东等地。

【采收加工】秋季采挖，燎去毛须，置沸水中略煮或蒸透后晒干，或燎后直接晒干。

【性味归经】辛、微苦、微甘，平。归肝、脾、三焦经。

【功能主治】疏肝解郁，理气宽中，调经止痛。用于肝郁气滞，胸胁胀痛，疝气疼痛，乳房胀痛，脾胃气滞，脘腹痞闷，胀满疼痛，月经不调，经闭痛经。

【用量用法】内服：6~10克，煎服。醋炙止痛力增强。

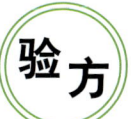

验方

①**跌打损伤**：炒香附20克，姜黄30克，共研细末，每日3次，每次5克。孕妇忌服。②**阴道出血不止**：香附（去皮毛，略炒）为末，每次10克，清米饮调下。③**安胎**：香附（炒，去毛），为细末，浓煎紫苏汤调下5克。④**偏正头痛**：香附（炒）200克，川芎100克，研为末，以茶调服。⑤**脱肛**：香附、荆芥穗各等份，为末，每次3匙，水一大碗，煎十数沸，淋患处。⑥**尿血（非器质性疾病引起的）**：香附、新地榆各等份，煎汤服。

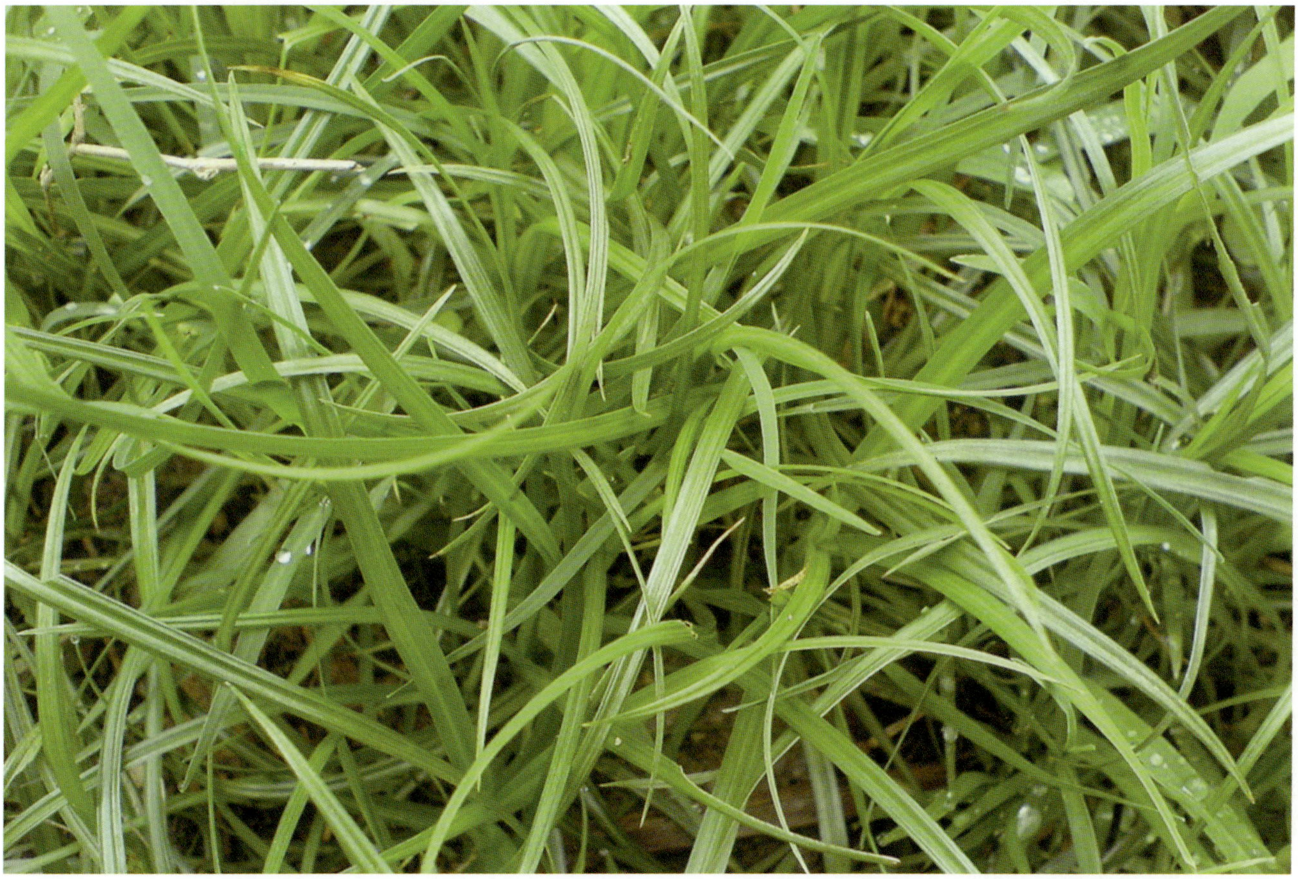

食疗药膳

●明目茶

原料：香附子、夏枯草各30克，腊茶适量。
制法：先将前两味捣为散备用。
用法：每服5克，腊茶调下，不计时候。
功效：精肝补虚，明目。
适用：肝虚目睛眩疼、冷泪不止、筋脉疼痛及眼羞明怕日等。

●香附子饼

原料：香附子300克，米酒、面粉各适量，菜油少许。
制法：把香附子用米酒炒。研成细粉，再加面粉与水适量，做成饼，每个饼重约30克，另锅中放菜油少许，加热，把饼放入烙熟即成。
用法：每日3次，每次吃饼1个，连用10日，于经前用之效佳。
功效：理气调经。
适用：肝气不舒所致月经先后无定期。

●香茶树根茶

原料：香附子10克，小茴香5克，茶树根20克，红糖30克。
制法：将前三味加水共煎，取汁入红糖即可，药煎2次代茶饮。
用法：每日1剂，连服7~10剂。
功效：理气活血，促进孕育。
适用：血气不和，经水不调所致之不孕症。

使用注意

血虚气弱者不宜单用，阴虚血热者慎服。

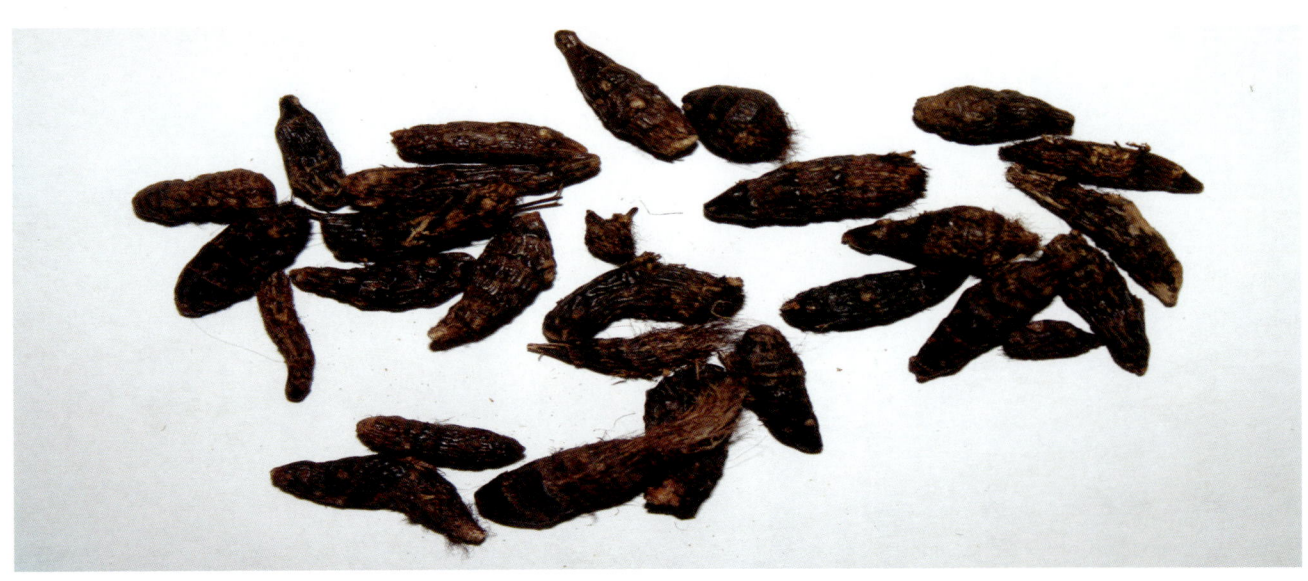

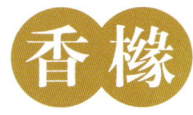

香橼

- **别名** 枸橼、香圆、钩缘子、香泡树、香橼柑。
- **来源** 本品为芸香科植物香橼或枸橼Citrus medica L.的成熟果实。

【形态特征】常绿小乔木,高2米左右。枝具短而硬的刺,嫩枝幼时紫红色,叶大,互生,革质;叶片长圆形或长椭圆形,长8~15厘米,宽3.5~6.5厘米,先端钝或钝短尖,基部阔楔形,边缘有锯齿;叶柄短而无翼,无节或节不明显。短总状花序,顶生及腋生,花3~10朵丛生,有两性花及雄花之分,萼片5,合生如浅杯状,上端5浅裂;花瓣5,肉质,白色,外面淡紫色;雄蕊约30;雌蕊1,子房上部渐狭,花柱有时宿存。柑果长椭圆形或卵圆形,果顶有乳状突起,长径10~25厘米,横径5~10厘米,熟时柠檬黄色,果皮粗厚而芳香,瓢囊细小,12~16瓣,果汁黄色,味极酸而苦;种子10枚左右,卵圆形,子叶白色。花期4月,果期8~9月。

【生境分布】生长于沙壤土,比较湿润的环境。分布于浙江、江苏、广东、广西等地。

【采收加工】秋季果实成熟地采收,趁鲜切片,晒干或低温干燥。香圆也可整个或对剖两瓣后,晒干或低温干燥。

【性味归经】辛、苦、酸,温。归肝、脾、胃、肺经。

【功能主治】疏肝解郁,理气宽中,燥湿化痰。用于肝胃气滞,胸胁胀痛,脘腹痞满,呕吐噫气,痰多咳嗽。

【用量用法】内服:3~10克,煎服。

验方

①**喘咳痰多**:鲜香橼50克,切碎放在有盖的碗中,加入等量的麦芽糖,隔水蒸数小时,以香橼稀烂为度,每次1匙,早、晚各1次。②**肝痛、胃气痛**:鲜香橼12~15克(干品6克),开水冲泡代茶饮。③**胃痛胸闷、消化不良**:陈香橼(焙干)、花椒、小茴香各12克,共研细末,每次3克,每日2次,温开水送服。④**痰饮咳嗽、胸膈不利**:香橼、法半夏各10克,茯苓15克,生姜3片,水煎服,每日2~3次。⑤**肝胃不和、脘胁胀痛、呕吐噫气、食少**:香橼、香附、陈皮各10克,水煎服,每日2~3次。

使用注意

阴虚血燥及孕妇气虚者慎服。

食疗药膳

● **香橼酒**

原料:鲜香橼100克,蜂蜜50克,60度白酒200毫升。

制法:将香橼洗净,切碎,炒,加水500毫升放锅内煮烂后,加蜂蜜、白酒煮沸后停火,同入细口瓶中,密闭贮存,1月后取用。

用法:每日2次,每次10毫升。

功效:止咳。

适用:久咳。

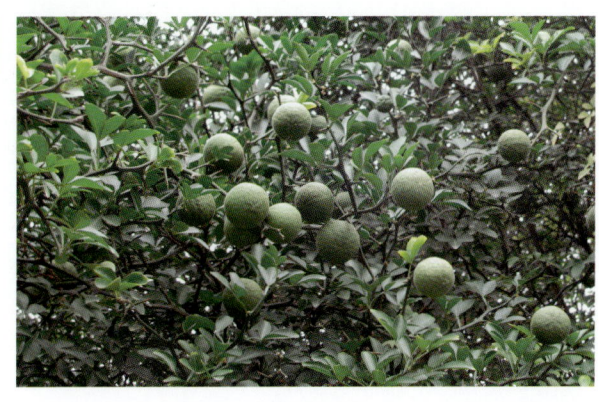

香薷

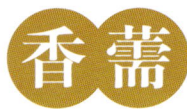

- **别名** 香菜、香茹、香菜、香草、石香菜、石香薷。
- **来源** 本品为唇形科植物石香薷 *Mosla chinensis* Maxim. 或江香薷 *Mosla chinensis* 'Jiangxiangru'的干燥地上部分。前名习称"青香薷"，后者习称"江香薷"。

【形态特征】石香薷：一年生草本，高15～45厘米。茎多分杈，稍呈四棱形，略带紫红色，被逆生长柔毛。叶对生，叶片线状长圆形至线状披针形，长1.3～2.8厘米，宽2～4厘米，边缘具疏锯齿或近全缘，两面密生白色柔毛及腺点。轮伞花序聚成顶生短穗状或头状，苞片圆倒卵形，长4～7毫米；萼钟状，外被白色柔毛及腺点；花冠2唇形，淡紫色，外被短柔毛；能育雄蕊2；花柱2裂。小坚果4，球形，褐色。

江香薷：多年生草本，高30～50厘米。茎直立，四棱形，污黄紫色，被短柔毛。单叶对生，叶片卵状三角形至披针形，长3～6厘米，宽0.8～2.5厘米，先端渐尖，基部楔形，边缘具疏锯齿，两面被短柔毛，下面密布凹陷腺点。轮伞花序密集成穗状，顶生或腋生，偏向一侧。苞片广卵形，边缘有睫毛，萼钟状，外被白色短硬毛，五齿裂；花冠唇形，淡紫红色至紫红色，外密被长柔毛。雄蕊4枚，2强；子房上位，四深裂。小坚果近卵形或长圆形，棕色至黑棕色。

【生境分布】生长于山野。分布于江西、河南、河北、安徽等地。

【采收加工】夏、秋季果实成熟时割取地上部分，除去杂质，晒干或阴干。

【性味归经】辛，微温。归肺、胃经。

【功能主治】发汗解表，化湿和中，利水消肿。用于暑湿感冒，恶寒发热，头痛无汗，腹痛吐泻，水肿，小便不利。

【用量用法】内服：3～10克，煎服。

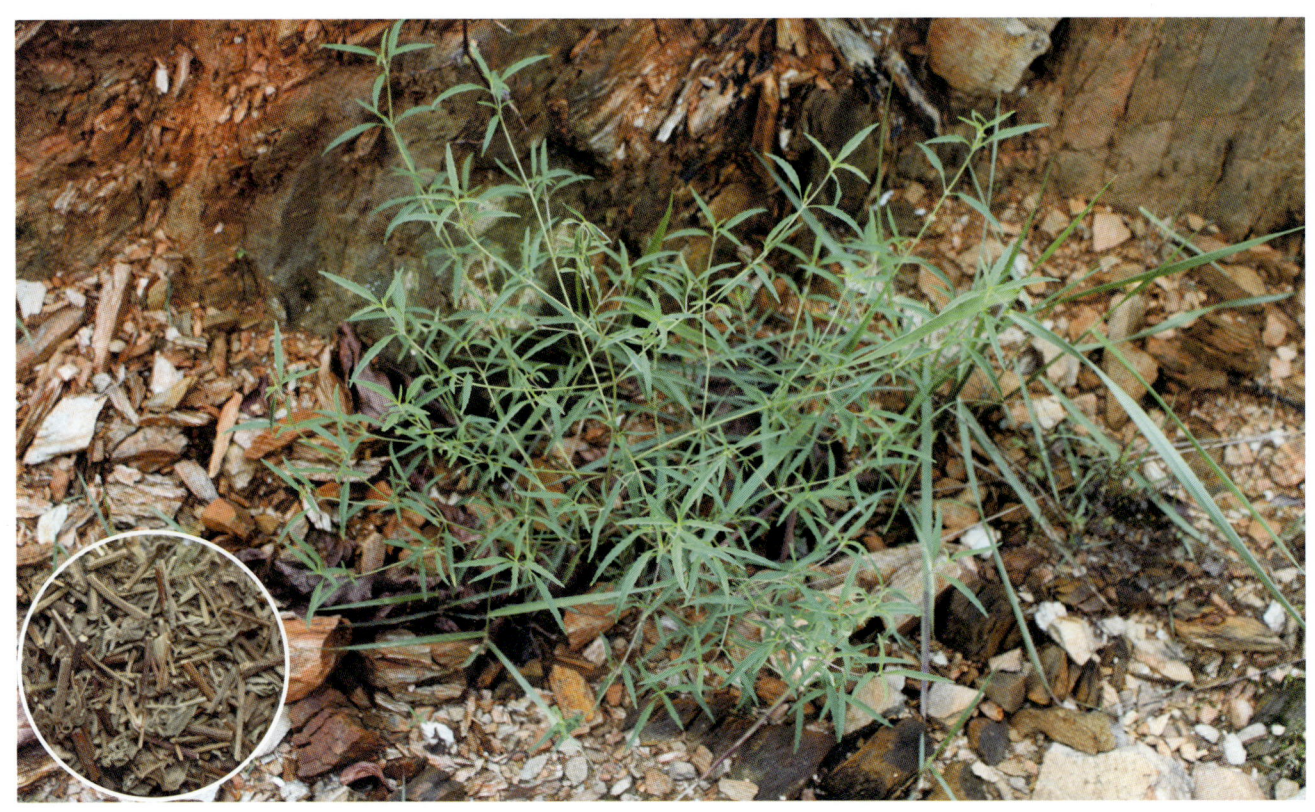

验方

①**小便不利、头面浮肿：**香薷、白术各等份，研粉，炼蜜为丸，每次9克，每日2～3次。
②**水肿：**香薷2500克，锉入锅中，加水久煮，去渣再浓煎，浓到可以捏丸时，即做成丸子，如梧桐子大，每次5丸，每日3次。③**心烦胁痛：**香薷捣汁服，每次1～2升。④**鼻血不止：**香薷研末，水冲服，每次5克。

食疗药膳

● 豌豆香薷粥

原料：豌豆200克，香薷90克，大米50克。
制法：将前两味入砂锅内，加水适量煮沸后，再加大米煮为粥。
用法：分2次食用。
功效：和中下气，利水，解毒。
适用：霍乱吐痢、转筋、心膈烦闷等。

使用注意

表虚有汗及阳暑忌用。

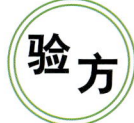

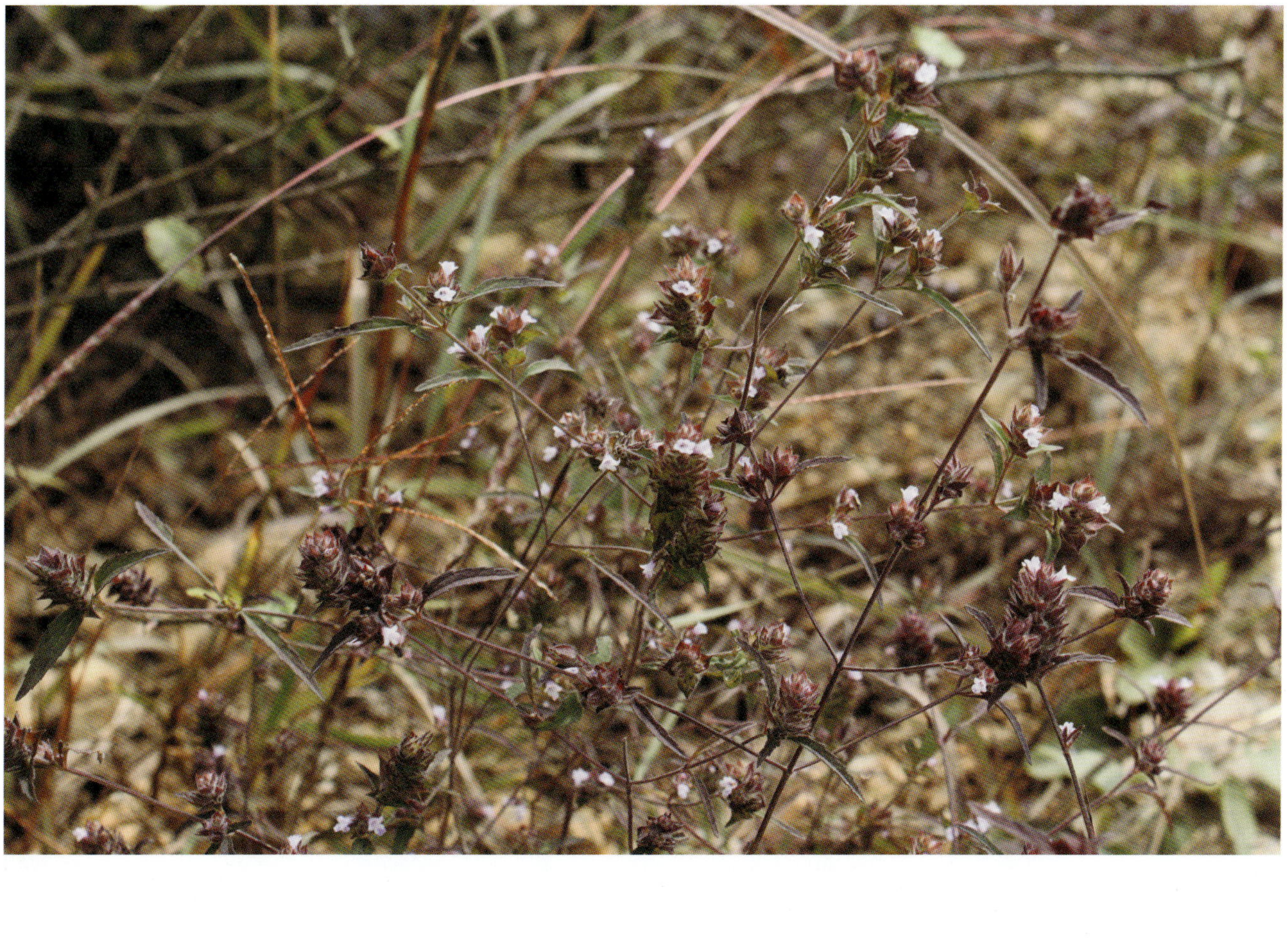

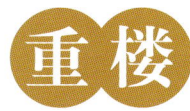 重楼

- **别名** 滇重楼、草河车、独脚莲。
- **来源** 本品为百合科多年生草本植物（七叶一枝花）*Paris polyphylla* Smith var. *chinensis* (Franch.) Hara 及同属多种植物的根茎。

【形态特征】 多年生草本。叶6~10片轮生，叶柄长5~20毫米，叶片厚纸质，披针形、卵状长圆形至倒卵形，长5~11厘米，宽2~4.5厘米。花梗从茎顶抽出，顶生一花；花两性，萼片披针形或长卵形，绿色，长3.5~6厘米；花被片线形而略带披针形，黄色，长为萼片的1/2左右至近等长中部以上宽2~6毫米；雄蕊8~10，花药长1~1.5厘米，花丝比药短，药隔突出部分1~2毫米。花期6~7月，果期9~10月。

【生境分布】 生长于林下阴湿处。我国分布甚广，南北均有，主产长江流域及南方各省（区）。

【采收加工】 秋末冬初采挖，除去须根，洗净晒干，切片，生用。

【性味归经】 苦，微寒；有小毒。归肝经。

【功能主治】 清热解毒，消肿止痛，凉肝定惊。用于疔疮痈肿，咽喉肿痛，蛇虫咬伤，跌仆伤痛，惊风抽搐。

【用量用法】 内服：3~9克，煎服；或1~2克入丸、散。外用：适量，研末敷患处。

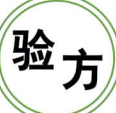 验方

①**乳汁不通或小儿吹乳**：重楼15克，水煎，点水酒服。②**肺痨久咳及哮喘**：重楼25克，加水适量，同鸡肉或猪肺煲服。③**脱肛**：重楼，用醋磨汁，外搽患部后，用纱布压送复位，每日可搽2~3次。④**无名肿毒**：重楼9克，蒲公英30克，水煎服。⑤**神经性皮炎**：重楼适量，研为细末，以香油调和，外敷患处。糜烂者可用干粉直接撒布，一般治疗2~3日。⑥**子宫颈糜烂**：重楼根状茎，研细末调甘油搽局部，每日2~3次。⑦**流行性腮腺炎**：重楼根状茎适量，磨醋外擦，每日4~5次，另用2~3钱，水煎服，每日3次。⑧**疖肿**：鲜重楼根状茎、鱼腥草各50克，捣烂外敷患处，每日1次。

使用注意

虚证及妊娠慎用。

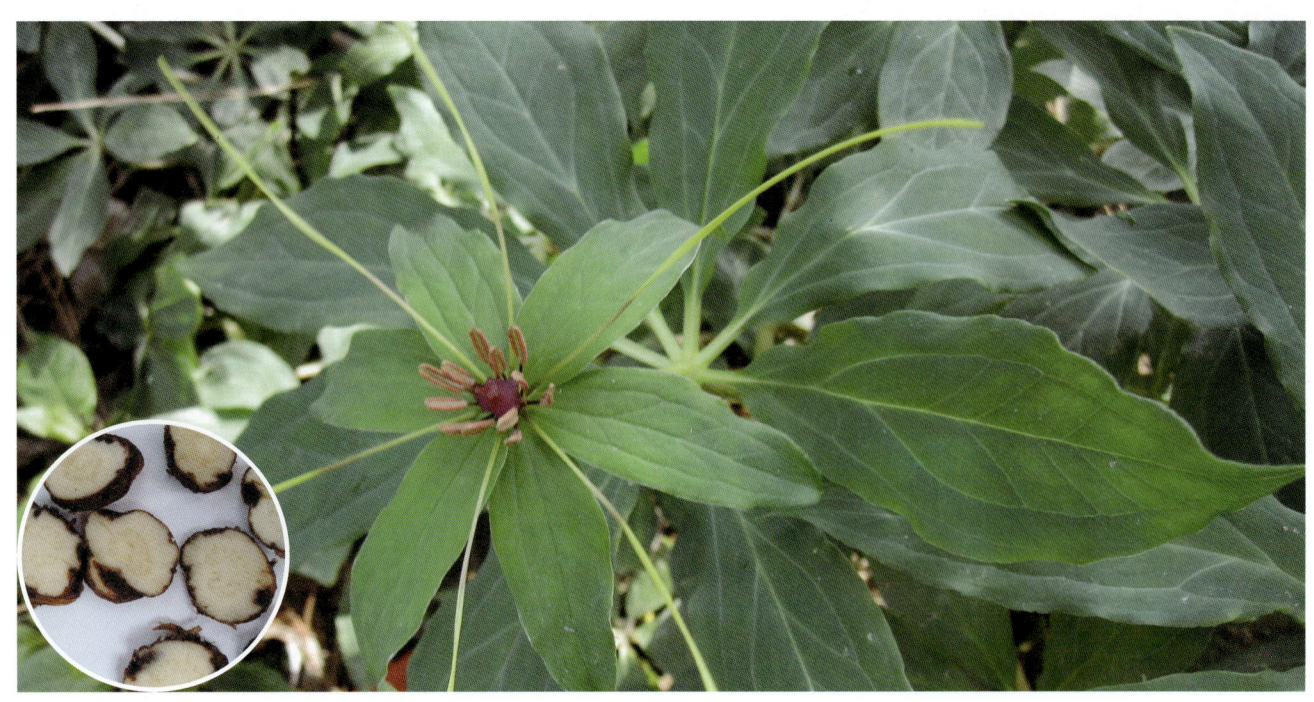

禹余粮

- **别名** 石脑、禹哀、白余粮、禹粮石、太一余粮、太一禹余粮。
- **来源** 本品为斜方晶系褐铁矿的一种天然粉末状矿石。

【形态特征】晶体结构属斜方晶系，内部为链状结构；含不定量吸附水的称水针铁矿。并可含纤铁矿、水纤铁矿、水赤铁矿及含水的二氧化硅、黏土矿物等混合物；其化学成分因产地而异，块体的不同部位亦不均一。形态为不规则隐晶质块体或分泌体、结核；肉眼见不到针铁矿晶体，或在甲壳层中有纤状微晶。纯净处黄、褐黄、黄褐至褐色（因胶凝体含水星而异）。条痕淡黄至黄褐色。含水赤铁矿处带褐红、红色；富锰土质或锰、钴等杂质处带褐黑，褐紫色；富二氧化硅或黏土部位或壳层灰白色、灰黄色。表面多凹凸不平或覆有粉末状褐铁矿，呈半金属光泽或土状光泽。不透明。无解理。断口不平坦，或见甲壳层、纹层等结构，显示出不同色调及断面形态。硬度为2～5或1～4。致密平整处硬度近于小刀，疏松处低于指甲；但可磨花指甲及硬币。相对密度3.3～4.3。无臭、无味，嚼之无砂粒感者为好。

【生境分布】褐铁矿是分布很广的含铁矿物之一。主要形成于地表风化壳中。较纯净的是$Fe(OH)_3$水胶溶体被搬运、再沉积于岩石空隙中或在沼泽中聚沉的水胶凝体；它们老化形成的褐铁矿或呈分泌体、结核，或呈致密块体产出；大量（成层）堆积的多夹杂硅质、粘土质。分布于浙江、广东、四川等地。

【采收加工】全年均可采挖。采挖后去净杂石即可。研细水飞用或煅用。

【性味归经】甘、涩，微寒。归胃、大肠经。

【功能主治】涩肠止泻，收敛止血。用于久泻久痢，大便出血，崩漏带下。

【用量用法】内服：9～15克，煎服。

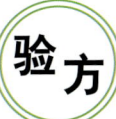

①**白带症**：禹余粮与海螵蛸、白果之类收敛止带药配伍。②**慢性结肠炎、慢性痢疾对于滑泻不止，泄泻清稀者**：禹余粮15克，赤石脂24克，水煎服。③**功能性子宫出血、月经过多**：禹余粮与赤石脂、血余炭等收敛止血药配伍；对于虚症，可配伍补虚药黄芪、鹿角胶等。④**慢性结肠炎**：禹余粮、黄芪、白芷、生牡蛎、赤石脂各20克，炮姜、黄柏、赤芍各10克，丹参15克，附子6～10克，炒地榆12克，水煎成400毫升，早晚各用200毫升，保留灌肠半小时以上，每20日为1个疗程。

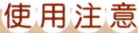

实证忌用，孕妇慎用。

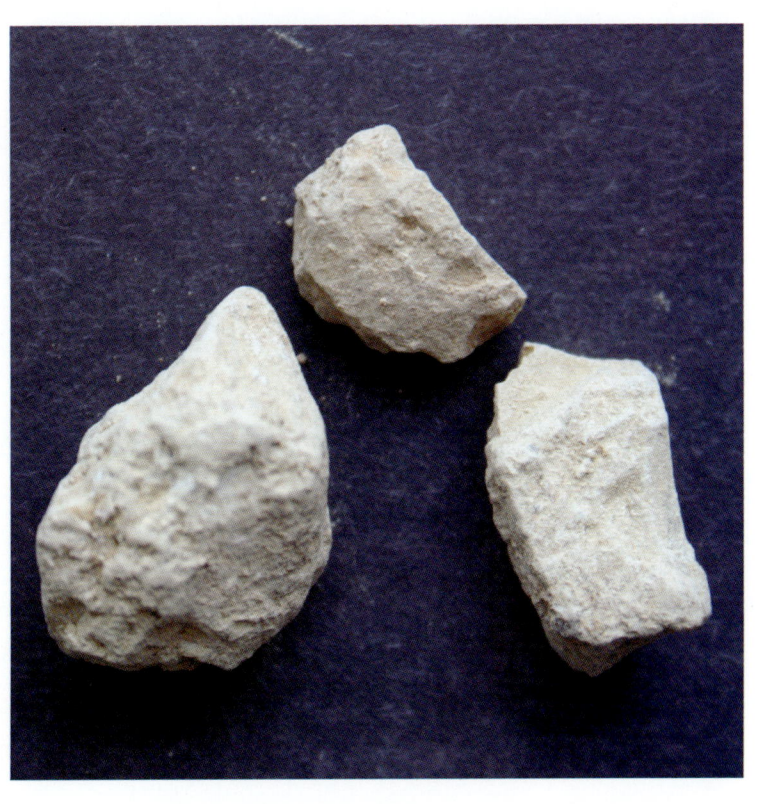

胖大海

- **别名** 大海榄、大海子、大洞果、安南子。
- **来源** 本品为梧桐科植物胖大海 Sterculia lychnophora Hance 的干燥成熟种子。

【形态特征】落叶乔木，高可达40米。单叶互生，叶片革质，卵形或椭圆状披针形，通常3裂，全缘，光滑无毛。圆锥花序顶生或腋生，花杂性同株；花萼钟状，深裂。果1～5个，着生长于果梗，呈船形，长可达24厘米。种子棱形或倒卵形，深褐色。

【生境分布】生长于热带地区。分布于越南、印度、马来西亚、泰国、印度尼西亚等热带地区。我国广东、海南岛也有出产。

【采收加工】果实成熟时分批采摘成熟果荚，晒干、打出种子，除净杂质及果荚，再晒干。

【性味归经】甘，寒。归肺、大肠经。

【功能主治】清宣肺气，润肠通便。用于肺热声哑，干咳无痰，咽喉干痛，热结便闭，头痛目赤。

【用量用法】内服：2～4枚，沸水泡服或煎服。如用散剂，用量减半。

验方 ①**肺热咳嗽，咽痛音哑：** 胖大海2个，桔梗10克，甘草6克，煎汤饮。②**肠道燥热、大便秘结：** 胖大海4个，蜂蜜适量，沸水浸泡饮。③**急性扁桃体炎：** 胖大海4～8枚，放入碗内，开水冲泡，闷盖半小时左右，慢慢服完；间隔4小时，如法再泡服1次。④**急性咽炎：** 胖大海2枚，金银花1.5克，玄参3克，生甘草2克，每日1包，代茶饮。

使用注意

有感冒者禁用。

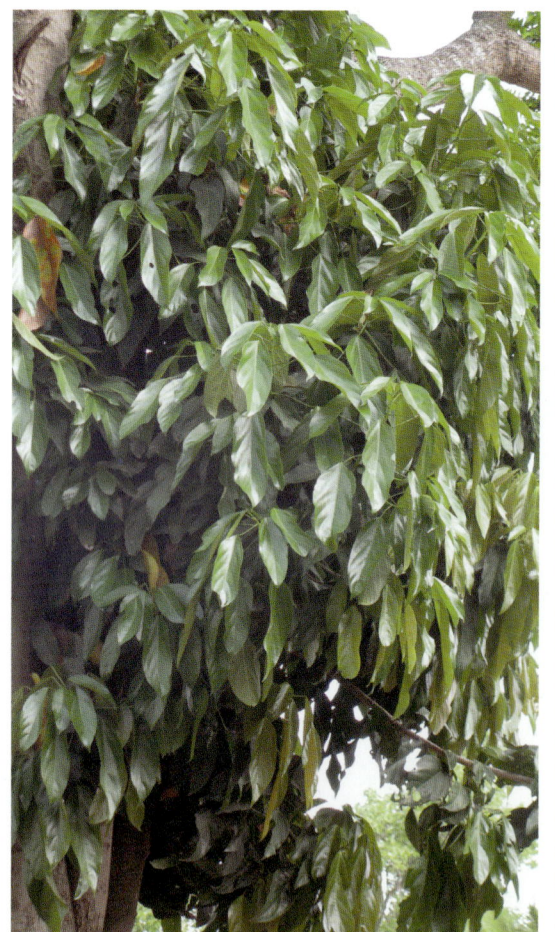

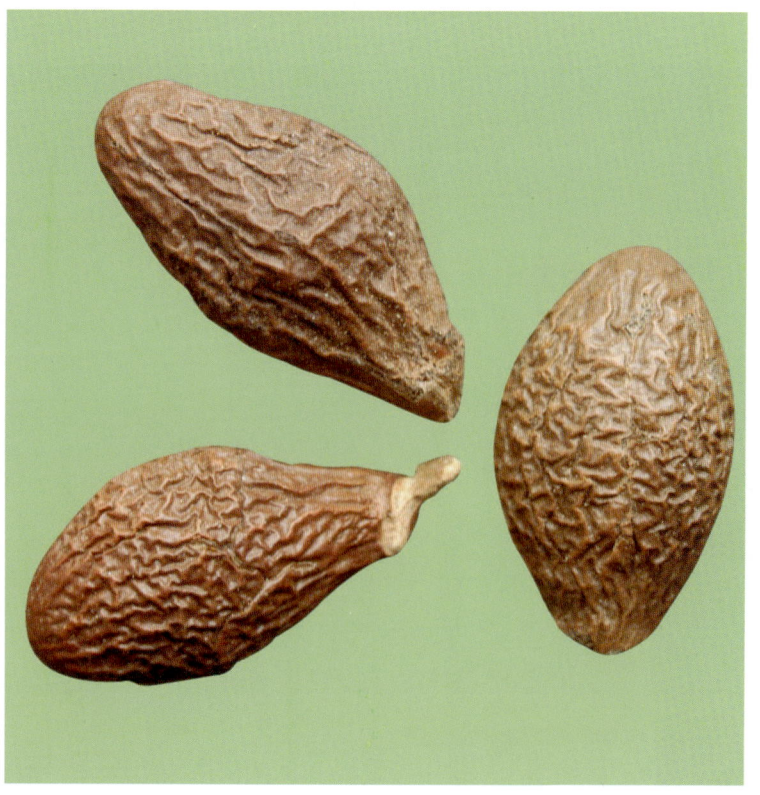

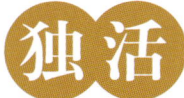

独活

- **别名** 大活、独滑、山独活、长生草、川独活、巴东独活、胡王使者。
- **来源** 本品为伞形科多年生草本植物重齿毛当归Angelica pubescens Maxim.f. biserrata Shan et Yuan 的根。

【形态特征】重齿毛当归为多年生草本，高60~100厘米，根粗大。茎直立，带紫色。基生叶和茎下部叶的叶柄细长，基部成鞘状；叶为2~3回3出羽状复叶，小叶片3裂，最终裂片长圆形，两面均被短柔毛，边缘有不整齐重锯齿；茎上部叶退化成膨大的叶鞘。复伞形花序顶生或侧生，密被黄色短柔毛，伞幅10~25，极少达45，不等长；小伞形花序具花15~30朵；小总苞片5~8；花瓣5，白色，雄蕊5；子房下位。双悬果背部扁平，长圆形，侧棱翅状，分果槽棱间有油管1~4个，合生面有4~5个。

【生境分布】生长于山谷沟边或草丛中，有栽培。主产于湖北、四川等地。

【采收加工】秋末或春初采挖。洗净泥土，切片晒干生用。

【性味归经】辛、苦，微温。归肾、膀胱经。

【功能主治】祛风湿，止痹痛，解表邪。用于风寒湿痹，腰膝疼痛，少阴伏风头痛，风寒挟湿头痛。

【用量用法】内服：3~10克，煎服。

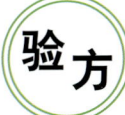

①**慢性气管炎**：独活15克，红糖25克，加水煎成100毫升，分3~4次服。②**青光眼**：独活、羌活、五味子各6克，白芍12克，水煎服。③**面神经炎**：独活、薄荷、白芷各30克，共研为细末，炼蜜为丸，每丸3克，每日3丸，口含服。④**风湿腰痛**：独活50克，杜仲、续断15克，米酒一杯为引，水煎服。⑤**阴寒头痛**：独活10克，细辛3克，川芎12克，水煎服。

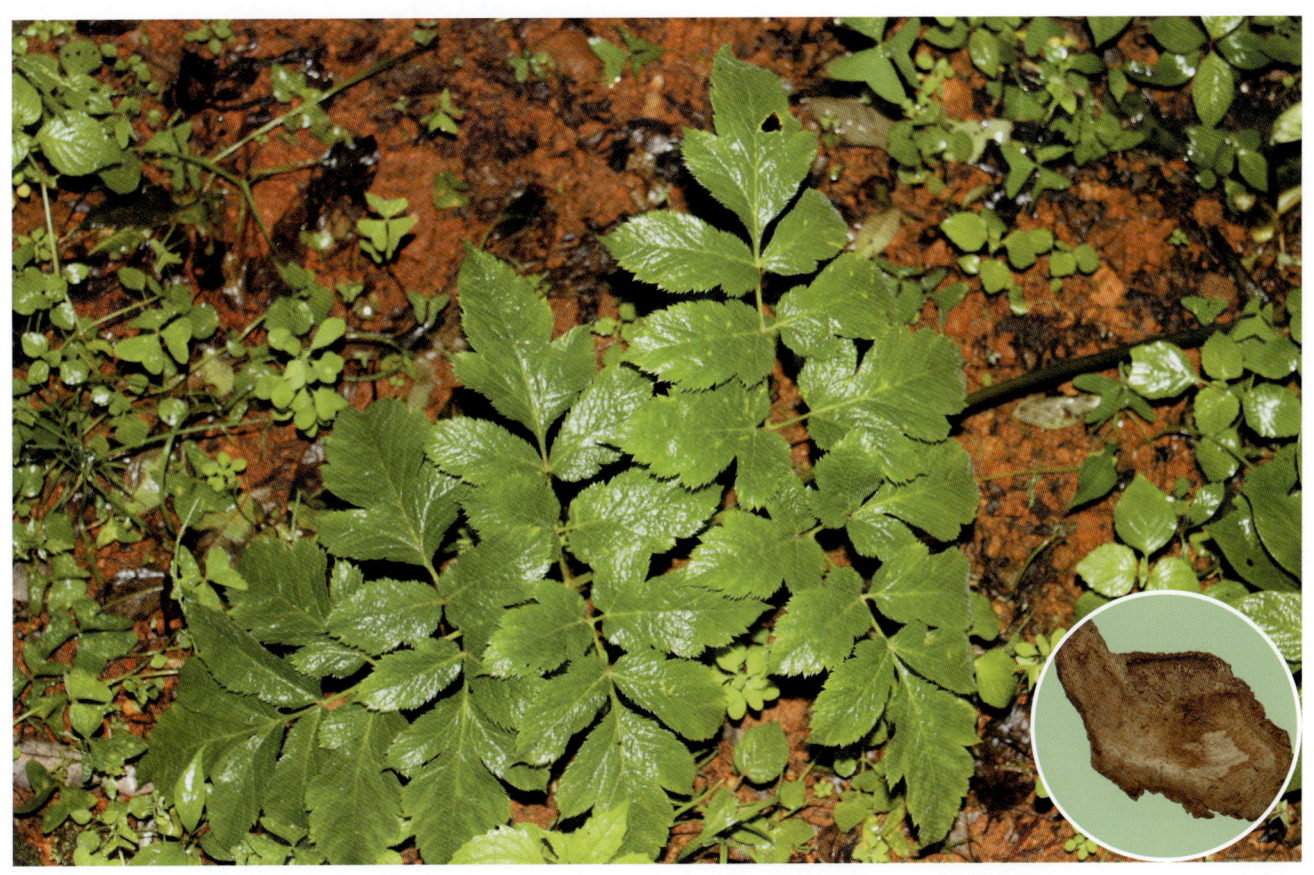

食疗药膳

●独活当归酒
原料：独活、川芎、杜仲、丹参、熟地黄各30克，白酒1000毫升。
制法：将独活、杜仲、川芎、熟地黄、丹参细锉后置于容器中，加入白酒密封用近火煨。
用法：每日候冷，即可饮用。
功效：祛风活血，壮腰通络。
适用：风湿性腰腿痛、腰痛等。

●独活蛋
原料：独活60克，鸡蛋10枚。
制法：独活与鸡蛋同入砂锅内，放入适量冷水，小火慢煮，蛋熟剥去皮继煮半小时，取蛋。
用法：每日1次，每次食蛋2～3枚，连食3～4日。
功效：祛风，补虚。
适用：虚风所致眩晕、恶心、视物旋复、不敢睁目等。

●独活黑豆汤
原料：独活10克，黑豆60克，江米酒30毫升。
制法：将黑豆泡发洗净，连泡发水一起加入砂锅；另加适量清水，放入独活煮开；煮至黑豆熟烂，加米酒少许调匀即可。
用法：温热食用。
功效：祛风止痛，通经络，活血。
适用：患脑血管疾病后遗肢体强直、瘫痪、活动不灵、语言障碍等。

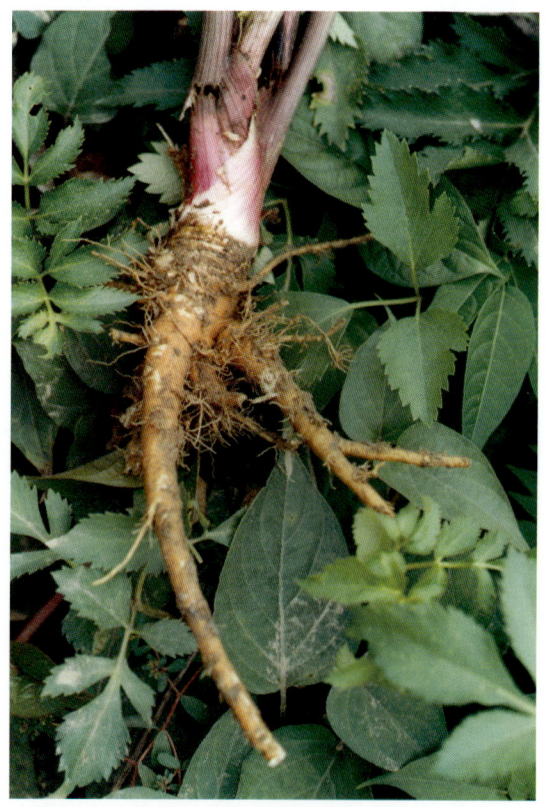

●羌独活酒
原料：独活（去芦头）60克，五加皮90克，羌活（去芦头）180克，生地黄汁200毫升，黑豆（炒熟）700克，清酒5000毫升。
制法：上五味药，先将地黄汁煎十余沸后，滤过，羌活、独活、五加皮均切如麻子大，放铛中，入清酒内煮熟，下豆及地黄汁入其中，再煮至如鱼眼沸，取出去滓候冷。
用法：每次任意服之，常令有酒力为佳。
功效：祛风止痛，通经络。
适用：腰痛强直、难以俯仰等。

使用注意
本品辛温燥散，凡非风寒湿邪而属气血不足之痹症当忌用。

急性子

- **别名** 透骨草、凤仙花、指甲花。
- **来源** 本品为凤仙花科植物凤仙花 *Impatiens balsamina* L. 的干燥成熟种子。

【形态特征】 一年生草本，高约60～80厘米。茎粗壮，肉质，常带红色，节略膨大。叶互生，披针形，长6～15厘米，宽1.5～2.5厘米，先端长渐尖，基部楔形，边缘有锐锯齿；叶柄两侧有腺体。花不整齐，单一或数朵簇生于叶腋，密生短柔毛，粉红色、红色、紫红色或白色；萼片3，后面一片大，花瓣状，向后延伸成距；花瓣5，侧瓣合生，不等大；雄蕊5，花药黏合；子房上位，5室。蒴果密生茸毛。种子圆形，黄褐色。花期6～8月，果期9月。

【生境分布】 全国各地均有栽培。分布于江苏、浙江、河北、安徽。

【采收加工】 夏、秋季果实成熟后采收，除去杂质果皮后晒干。

【性味归经】 微苦、辛，温；有小毒。归肺、肝经。

【功能主治】 破血散结，消肿软坚。用于癥瘕痞块，经闭，噎膈。

【用量用法】 内服：3～4.5克，水煎服，或入丸、散。外用：研末吹喉，或调敷或熬膏贴。

验方

①**月经困难**：凤仙子90克，研细蜜丸，每日3次，每次3克，当归9克，煎汤送服。②**产难催生**：凤仙子6克，研末，水服，勿近牙，外以蓖麻子，随年数捣搽足心。③**跌打损伤，阴囊入腹疼痛**：急性子、沉香各五分，研末冲开水送下。④**食管癌**：急性子、石见穿、半枝莲各30克，硇砂1克，红枣10枚 水煎服。⑤**乳腺癌**：急性子24克，蜂房21克，阿魏、五灵脂各15克，狼毒（炙）9克，红娘（糯米炒）4.5克，全蝎、僵蚕、木鳖子、威灵仙各30克，山慈姑50克，共研细末，水泛为软坚丸，芥子大，每服1.5克，每日2次，温开水送。

使用注意

内无瘀积及孕妇忌用。

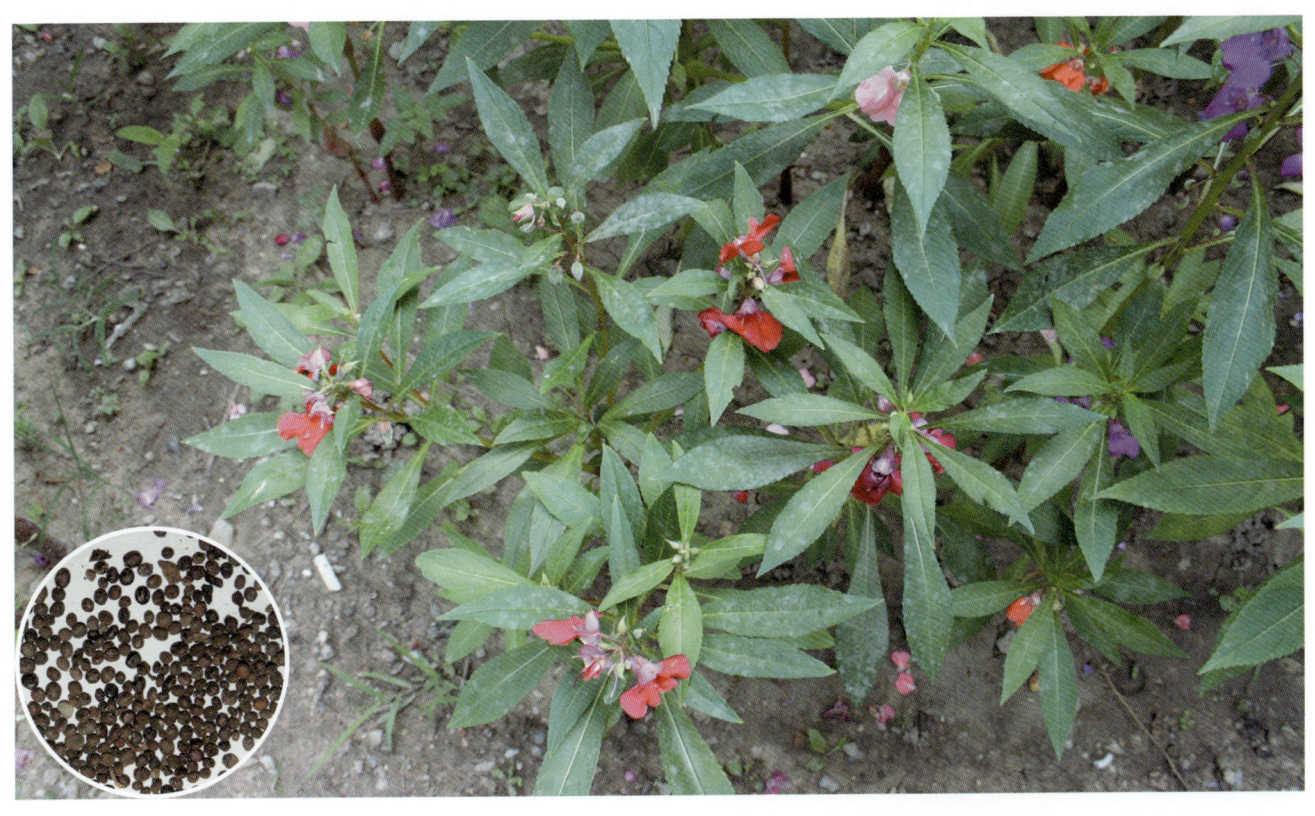

丁香

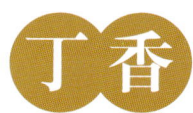

- **别名** 黄姜、毛姜黄、宝鼎香、黄丝郁。
- **来源** 本品为姜科多年生草本植物姜黄 Curcuma longa L. 的根茎。

【形态特征】多年生宿根草本。根粗壮，末端膨大成长卵形或纺锤状块根，灰褐色。根茎卵形，内面黄色，侧根茎圆柱状，红黄色。叶根生；叶片椭圆形或较狭，长20～45厘米，宽6～15厘米，先端渐尖，基部渐狭；叶柄长约为叶片之半，有时几与叶片等长；叶鞘宽，约与叶柄等长。穗状花序稠密，长13～19厘米；总花梗长20～30厘米；苞片阔卵圆形，每苞片内含小花数朵，顶端苞片卵形或狭卵形，腋内无花；萼3钝齿；花冠管上部漏斗状，3裂；雄蕊药隔矩形，花丝扁阔，侧生退化雄蕊长卵圆形；雌蕊1，子房下位，花柱丝状，基部具2棒状体，柱头2唇状。蒴果膜质，球形，3瓣裂。种子卵状长圆形，具假种皮。

【生境分布】生长于排水良好、土层深厚、疏松肥沃的砂质壤土。分布于四川、福建等地。

【采收加工】冬季茎叶枯萎时采挖，煮或蒸至透心，晒干，除去须根，切厚片，生用。

【性味归经】辛、苦，温。归肝、脾经。

【功能主治】破血行气，通经止痛。用于胸胁刺痛，胸痹心痛，痛经经闭，癥瘕，风湿肩臂疼痛，跌仆肿痛。

【用量用法】生用。内服：煎汤，3～10克；或入丸、散。外用：适量，研末调敷。

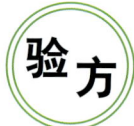

验方

①**诸疮癣初生时痛痒**：姜黄适量，外敷。②**胃炎、胆道炎症、腹胀闷、疼痛、呕吐、黄疸**：姜黄、广郁金、绵茵陈各7.5克，黄连0.6克，肉桂0.3克，延胡索6克，水煎服。③**经水先期而至、血涩少**：姜黄、当归、赤芍、熟地、川芎、黄芩、丹皮、延胡索、香附（制）各等份，水煎服。

使用注意

孕妇慎服。

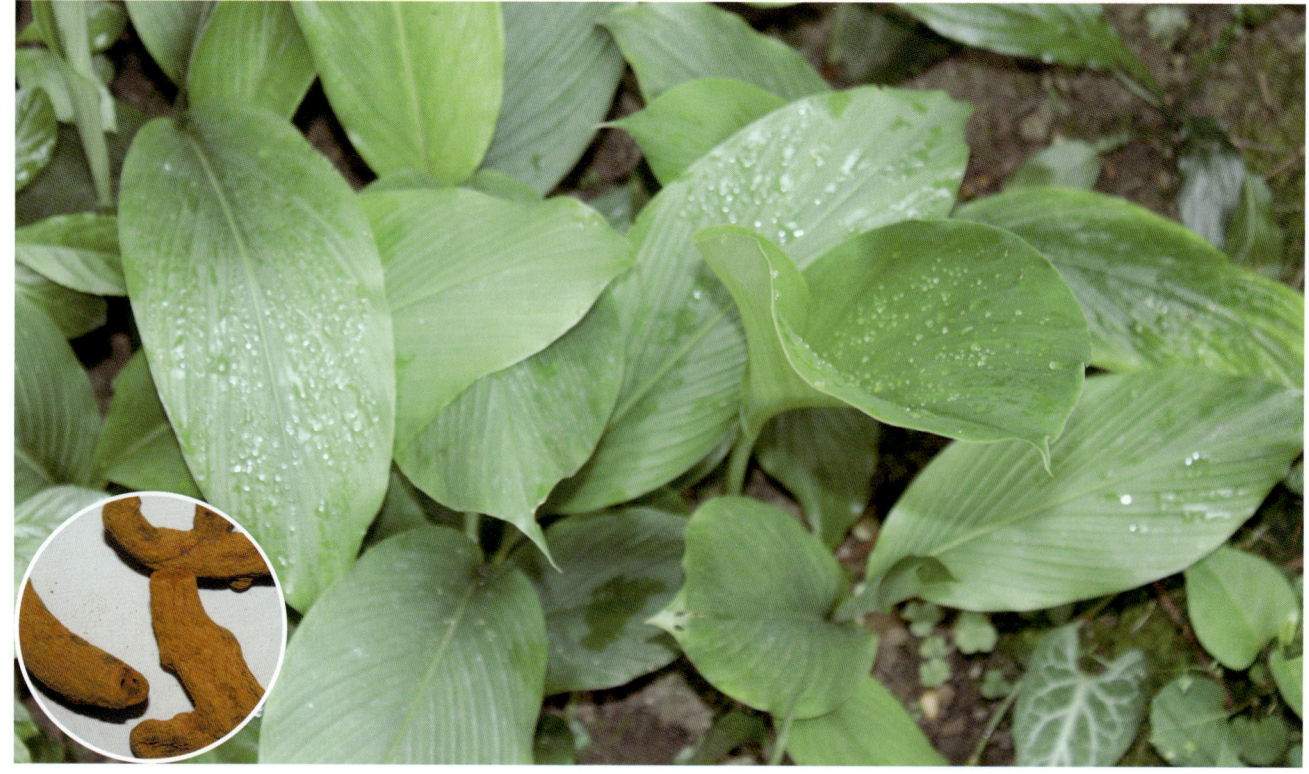

前胡

- **别名** 土当归、水前胡、野当归、野芹菜、鸡脚前胡。
- **来源** 本品为伞形科植物白花前胡 *Peucedanum praeruptorum* Dunn 或紫花前胡的干燥根。

【形态特征】为多年生草本，高30～120厘米。主根粗壮，根圆锥形。茎直立，上部呈叉状分枝。基生叶为二至三回三出式羽状分裂，最终裂片菱状倒卵形，不规则羽状分裂，有圆锯齿；叶柄长，基部有宽鞘，抱茎；茎生叶较小，有短柄。复伞形花序，无总苞片，小总苞片呈线状披针形，花瓣白色。双悬果椭圆形或卵圆形，光滑无毛，背棱和中棱线状，侧棱有窄翅。

【生境分布】生长于向阳山坡草丛中。前者分布于浙江、湖南、四川等地，后者分布于江西、安徽、山西等地，习惯认为浙江产者质量较好。

【采收加工】深秋及冬季地上部分枯萎或次春生苗不久，未抽花茎时采挖，除去茎叶、须根，洗净，晒干或微火烘干。

【性味归经】苦、辛，微寒。归肺经。

【功能主治】降气祛痰，宣散风热。用于痰热喘满，咯痰黄稠，风热咳嗽痰多。

【用量用法】内服：3～10克，煎服。

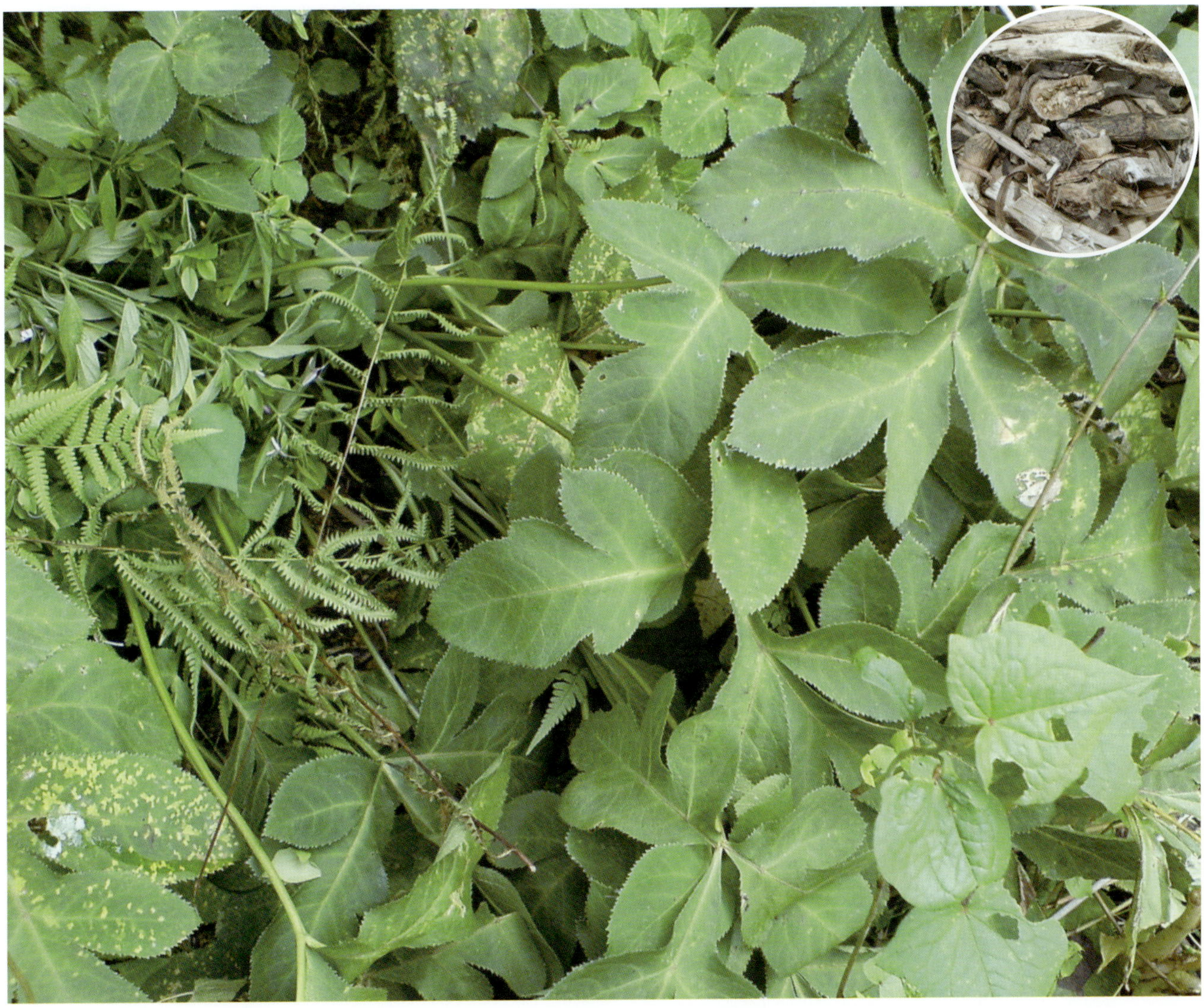

验方

①**小儿夜啼**：前胡捣筛，蜜丸小豆大，日服1丸，熟水下。②**菌痢**：前胡粉每次6克，水煎服，每日3次。③**白癜风**：前胡20克，防风10克，补骨脂30克，研为细末，加入75％酒精100毫升中浸泡7日，过滤取汁，用棉签蘸药液搽擦患处，每次5～15分钟，每日早、晚各1次。④**风寒感冒**：前胡、防风、桔梗、荆芥、羌活、柴胡各10克，枳壳5克，川芎3克，水煎服。

食疗药膳

● **前胡粥**

原料：前胡10克，大米100克。
制法：将前胡择净，放入锅中，加清水适量，浸泡5～10分钟后，水煎取汁，加大米煮粥，服食。
用法：每日1剂，连续2～3日。
功效：降气祛痰，宣散风热。
适用：外感风热，或风热郁肺所致的咳嗽，气喘，痰稠，胸闷不舒等。

使用注意
阴虚气弱咳嗽者慎服。

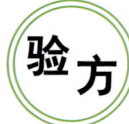

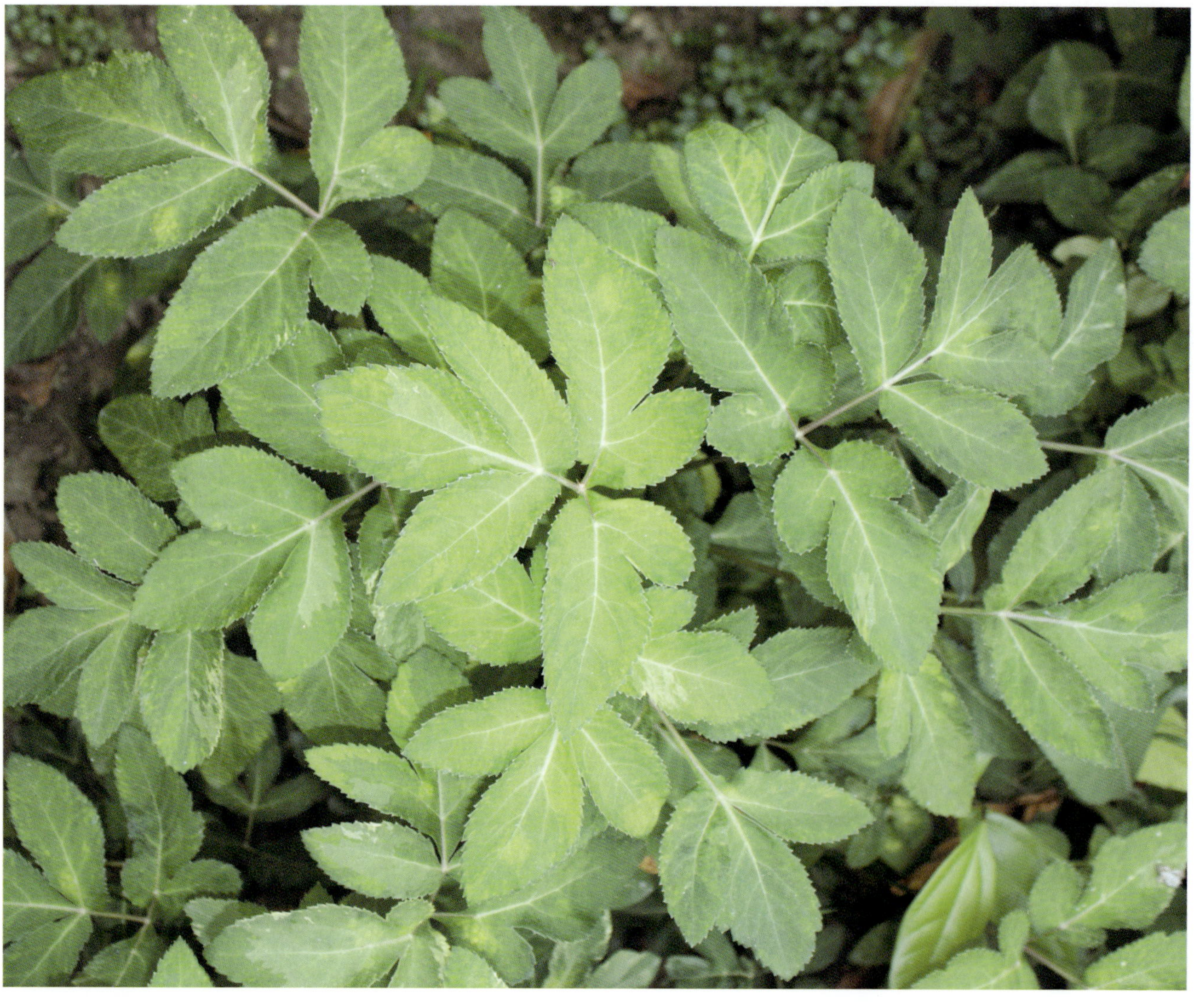

首乌藤

- **别名** 首乌、夜合、地精、赤葛、夜交藤、赤首乌、首乌藤。
- **来源** 本品为蓼科植物何首乌 *Polygonum multiflorum* Thunb. 的干燥藤茎。

【形态特征】多年生草本。喜阳，耐半阴，喜湿，畏涝，要求排水良好的土壤。块根肥厚，长椭圆形，黑褐色。茎缠绕，长2~4米，多分枝，具纵棱，无毛，微粗糙，下部木质化。叶卵形或长卵形，长3~7厘米，宽2~5厘米，顶端渐尖，基部心形或近心形，两面粗糙，边缘全缘；叶柄长1.5~3厘米；托叶鞘膜质，偏斜，无毛，长3~5毫米。花序圆锥状，顶生或腋生，长10~20厘米，分枝开展，具细纵棱，沿棱密被小突起；苞片三角状卵形，具小突起，顶端尖，每苞内具2~4花；花梗细弱，长2~3毫米，下部具关节，果时延长；花被5深裂，白色或淡绿色，花被片椭圆形，大小不相等，外面3片较大背部具翅，果时增大，花被果时外形近圆形，直径6~7毫米；雄蕊8，花丝下部较宽；花柱3，极短，柱头头状。瘦果卵形，具3棱，长2.5~3毫米，黑褐色，有光泽，包于宿存花被内。花期8~9月，果期9~10月。

【生境分布】生长于草坡、路边、山坡石隙及灌木丛中。分布于华东、中南及河北、山西、陕西、甘肃、台湾、四川、贵州、云南等地。

【采收加工】秋、冬二季采割，除去残叶，捆成把或趁鲜切段，干燥。

【性味归经】甘，平。归心、肝经。

【功能主治】养血安神，祛风通络。用于失眠多梦，血虚身痛，风湿痹痛，皮肤瘙痒。

【用量用法】内服：9~15克，煎服。外用：适量，煎水洗患处。

验方

①**肝肾精血不足、眩晕耳鸣、须发早白**：制何首乌、熟地各25克，沸水浸泡，代茶饮或煎汤饮。②**肝肾虚损、早衰发白**：制何首乌15克，枸杞子30克，黑豆250克，何首乌、枸杞子煎水取汁，下黑豆，并加水适量煮至豆熟透、汁收尽。每日早、晚食豆10克。③**疟疾**：何首乌20克，甘草2克（小儿酌减），浓煎2小时，分3次食前服用，连用2日。④**白发**：制首乌、熟地各30克，当归15克，浸于1000毫升的烧酒中，10~15日后开始饮用，每日15~30毫升。

使用注意

大便溏薄者要忌食。忌在铁器中煮食。不宜与猪肉、羊肉、萝卜、葱、蒜一起食用。

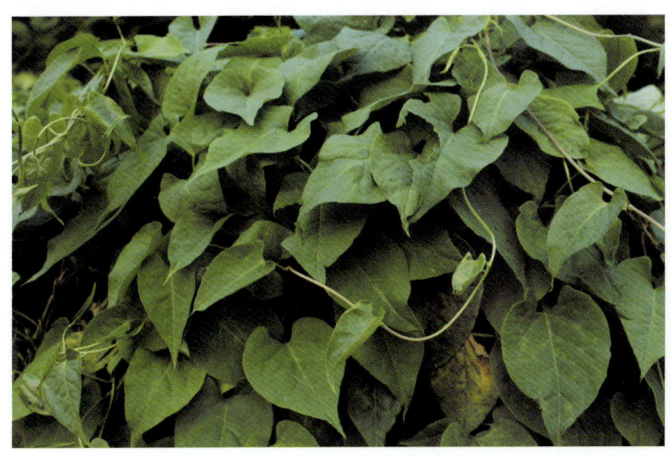
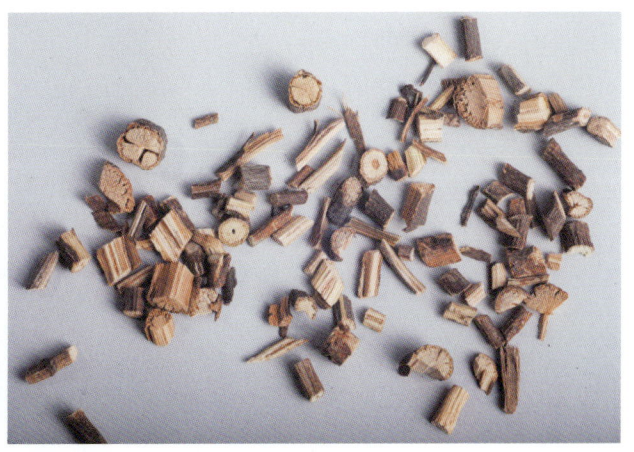

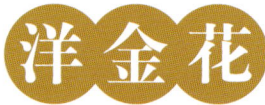

- **别名** 闹洋花、风茄花、风茄花、曼陀罗花。
- **来源** 本品为茄科植物白曼陀罗Datura metel L.的干燥花。

【形态特征】 一年生草本，高0.5~2米，全体近于无毛。茎上部呈二歧分枝。单叶互生，上部常近对生，叶片卵形至广卵形，先端尖，基部两侧不对称，全缘或有波状短齿。花单生长于枝的分叉处或叶腋间；花萼筒状，黄绿色，先端5裂，花冠大漏斗状，白色，有5角棱，各角棱直达裂片尖端；雄蕊5枚，贴生长于花冠管；雄蕊1个，柱头棒状。蒴果表面具刺，斜上着生，成熟时由顶端裂开，种子宽三角形。花常干缩成条状，长9~15厘米，外表面黄棕或灰棕色，花萼常除去。完整的花冠浸软后展开，呈喇叭状，顶端5浅裂，裂开顶端有短尖。

【生境分布】 生长于山坡草地或住宅附近。多为栽培，也有野生。分布于江苏、浙江、福建、广东等地。

【采收加工】 4~11月花初开时采收，将初开放的花朵采下，晒或低温烘七至八成干时，扎成把，然后再晒干。

【性味归经】 辛，温；有毒。归肺、肝经。

【功能主治】 平喘止咳，镇痛止痉。用于哮喘咳嗽，脘腹冷痛，风湿痹痛，小儿慢惊；外科麻醉。

【用量用法】 0.3~0.6克，散剂吞服；如作卷烟吸，分次用，每日量不超过1.5克。麻醉用，煎服20克。外用：适量。煎汤洗或研末外敷。

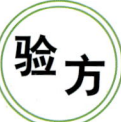

①**慢性气管炎**：洋金花15克，研成极细末，倒入装有500毫升纯60度粮食白酒的瓶中摇匀，密封存放7日，每次1~2毫升，每日3次，最大量不应超过2毫升。②**小儿慢惊风**：洋金花7朵，全蝎（炒）10枚，丹砂、乳香、天南星（炮）、天麻各10.5克，为末，每次2.5克，薄荷汤调下。③**面上生疮**：洋金花，晒干研末，少许贴之。④**诸风痛及寒湿脚气**：洋金花、大蒜梗、茄梗、花椒叶各等份，煎水洗。

使用注意

本品有剧毒，应严格控制剂量，以免中毒。心脏病、高血压及孕妇当慎用；表证未解，痰多黏稠者忌用。

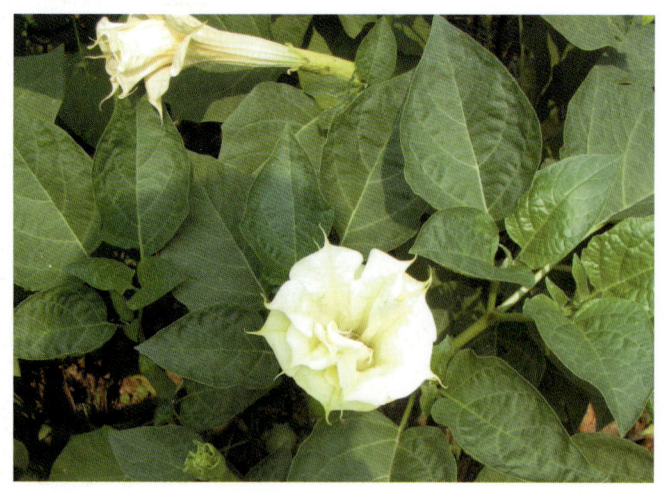
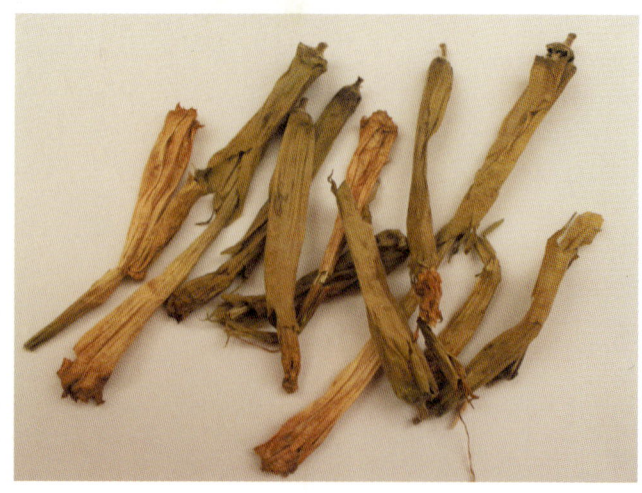

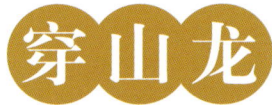

穿山龙

- **别名** 龙草、野山药、地龙骨、串地龙、鸡骨头、穿龙薯蓣。
- **来源** 本品为薯蓣科多年生缠绕性草本植物穿龙薯蓣 Dioscorea nipponica Makino 的根茎。

【形态特征】多年生缠绕草质藤本，根茎横走，栓皮呈片状脱落，断面黄色。茎左旋无毛。叶互生掌状心形，变化较大，全缘。花单性异株，穗状花序腋生；雄花无柄，花被6裂，雄蕊6；雌花常单生，花被6裂。蒴果倒卵状椭圆形，有3宽翅。种子每室2枚，生长于每室的基部，四周有不等宽的薄膜状翅。花期6~8月，果期8~10月。

【生境分布】生长于山坡林边、灌丛中，或沟边。全国大部分地区有产。

【采收加工】秋季采收，去掉外皮及须根，切段或切片，晒干。生用。

【性味归经】甘、苦，温。归肝、肾、肺经。

【功能主治】祛风除湿，舒筋通络，活血止痛，止咳平喘。用于风湿痹病，关节肿胀，疼痛麻木，跌仆损伤，闪腰岔气，咳嗽气喘。

【用量用法】内服：9~15克，煎服；或浸酒服。外用：鲜品捣敷。

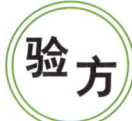

①**风湿性腰腿痛，风湿性关节炎：** 穿山龙30克，骨碎补、淫羊藿、土茯苓各9克，水煎服。
②**大骨节病，腰腿疼痛：** 穿山龙60克，白酒500毫升，浸泡7日，即可服用，每次30克，每日2次。
③**劳损：** 穿山龙15克，水煎冲红糖、黄酒，每日早、晚分服。

使用注意

粉碎加工时，注意防护，以免发生过敏反应。

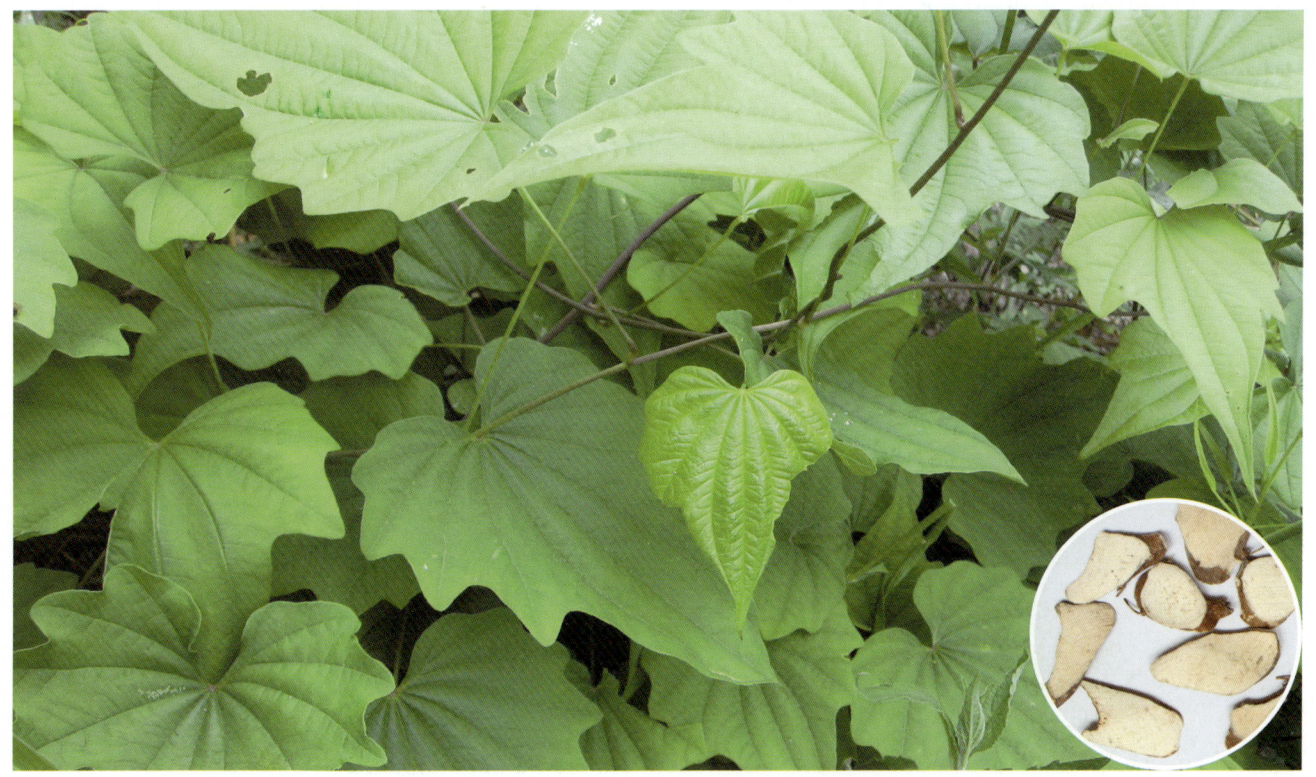

穿山甲

- **别名** 鲮鲤、陵鲤、龙鲤、石鲮鱼。
- **来源** 本品为鲮鲤科动物穿山甲 Manis pentadactyla Linnaeus 的鳞甲。

【形态特征】体形狭长，全身有鳞甲，四肢粗短，尾扁平而长，背面略隆起。成体身长50～100厘米，尾长10～30厘米，体重1.5～3千克。不同个体的体重和身长差异极大。头呈圆锥状，眼小，吻尖。舌长，无齿。耳不发达。足具5趾，并有强爪；前足爪长，尤以中间第3爪特长，后足爪较短小。全身鳞甲如瓦状。自额顶部至背、四肢外侧、尾背腹面都有。鳞甲从背脊中央向两侧排列，呈纵列状。鳞片呈黑褐色。鳞有三种形状：背鳞成阔的菱形，鳞基有纵纹，边缘光滑。纵纹条数不一，随鳞片大小而定。腹侧、前肢近腹部内侧和后肢鳞片成盾状，中央有龙骨状突起，鳞基也有纵纹。尾侧鳞成折合状。鳞片之间杂有硬毛。两颊、眼、耳以及颈腹部、四肢外侧、尾基都生有长的白色和棕黄色稀疏的硬毛。绒毛极少。成体两相邻鳞片基部毛相合，似成束状。雌体有乳头1对。

【生境分布】栖息于丘陵山地的树林、灌丛、草莽等各种环境中但极少在石山秃岭地带。分布于广东、广西、云南、贵州、浙江、福建、湖南、安徽等地。

【采收加工】全年均可捕捉，杀死后置沸水中略烫，取下鳞甲，洗净，晒干。

【性味归经】咸，微寒。归肝、胃经。

【功能主治】活血消癥，通经下乳，消肿排脓，搜风通络。用于经闭癥瘕，乳汁不通，痈肿疮毒，风湿痹痛，中风瘫痪，麻木拘挛。

【用量用法】内服：5～10克，煎服；研末吞服，每次1～1.5克。

验方

①**射精不能症**：穿山甲、地龙、白芍、当归、甘草各等份，蜈蚣1/2份，共研细末，每日2次，每次5克，并配合针灸中极、涌泉等穴，每日1次。②**乳糜尿**：将穿山甲甲片或整穿山甲（去内脏）置瓦上焙焦干，研末，每次10～12克，每日3次，用黄酒冲服。③**化脓性中耳炎**：穿山甲烧存性，入麝香少许，吹入患耳。④**腮腺炎**：穿山甲、栀子、乳香、赤芍、没药、连翘、大青叶、生大黄、板蓝根各等量，五灵脂为各药量的5倍，共研细末，蜂蜜调成膏，冷却后摊在纱布上，即成，敷于腮腺部位，30～36小时换1次。高热者可配服：牛蒡子、赤芍、金银花、大青叶、重楼、板蓝根、夏枯草、生石膏，浓煎频服，每日1剂。⑤**输卵管阻塞**：炮山甲、路路通各15克，赤芍、蒲黄、当归、桃仁、五灵脂、炙香附各10克，川芎6克，临症加减，水煎服。

使用注意
气血不足痈肿已溃及孕妇忌用。

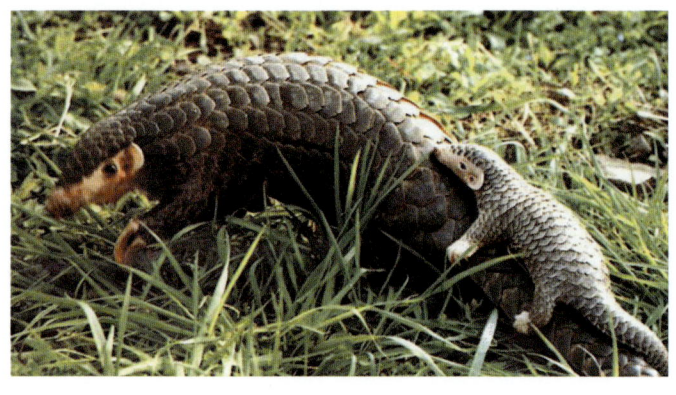
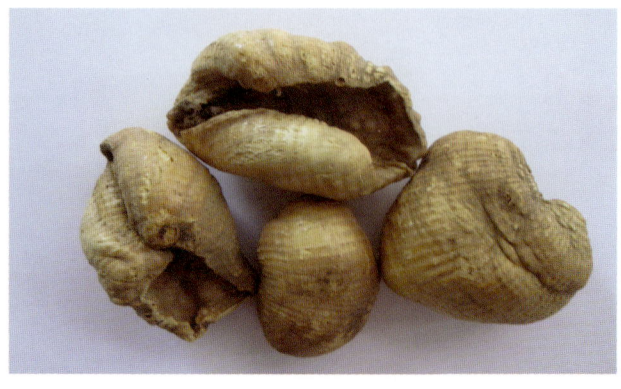

穿心莲

- **别名** 一见喜、榄核莲、苦胆草、四方莲、斩蛇剑、日行千里、圆锥须药草。
- **来源** 本品为爵床科1年生草本植物穿心莲 *Andrographis paniculata* (Burm. f.) Nees的全草。

【形态特征】为一年生草本，全体无毛。茎多分枝，且对生，方形。叶对生，长椭圆形。圆锥花序顶生和腋生，有多数小花，花淡紫色，花冠2唇形，上唇2裂，有紫色斑点，下唇深3裂，蒴果长椭圆形至线形，种子多数。

【生境分布】生长于湿热的丘陵、平原地区。华南、华东、西南地区均有栽培。

【采收加工】秋初刚开花时采割，晒干。

【性味归经】苦，寒。归心、肺、大肠、膀胱经。

【功能主治】清热解毒，凉血，消肿。用于感冒发热，咽喉肿痛，口舌生疮，顿咳劳嗽，泄泻痢疾，热淋涩痛，痈肿疮疡，蛇虫咬伤。

【用量用法】内服：6~9克，煎服；多作丸、散、片剂。外用：适量。

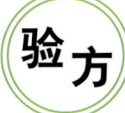

验方 ①**多种炎症及感染**：穿心莲9~15克，水煎服。②**上呼吸道感染**：穿心莲、车前草各15克，水煎浓缩至30毫升，稍加冰糖，分3次服，每日1剂。③**支气管肺炎**：穿心莲、十大功劳各15克，陈皮10克，水煎取汁100毫升，分早、晚各服1次，每日1剂。④**阴囊湿疹**：穿心莲干粉20克，纯甘油100毫升，调匀擦患处，每日3~4次。

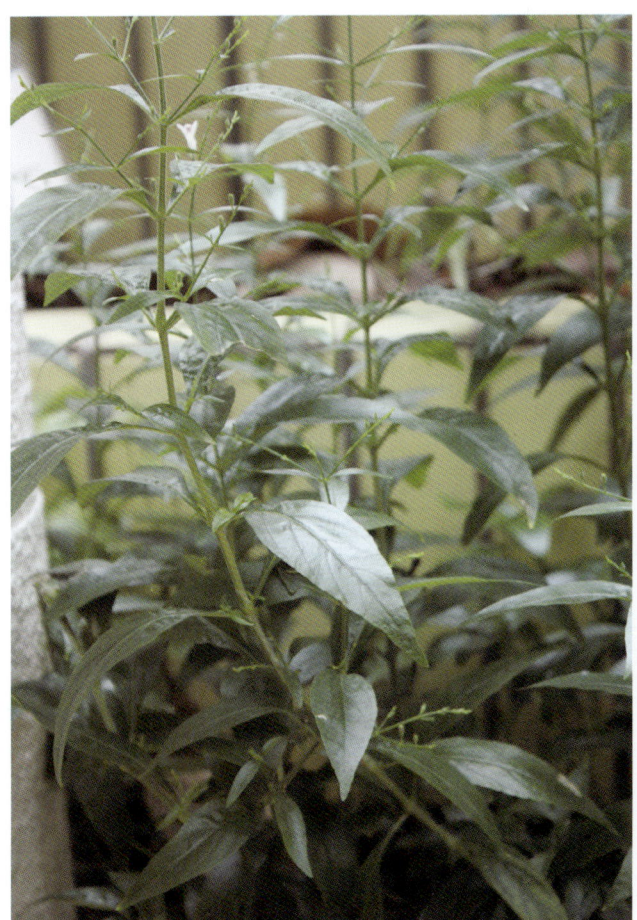

使用注意
脾胃虚寒者不宜用。

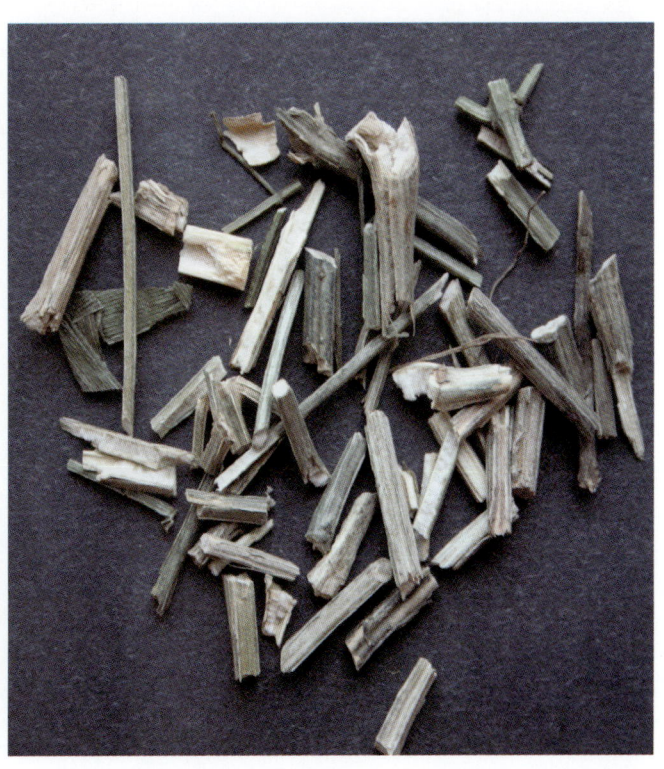

络石藤

- **别名** 络石、爬山虎、石龙藤、钻骨风、白花藤、沿壁藤。
- **来源** 本品为夹竹桃科植物络石 Trachelospermum jasminoides (Lindl.) Lem. 的干燥带叶藤茎。

【形态特征】常绿木质藤本，长达10米，茎圆柱形，有皮孔；嫩枝被黄色柔毛，老时渐无毛。叶对生，革质或近革质，椭圆形或卵状披针形；上面无毛，下面被疏短柔毛。聚伞花序顶生或腋生，二歧，花白色，花柱圆柱状，柱头卵圆形。

【生境分布】生长于温暖、湿润、疏荫的沟渠旁、山坡林木丛中。分布于江苏、安徽、湖北、山东等地。

【采收加工】冬季至次春采割。除去杂质，晒干。切碎生用。

【性味归经】苦，微寒。归心、肝、肾经。

【功能主治】祛风通络，凉血消肿。用于风湿热痹，筋脉拘挛，腰膝酸痛，喉痹，痈肿，跌仆损伤。

【用量用法】煎服，6～12克，煎服。

验方

①**筋骨痛**：络石藤50～100克，浸酒服。②**风湿热痹、关节热痛**：络石藤、海风藤各12克，生石膏30克，苍术15克，牛膝10克，水煎服。③**关节炎**：络石藤、五加皮各50克，牛膝25克，水煎服，白酒为引。④**急性咽喉炎、扁桃体炎**：络石藤、赤茯苓各12克，射干、紫菀各9克，木通6克，桔梗4克，水煎服。⑤**外伤出血**：络石藤适量，晒干研末，撒敷患处，外加包扎。⑥**痈疽肿痛**：络石藤15克，皂刺、瓜蒌仁各9克，乳香、没药各6克，甘草3克，水煎服。

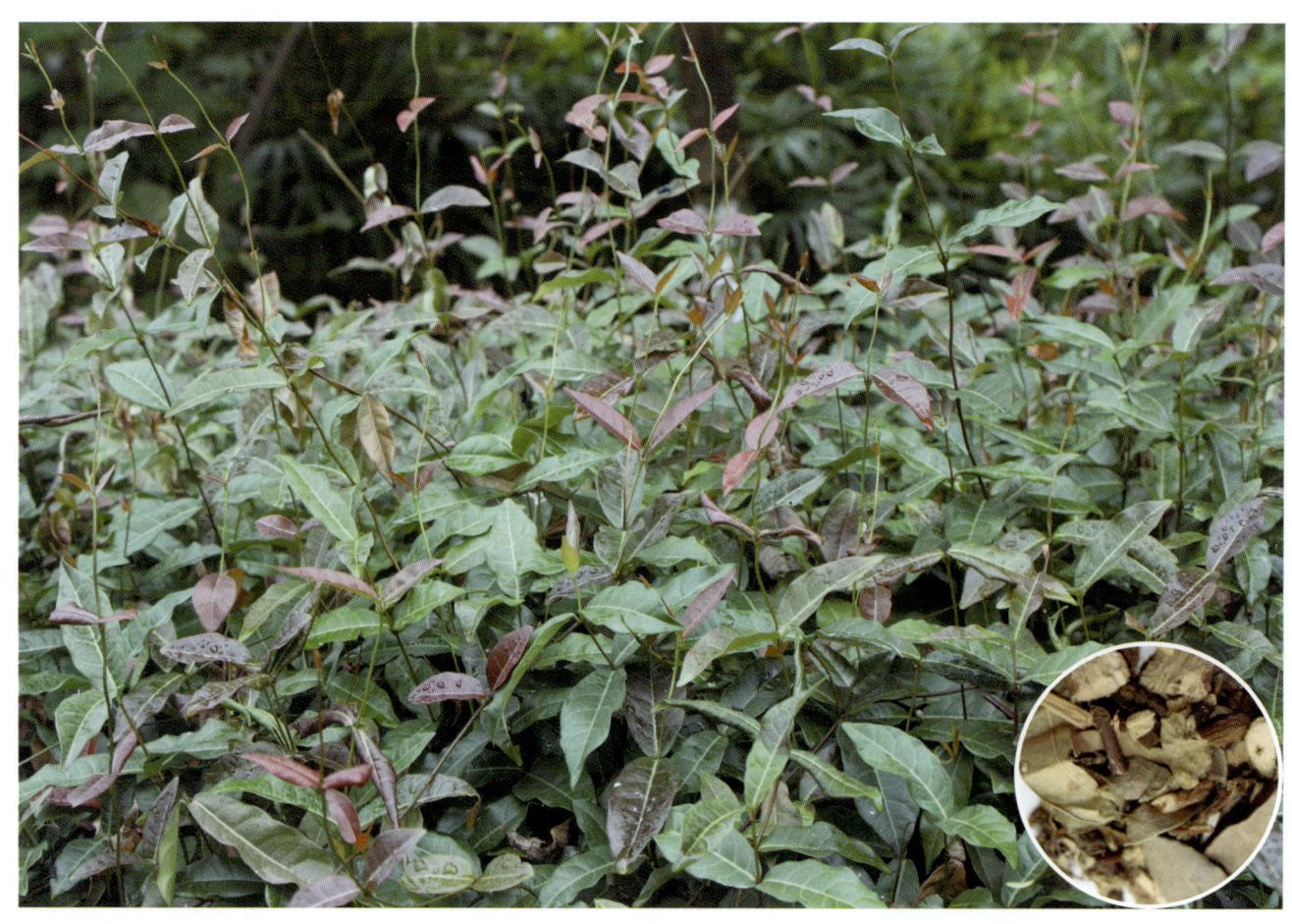

食疗药膳

●络石藤炖猪肺

原料：络石藤、地苍各30克，猪肺200克。
制法：将上几味加适量水同炖。
用法：服汤食肺，每日1剂。
功效：祛风活络，凉血止血，补气益肺。
适用：肺结核。

使用注意

阳虚畏寒、便溏者慎服。

●络石藤酒

原料：络石藤、骨碎补各60克，川芎、仙茅各15克，生地、狗脊、薏苡仁、当归身各30克，黄芪、白术、枸杞、玉竹、白芍、山萸肉、红花、木瓜、川续断、牛膝、杜仲各15克，黄酒5000毫升。
制法：将上药切片，绢袋装，浸酒内，封固，隔水加热半小时，静置数日即可饮用。
用法：视酒量，每日饮1~2小杯，不可过服，所余药渣还可依法再浸1次。
功效：祛风活络，补气益肝。
适用：肝肾不足，脾虚血弱，夹有风湿的肢体麻木、疼痛、腰膝酸软、体倦身重等。

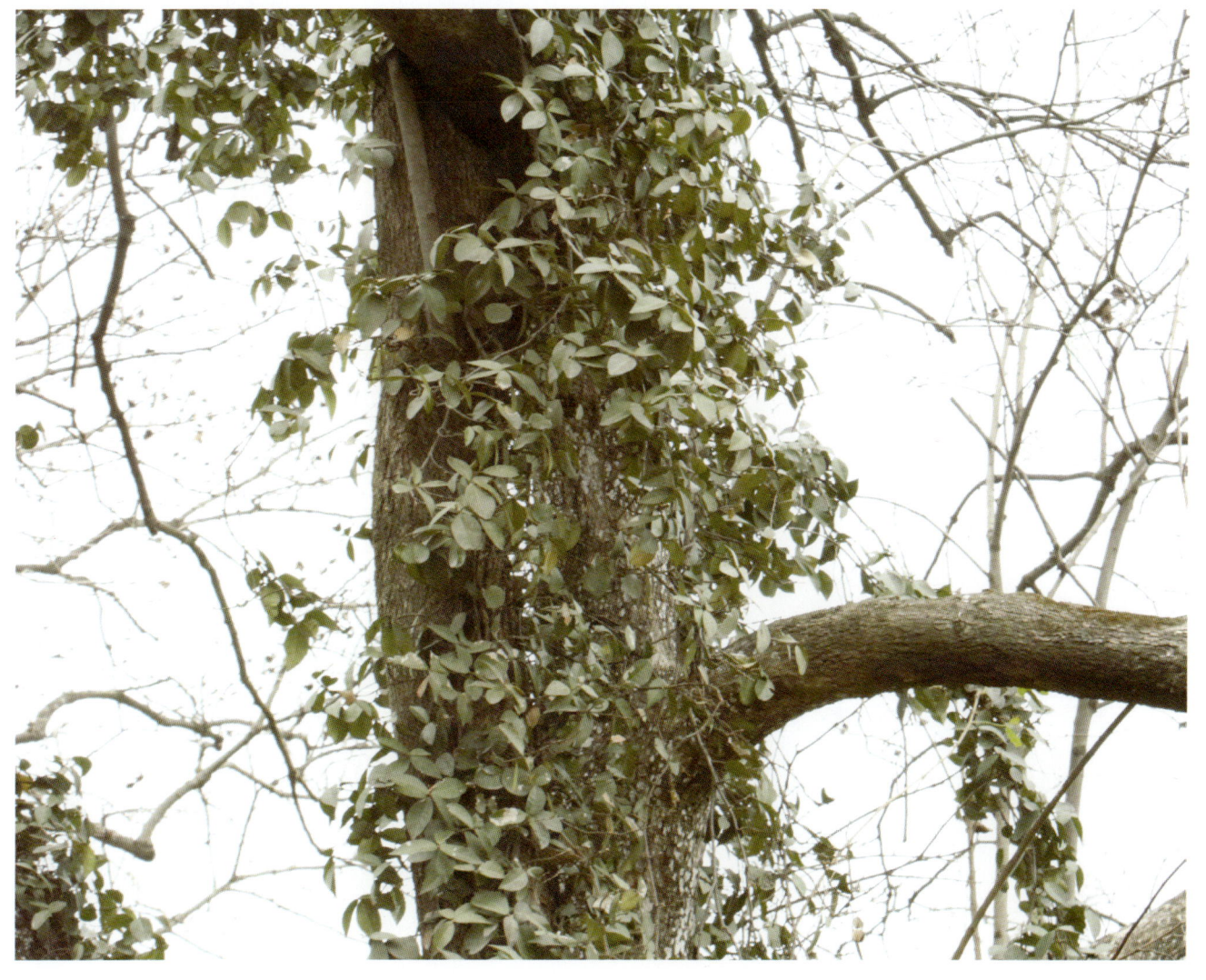

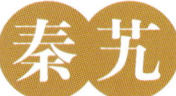 秦艽

- **别名** 秦胶、大艽、左扭、左秦艽、西秦艽、萝卜艽。
- **来源** 本品为龙胆科多年生草本植物秦艽 *Gentiana macrophylla* Pall.、麻花秦艽、粗茎秦艽，或小秦艽的根。前三种按性状不同分别习称"秦艽"和"麻花艽"，后一种习称"小秦艽"。

【形态特征】多年生草本植物，高30～60厘米，茎单一，圆形，节明显，斜升或直立，光滑无毛。基生叶较大，披针形，先端尖，全缘，平滑无毛，茎生叶较小，对生，叶基联合，叶片平滑无毛。聚伞花序由多数花簇生枝头或腋生作轮状，花冠蓝色或蓝紫色。蒴果长椭圆形。种子细小，距圆形，棕色，表面细网状，有光泽。

【生境分布】生长于山地草甸、林缘、灌木丛与沟谷中。分布于陕西、甘肃等地。

【采收加工】春秋采挖，挖取后去除泥土、须根、茎叶，晒干，或堆晒至颜色成红黄色或灰黄色时，再摊开晒干，切片用。

【性味归经】辛、苦，平。归胃、肝、胆经。

【功能主治】祛风湿，清湿热，止痹痛，退虚热。用于风湿痹痛，中风半身不遂，筋脉拘挛，骨节酸痛，湿热黄疸，骨蒸潮热，小儿疳积发热。

【用量用法】内服：3～10克，煎服，大剂量可用至30克。

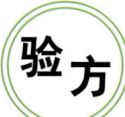 验方

①**臂痛**：秦艽6克，红花4.5克，羌活3克，丝瓜络适量，水煎服。②**风湿性关节炎、肢体关节疼痛**：秦艽、地龙、牛膝、五加皮、海桐皮、没药各15克，桑寄生、海风藤各20克，水煎服。③**小儿急性黄疸型传染性肝炎**：秦艽9克，茵陈15克，茯苓、栀子各10克，苍术、泽泻各6克，水煎服。④**骨蒸劳热、夜热盗汗**：秦艽、当归、知母各10克，柴胡、鳖甲、地骨皮各15克，青蒿6克，乌梅5克，水煎服。

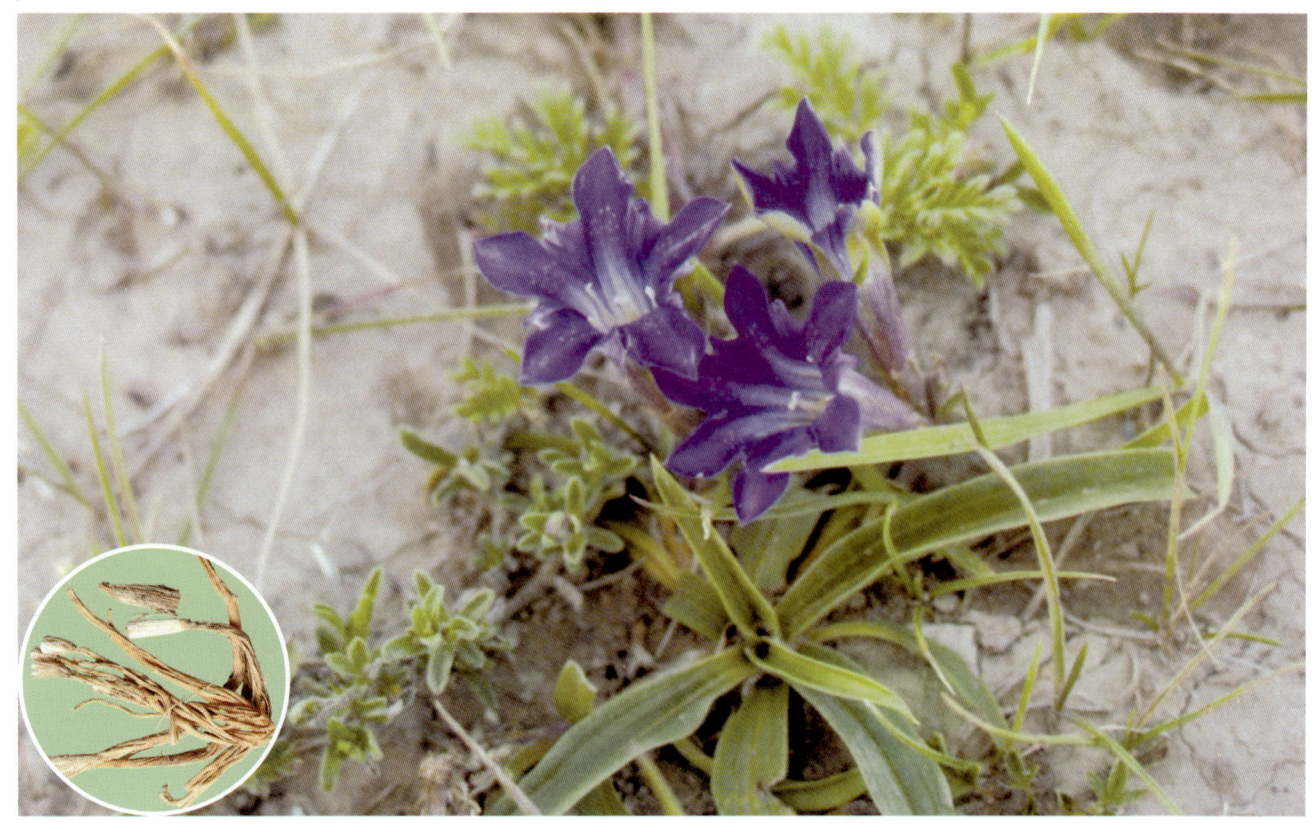

食疗药膳

●秦艽牛奶

原料：秦艽20克，牛奶500克。
制法：将秦艽与牛乳一同煮沸后去渣。
用法：温服，每日2次。
功效：补虚，解毒，燥湿，利胆。
适用：黄疸、心烦热、口干、尿黄少。

使用注意

久痛虚羸，溲多、便滑者忌服。

●秦艽酒

原料：秦艽50克，黄酒300毫升。
制法：将秦艽捣碎后置于容器中；加入黄酒密封浸泡7日后，过滤去渣即成。
用法：每日2次，每次10毫升。
功效：祛风湿，退黄疸。
适用：风湿患者。

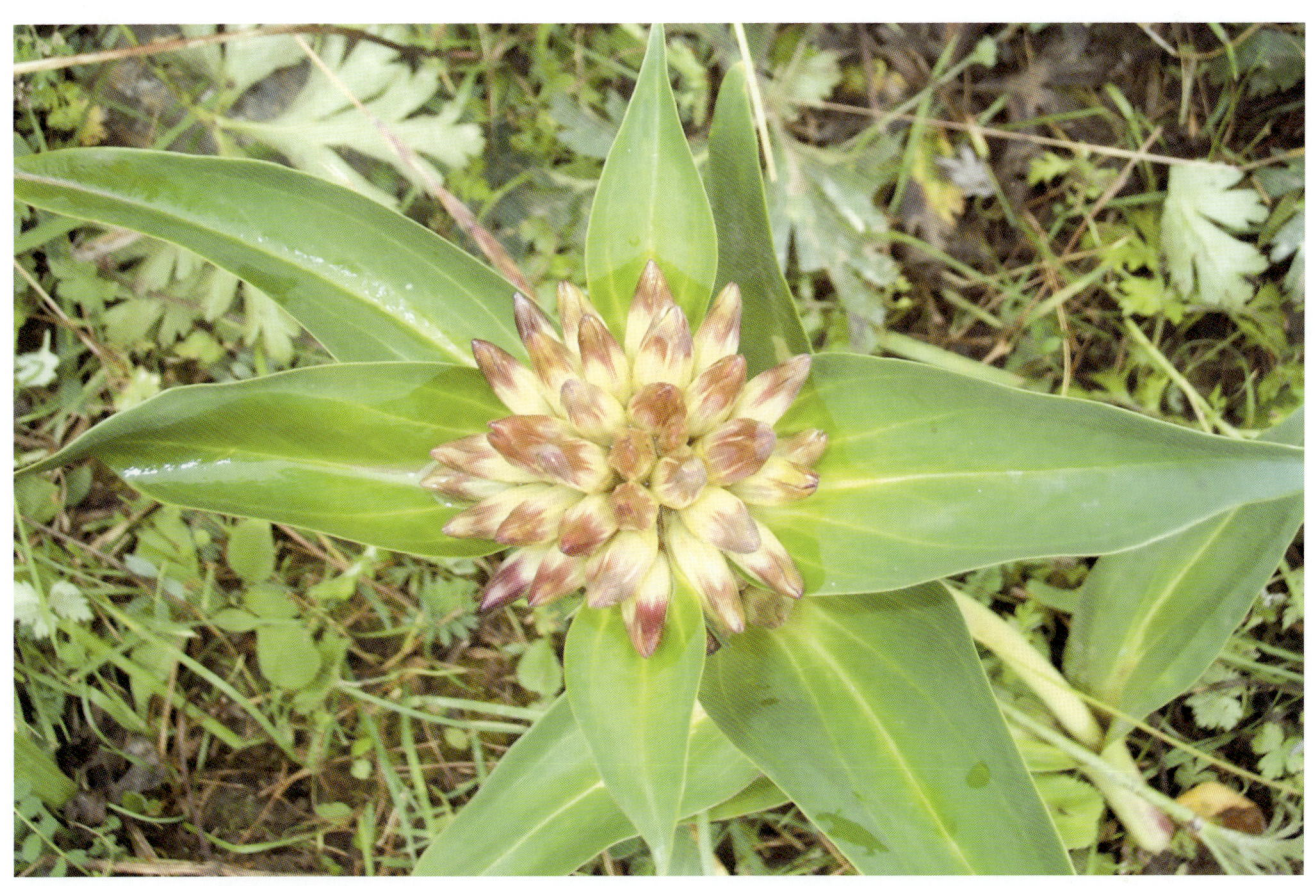

秦皮

- **别名** 皮、鸡糠树、青榔木、白荆树。
- **来源** 本品为木樨科落叶乔木植物苦枥白蜡树 *Fraxinus rhynchophylla* Hance、白蜡树或小叶白蜡树的茎皮。

【形态特征】白蜡树为乔木，高10厘米左右。叶对生，单数羽状复叶，小叶5～9枚，以7枚为多数，椭圆或椭圆状卵形，顶端渐尖或钝。花圆锥形，花小；雄性花两性花异株，通常无花瓣，花轴无毛，雌雄异株。

【生境分布】生长于山沟、山坡及丛林中。分布于陕西、河北、河南、吉林、辽宁等地。

【采收加工】春、秋两季剥取干皮，晒干，生用。

【性味归经】苦、涩，寒。归肝、胆、大肠经。

【功能主治】清热燥湿，清肝明目。用于湿热泻痢，赤白带下，目赤肿痛，目生翳膜。

【用量用法】内服：6～12克，煎服。外用：适量。

验方

①**腹泻**：秦皮15克，水煎加糖，分服。 ②**麦粒肿，大便干燥**：秦皮15克，大黄10克，水煎服。孕妇忌服。 ③**小儿惊痫发热**：秦皮、茯苓各5克，甘草2克，灯心草20根，水煎服。 ④**阴道炎**：秦皮12克，乌梅30克，加水煎煮，去渣取汁，临用时加白糖，每日2次，空腹食用。

食疗药膳

●白头翁秦皮粥

原料：白头翁15克，秦皮12克，黄柏10克，黄连3克，粳米100克。

制法：先煎上药，取汁去渣，淘净的粳米煮粥，粥熟时调入白糖即可。

用法：每日早晚各1次，温热服食。

功效：清热利湿，杀菌止痢。

适用：细菌性痢疾、肠炎。

使用注意

胃虚食少者不宜用。

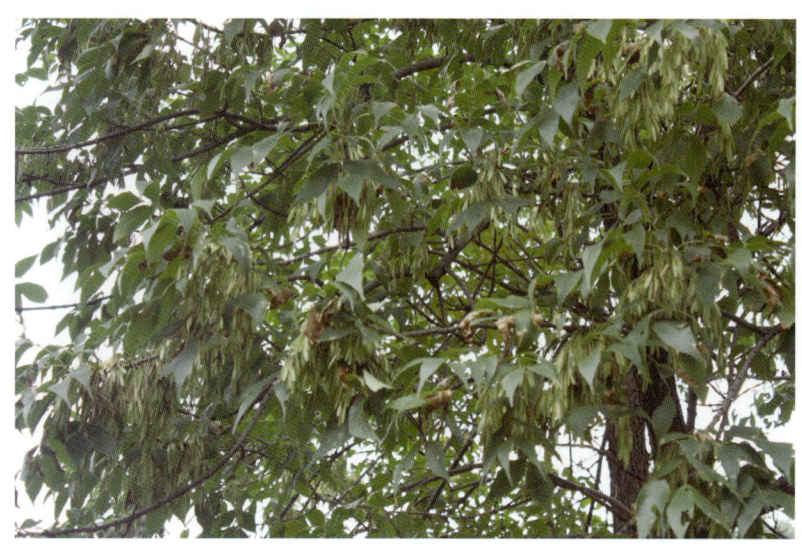
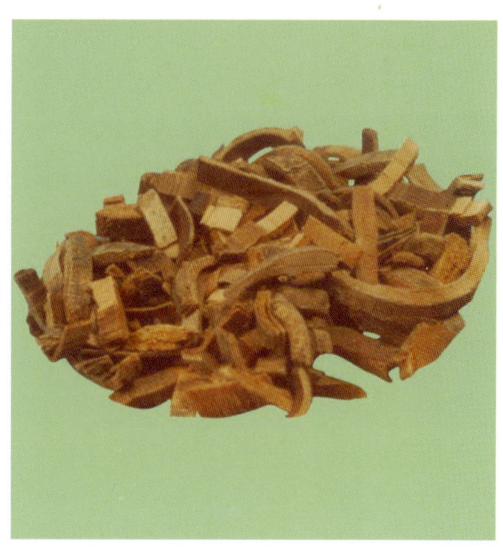

莱菔子

- **别名** 萝卜子、萝白子、菜头子。
- **来源** 为十字花科植物萝卜 *Raphanus sativus* L. 的干燥成熟种子。

【形态特征】根肉质。茎高1米，多分枝，稍有白粉。基生叶大头状羽裂，侧生裂片4～6对，向基部渐缩小，有粗糙毛；茎生叶长圆形至披针形，边缘有锯齿或缺刻，很少全缘。总状花序顶生，花淡紫红色或白色，直径15～20毫米。长角果肉质，圆柱形。

【生境分布】我国各地均产。

【采收加工】夏季果实成熟时采割植株，晒干，搓出种子，除去杂质晒干。生用或炒用。

【性味归经】辛、甘、平。归脾、胃、肺经。

【功能主治】消食除胀，降气化痰。用于饮食停滞，脘腹胀痛，大便秘结，积滞泻痢，痰壅喘咳。

【用量用法】内服：5～12克，水煎服。生用治风痰，炒用消食下气化痰。

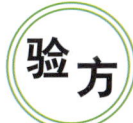

验方

①**食积口臭、脘腹饱胀：** 炒莱菔子、焦山楂、炒神曲各9克，陈皮6克，水煎服。②**支气管哮喘：** 莱菔子、芥子、苏子各9克，水煎服，每日3次。③**食滞腹满：** 莱菔子炒微黄，研末冲服，每次5克，每日3次。④**小儿食积、消化不良：** 莱菔子、山楂各15克，麦芽10克，大黄、茶叶各2克，全置杯中，开水冲泡，每日1剂，随时饮用。

使用注意

本品辛散耗气，气虚及无积滞者忌用。不宜与人参同用。

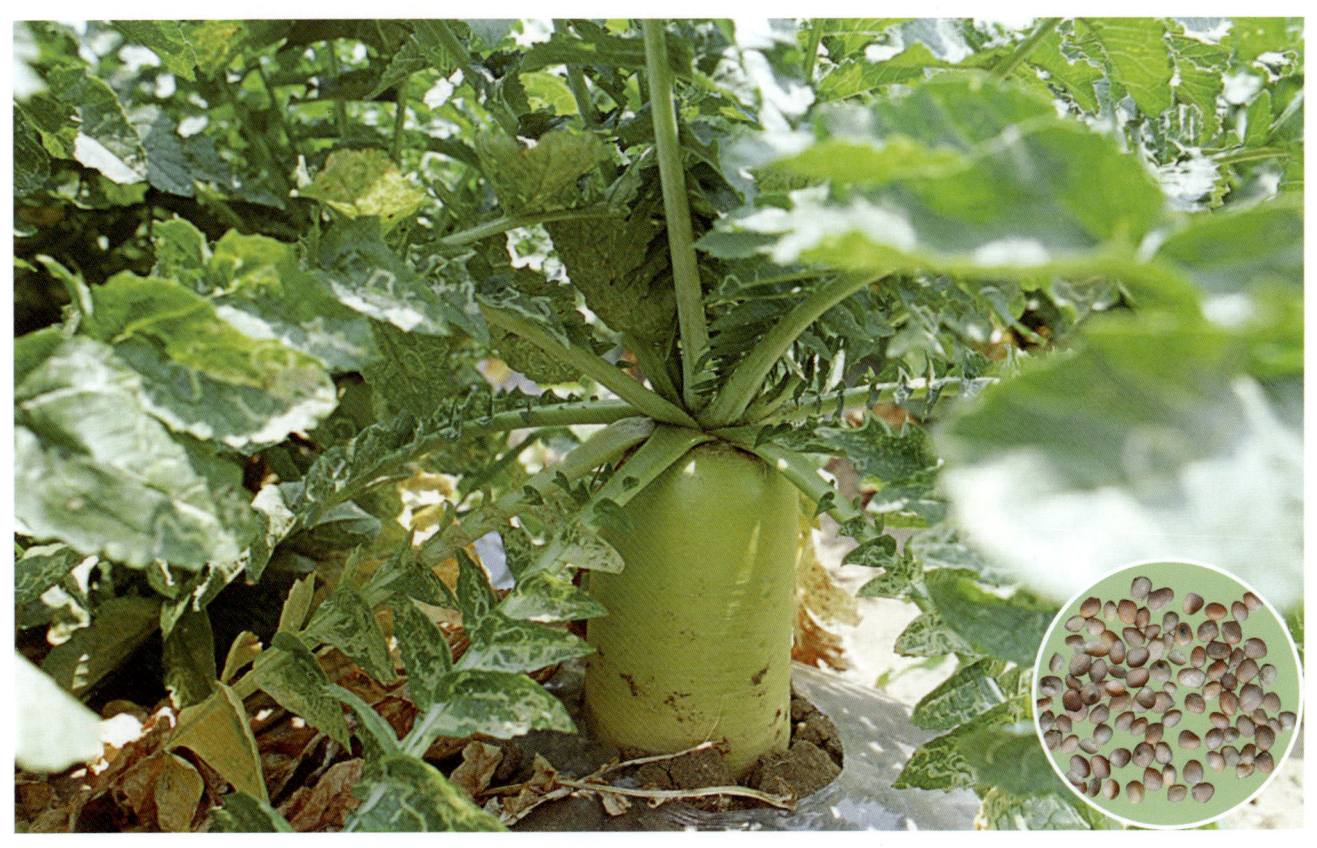

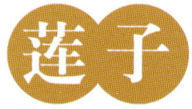 莲子

- **别名** 莲肉、莲实、莲米、水之丹。
- **来源** 本品为睡莲科多年生水生草本植物莲Nelumbo nucifera Gaertn.的成熟种仁,中心部包裹着绿色胚芽,俗称莲子心。

【形态特征】多年生长在水中,草本植物,根茎最初细小如手指,具横走根状茎。叶圆形,高出水面,有长叶柄,具刺,成盾状生长。花单生在花梗顶端,直径10~20厘米,花瓣多数为红色、粉红色或白色,多数为雄蕊,心皮多,离生,嵌生在海绵质的花托穴内。坚果椭圆形或卵形,俗称莲子,长1.5~2.5厘米。

【生境分布】生长于池塘、湿润的田野中。分布于湖南(湘莲)、福建(建莲)、江苏(湖莲)、浙江及南方各地池沼湖塘中。

【采收加工】8~9月莲实成熟时采收,除去果皮,晒干。也有临时用,取种子,去心,打碎用。或收集莲实放入水中,取沉于淤泥内的果实洗净、晒干,或除去果壳后晒干。

【性味归经】甘、涩,平。归脾、肾、心经。

【功能主治】补脾止泻,养心安神,益肾固精。用于脾虚泄泻,带下,遗精,心悸失眠。

【用量用法】内服:6~15克,煎服。

验方 ①**反胃**:莲子适量,为末,入少许豆蔻末,用米汤趁热调服。②**产后胃寒咳逆、呕吐不食**:莲子、白茯苓各50克,丁香25克,研为末,每次10克,不拘时,用姜汤或米饮调下,每日3次。③**小便白浊、遗泄精**:莲子、龙骨(五色者)、益智仁各等份,研为细末,每次10克,空心用清米饮调下。④**病后胃弱、消化不良**:莲子、粳米各炒200克,茯苓100克,共为末,砂糖调和,每次50克,白汤送下。⑤**久痢不止**:老莲子(去心)100克,研末,每次3克,陈米汤调下。

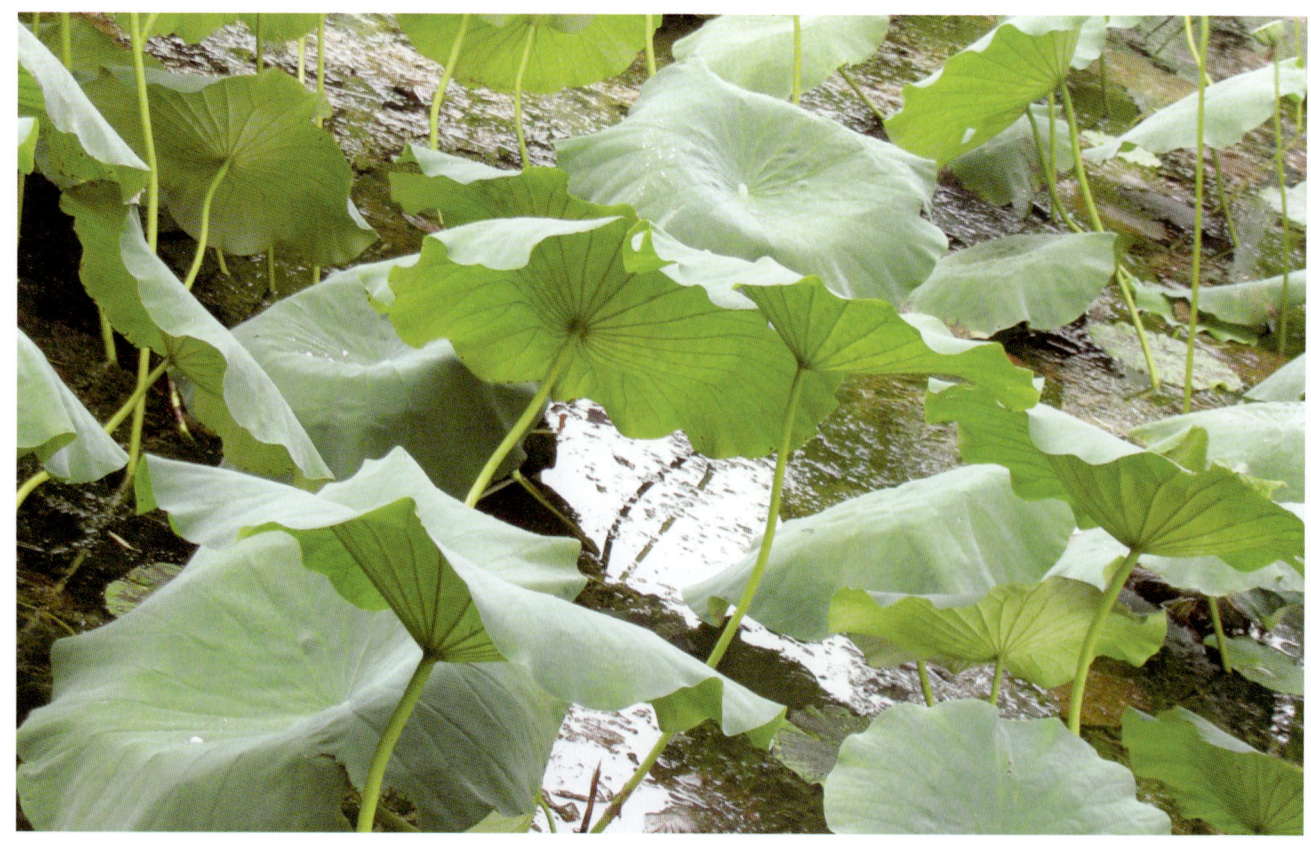

食疗药膳

● 桂圆莲子粥

原料：桂圆肉、莲子各15～30克，红枣5～10克，糯米30～60克，白糖适量。

制法：先将桂圆肉用清水略冲洗，莲子去皮心，大枣去核，与糯米同煮，烧开后，改用中火熬煮30～40分钟即可，食时加糖适量。

用法：早餐食用。

功效：益心安神，养心扶中。

适用：心脾两虚、贫血体弱、心悸怔忡、健忘、少气、面黄肌瘦，大便溏软等。

● 莲子猪肚

原料：猪肚1个，莲子50粒，香油、盐、葱、生姜、蒜各适量。

制法：猪肚洗净，内装水发莲子（去心），用线缝合，放入锅内，加清水，炖熟透；捞出晾凉，将猪肚切成细丝，同莲子放入盘中。将香油、盐、葱、生姜、蒜调料与猪肚丝拌匀即成。

用法：可单服，也可佐餐。

功效：健脾益胃，补虚益气。

适用：食少、消瘦、泄泻、水肿等。

使用注意

中满痞胀及大便燥结者忌服。

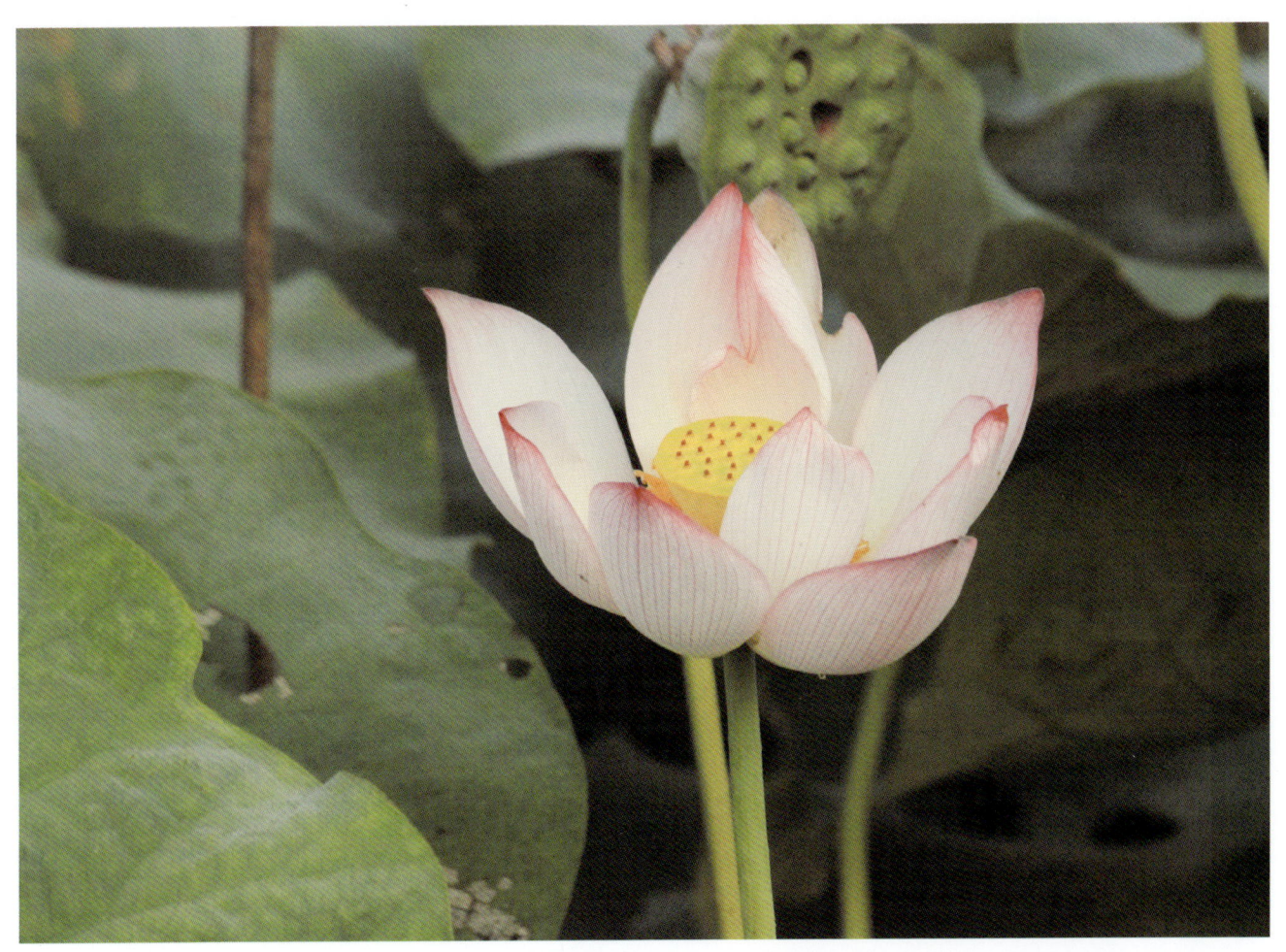

莲子心

- **别名** 无。
- **来源** 本品为睡莲科植物莲 *Nelumbo nucifera* Gaertn. 的成熟种子中的干燥幼叶及胚根。

【形态特征】同莲子。

【生境分布】同莲子。

【采收加工】取出，晒干。

【性味归经】苦，寒。归心、肾经。

【功能主治】清心安神，交通心肾，涩精止血。用于热入心包，神昏谵语，心肾不交，失眠遗精，血热吐血。

【用量用法】内服：2~5克，煎服。

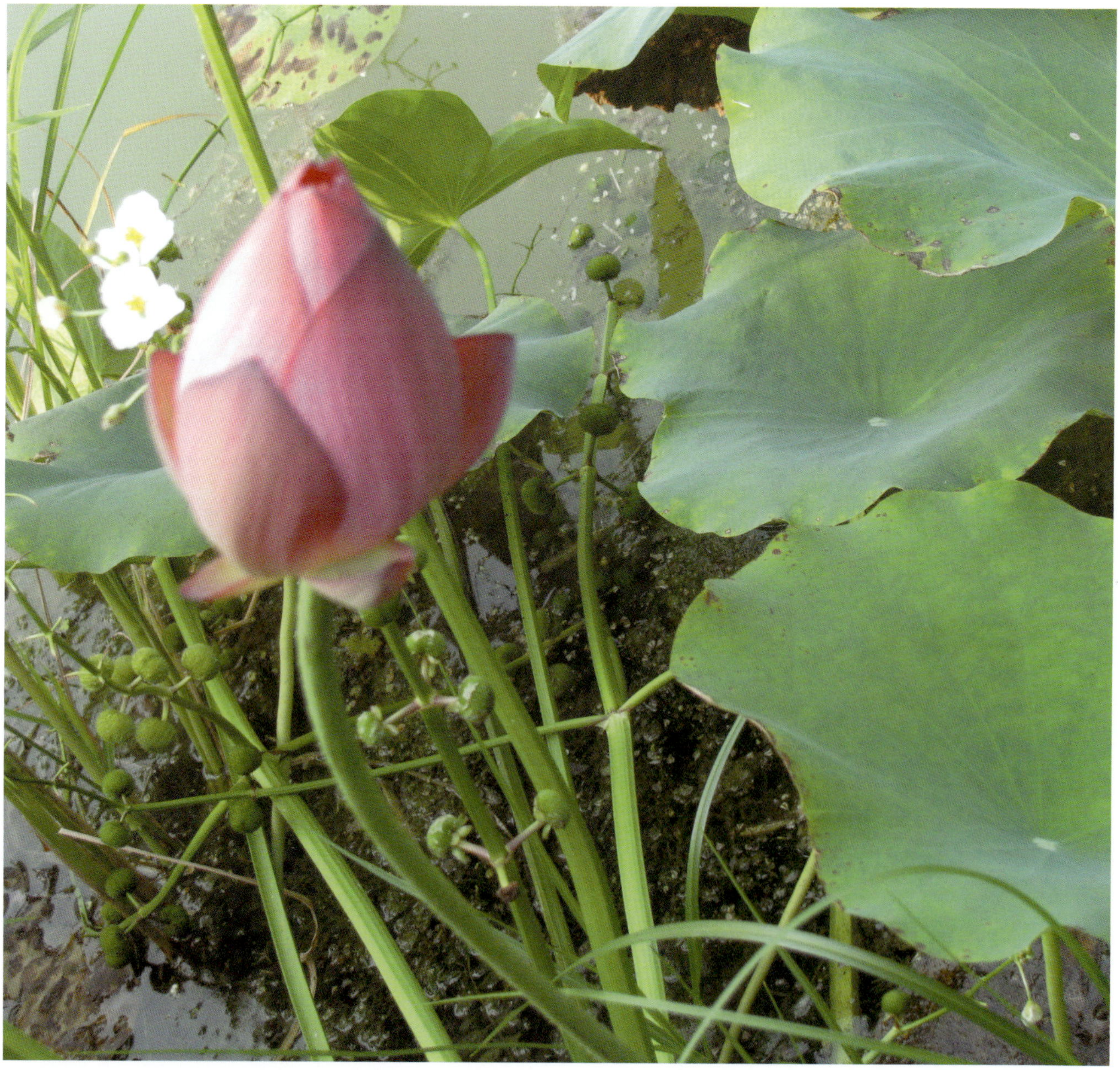

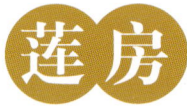

莲房

- **别名** 无。
- **来源** 本品为睡莲科植物莲 Nelumbo nucifera Gaertn. 的干燥花托。

【形态特征】同莲子。
【生境分布】同莲子。
【采收加工】秋季果实成熟时采收，除去果实，晒干。
【性味归经】苦、涩，温。归肝经。
【功能主治】化瘀止血。用于崩漏，尿血，痔疮出血，产后瘀阻，恶露不尽。
【用量用法】内服：5～10克，煎服。

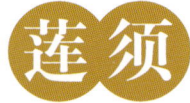

莲须

- **别名** 无。
- **来源** 本品为睡莲科植物莲 Nelumbo nucifera Gaertn. 的干燥雄蕊。

【形态特征】同莲子。
【生境分布】同莲子。
【采收加工】夏季花开时选晴天采收，盖纸晒干或阴干。
【性味归经】甘、涩，平。归心、肾经。
【功能主治】固肾涩精。用于遗精滑精，带下，尿频。
【用量用法】内服：3～5克，煎服。

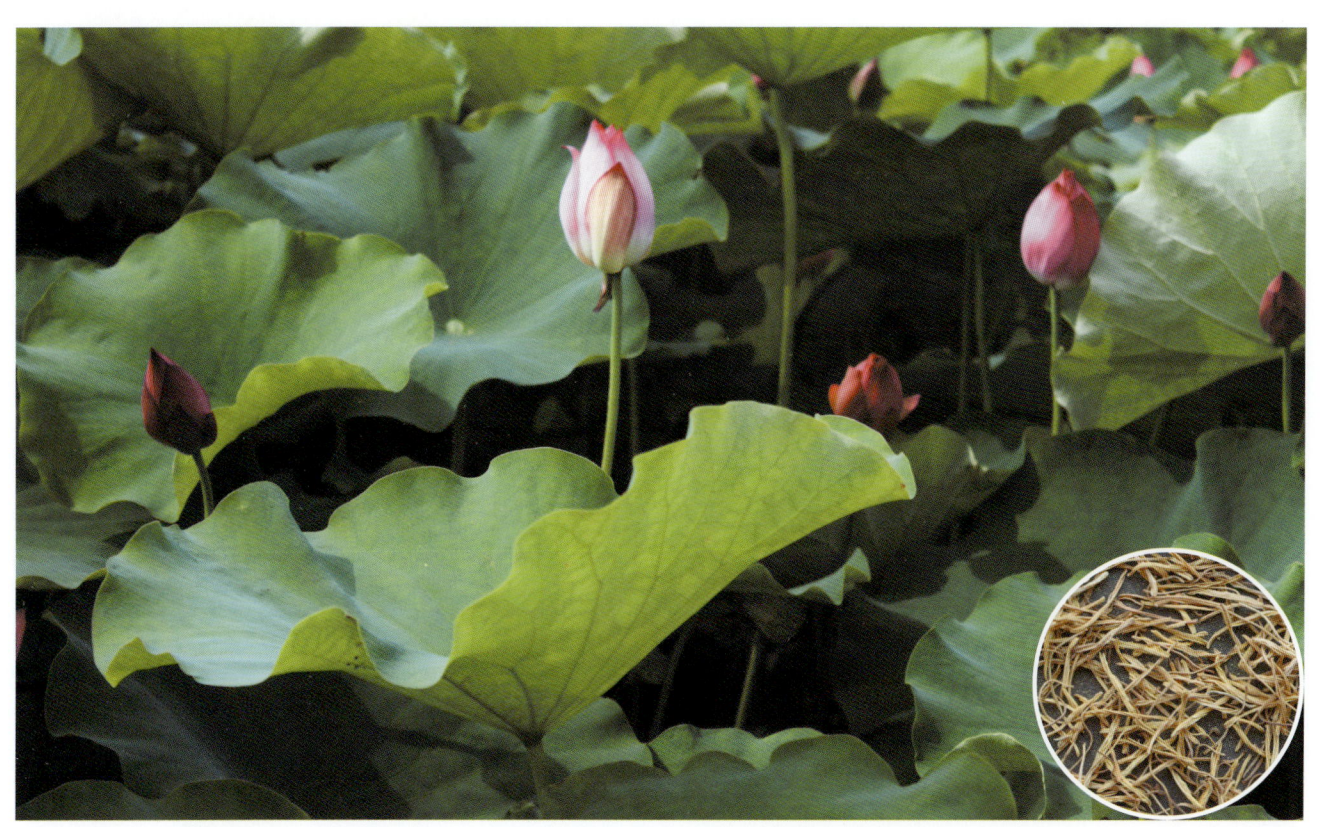

莪术

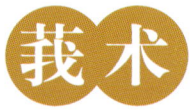

- **别名** 绿姜、姜七、山姜黄、蓝心姜、黑心姜。
- **来源** 本品为姜科植物蓬莪术 Curcuma phaeocaulis Val.、广西莪术，或温郁金的干燥根茎。后者习称"温莪术"。

【形态特征】多年生草本，全株光滑无毛。叶椭圆状长圆形至长圆状披针形，长25~60厘米，宽10~15厘米，中部常有紫斑；叶柄较叶片为长。花茎由根茎单独发出，常先叶而生；穗状花序长约15厘米；苞片多数，下部的绿色，缨部的紫色；花萼白色，顶端3裂；花冠黄色，裂片3，不等大；侧生退化雄蕊小；唇瓣黄色，顶端微缺；药隔基部具叉开的矩。蒴果卵状三角形。花期3~5月。

【生境分布】野生长于山谷、溪旁及林边等阴湿处。分布于四川、广西、浙江等地。

【采收加工】秋、冬季采挖其地下根茎，洗净泥土，除去须根。蒸熟或煮至透心，晒干。

【性味归经】辛、苦，温。归肝、脾经。

【功能主治】行气破血，消积止痛。用于癥瘕痞块，瘀血经闭，胸痹心痛，食积胀痛。

【用量用法】内服：6~9克，煎服。醋制加强止痛之功。

验方

①**肝硬化腹水**：莪术、川朴、三棱各6克，鳖甲、小蓟、瞿麦各30克，车前子20克，茯苓、大腹皮各12克，泽泻18克，赤芍10克，桃仁9克，葫芦半个，水煎服，每日1剂。②**门脉性肝硬化（合并脾功能亢进）**：莪术、川芎、炒三棱、炒桃仁、土元各9克，丹参30克，当归15克，柴胡、陈皮各12克，水煎服，每日1剂。③**血吸虫病合并肝（脾）肿大**：蓬莪术、苏木、当归、乌药、西党参、白术、云苓各12克，法半夏10克，甘草6克，每剂浓煎2次分服，每日1剂。④**慢性胆道感染**：莪术、柴胡、白芍各12克，青皮10克，太子参30克，水煎服，每日1剂。⑤**特发性浮肿**：莪术、防风、三棱、制附片各10克，黄芪、车前子各15克，郁金12克，淮山药13克，甘草6克，云苓皮30克，水煎服，每日1剂。⑥**闭经**：莪术、牛膝各10~15克，急性子30~60克，红花、蒲黄各10克，香附12克，坤草30克，水煎服，每日1剂。⑦**尿路结石**：莪术、生薏苡仁、三棱各15克，川牛膝12克，穿山甲、皂刺、青皮、枳壳各9克，水煎服，每日1剂。

使用注意

月经过多及孕妇忌用。

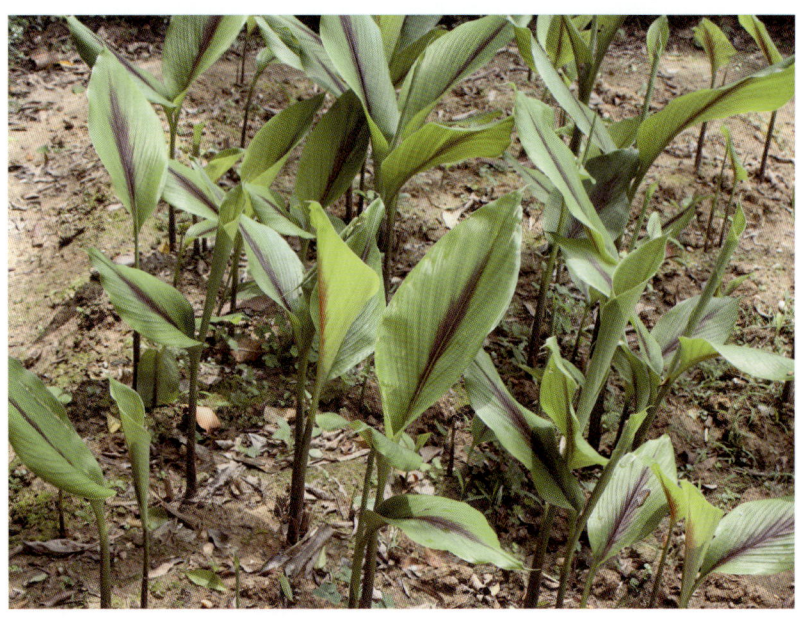
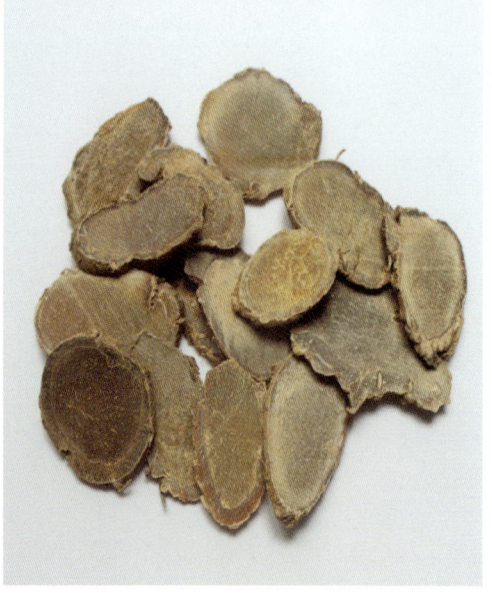

荷叶

- **别名** 、莲叶、鲜荷叶、干荷叶、荷叶炭。
- **来源** 本品为睡莲科草本植物莲Nelumbo nucifera Gaertn.的干燥叶。

【形态特征】荷叶叶多折成半圆形或扇形，展开后呈类圆形，直径20～50厘米，全缘或稍波状。上表面深绿色或黄绿较粗糙；下表面淡灰棕色，较光滑，有粗脉21～22条，处中心向四周射出，中心有突起的叶基。质脆，易破碎。微有清香气，味微苦。

【生境分布】生长于水泽、池塘、湖沼或水田内，野生或栽培。全国大部分地区均产。

【采收加工】夏、秋二季采收，晒至七、八成干时，除去叶柄，折成半圆形或折扇形，干燥。

【性味归经】苦，平。归肝、脾、胃经。

【功能主治】清暑化湿，升发清阳，凉血止血。用于暑热烦渴，暑湿泄泻，脾虚泄泻，血热吐衄，便血崩漏。荷叶炭收涩化瘀止血。用于出血症和产后血晕。

【用量用法】内服：3～9克，鲜品15～30克，荷叶炭3～6克，煎服。鲜者偏解暑热；干者偏升清阳；炒炭用于止血。

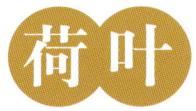

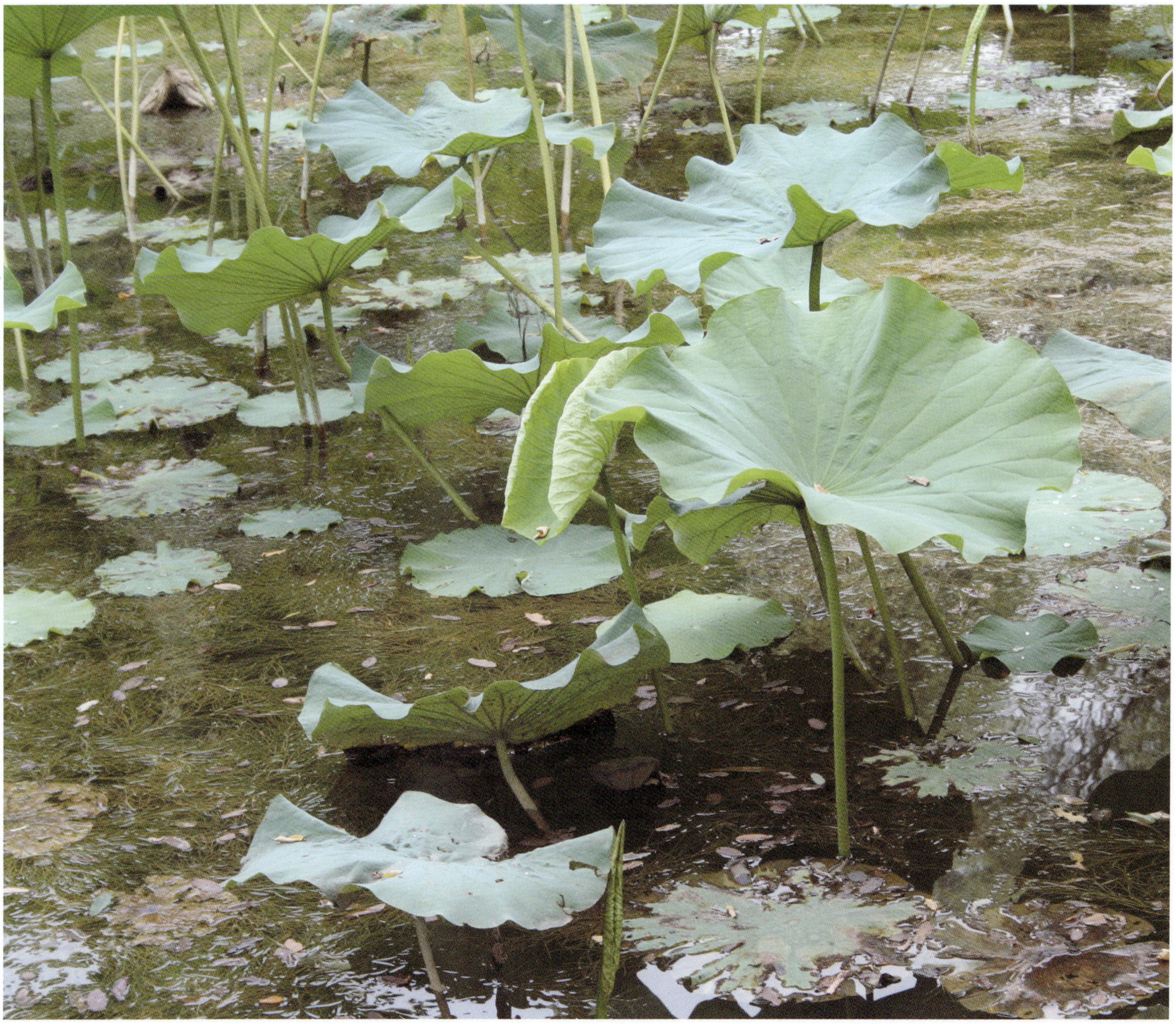

食疗药膳

●荷叶肉丝粥

原料：鲜荷叶60克，猪瘦肉100克，大米100克。

制法：荷叶切成长条，猪肉切成丝。荷叶煎煮取汁，加入大米中煮粥，待五成熟时下猪肉煮熟成粥。

用法：每日早晚餐食用。

功效：凉血止血，清暑止泻，滋补肾阴。

适用：高脂血症、冠心病、动脉硬化等。

●荷叶绿豆粥

原料：小米250克，绿豆100克，鲜荷叶2张，面芡50克，白糖适量。

制法：荷叶洗净，入沸水锅中焯一下捞出，用手撕开成六瓣。绿豆下锅加水煮至七成熟时，加进小米熬开花，然后再放荷叶、白糖略煮一下，勾面芡，捞出荷叶即成。

用法：温热食用。

功效：清热解毒，清暑利水。

适用：丹毒、痈肿等。

使用注意

胃酸过多、消化性溃疡和龋齿者，及服用滋补药品期间忌服用。尽量少吃生的荷叶，尤其是胃肠功能弱的人更应该谨慎，脾胃虚弱者慎服。

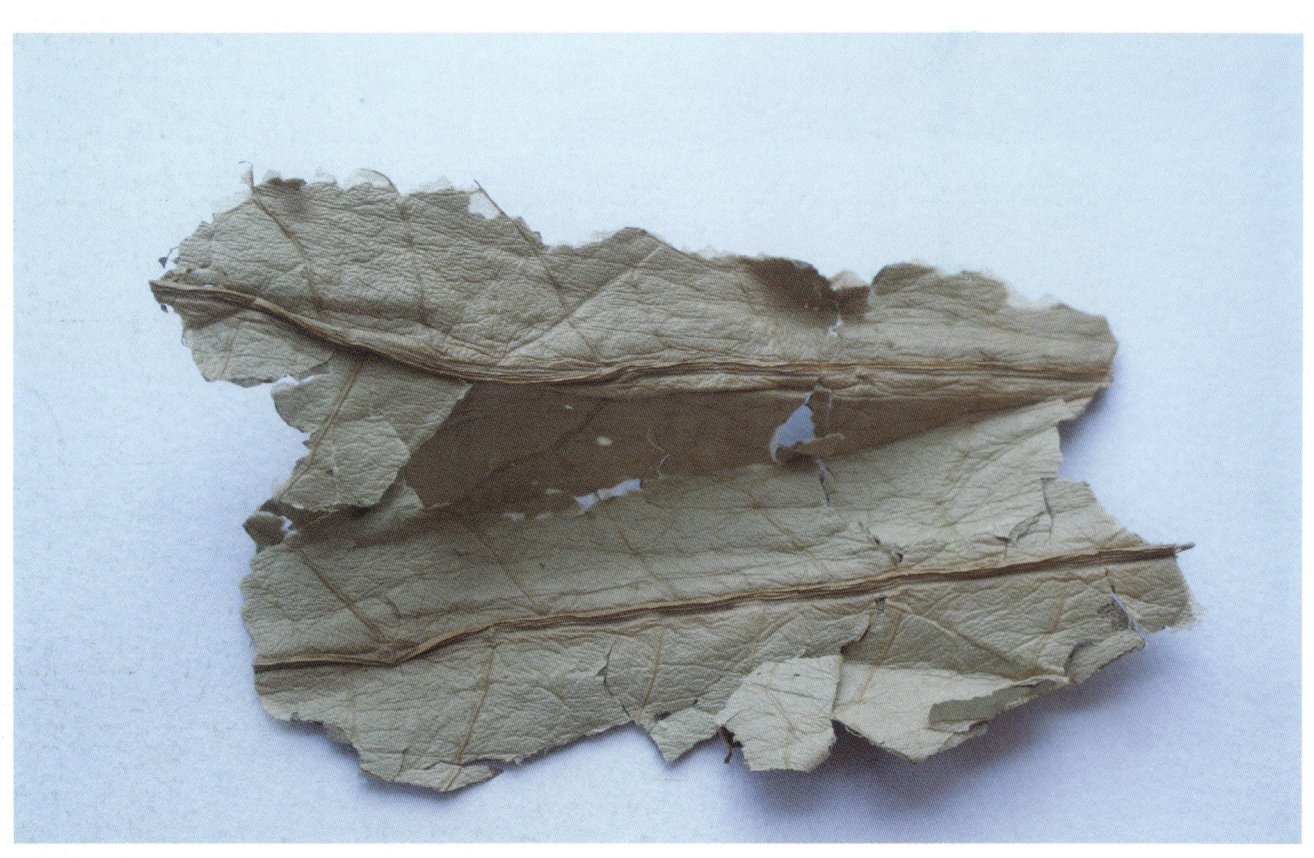

桂枝

- **别名** 柳桂、嫩桂枝、桂枝尖。
- **来源** 本品为樟科植物肉桂 Cinnamomum cassia Presl 的干燥嫩枝。

【形态特征】常绿乔木，高12～17米。树皮呈灰褐色，有芳香，幼枝略呈四棱形。叶互生，革质；长椭圆形至近披针形，长8～17厘米，宽3.5～6厘米，先端尖，基部钝，全缘，上面绿色，有光泽，下面灰绿色，被细柔毛；具离基3出脉，于下面明显隆起，细脉横向平行；叶柄粗壮，长1～2厘米。圆锥花序腋生或近顶生，长10～19厘米，被短柔毛；花小，直径约3厘米；花梗长约5毫米；花被管长约2毫米，裂片6，黄绿色，椭圆形，长约3毫米，内外密生短柔毛；发育雄蕊9，3轮，花药矩圆形，4室，瓣裂，外面2轮花丝上无腺体，花药内向，第3轮雄蕊外向，花丝基部有2腺体，最内尚有1轮退化雄蕊，花药心脏形；雌蕊稍短于雄蕊，子房椭圆形，1室，胚珠1，花柱细，与子房几等长，柱头略呈盘状。浆果椭圆形或倒卵形，先端稍平截，暗紫色，长约12～13毫米，外有宿存花被。种子长卵形，紫色。花期5～7月，果期至次年2～3月。

【生境分布】生长于常绿阔叶林中，但多为栽培。分布于广东、广西、云南等省区。

【采收加工】春夏季节剪取嫩枝，去叶，切成小段或切片，晒干。

【性味归经】辛、甘，温。归心、肺、膀胱经。

【功能主治】发汗解肌，温通经脉，助阳化气，平冲降气。用于风寒感冒，脘腹冷痛，血寒经闭，关节痹痛，痰饮，水肿，心悸。

【用量用法】内服：3～10克，水煎服。

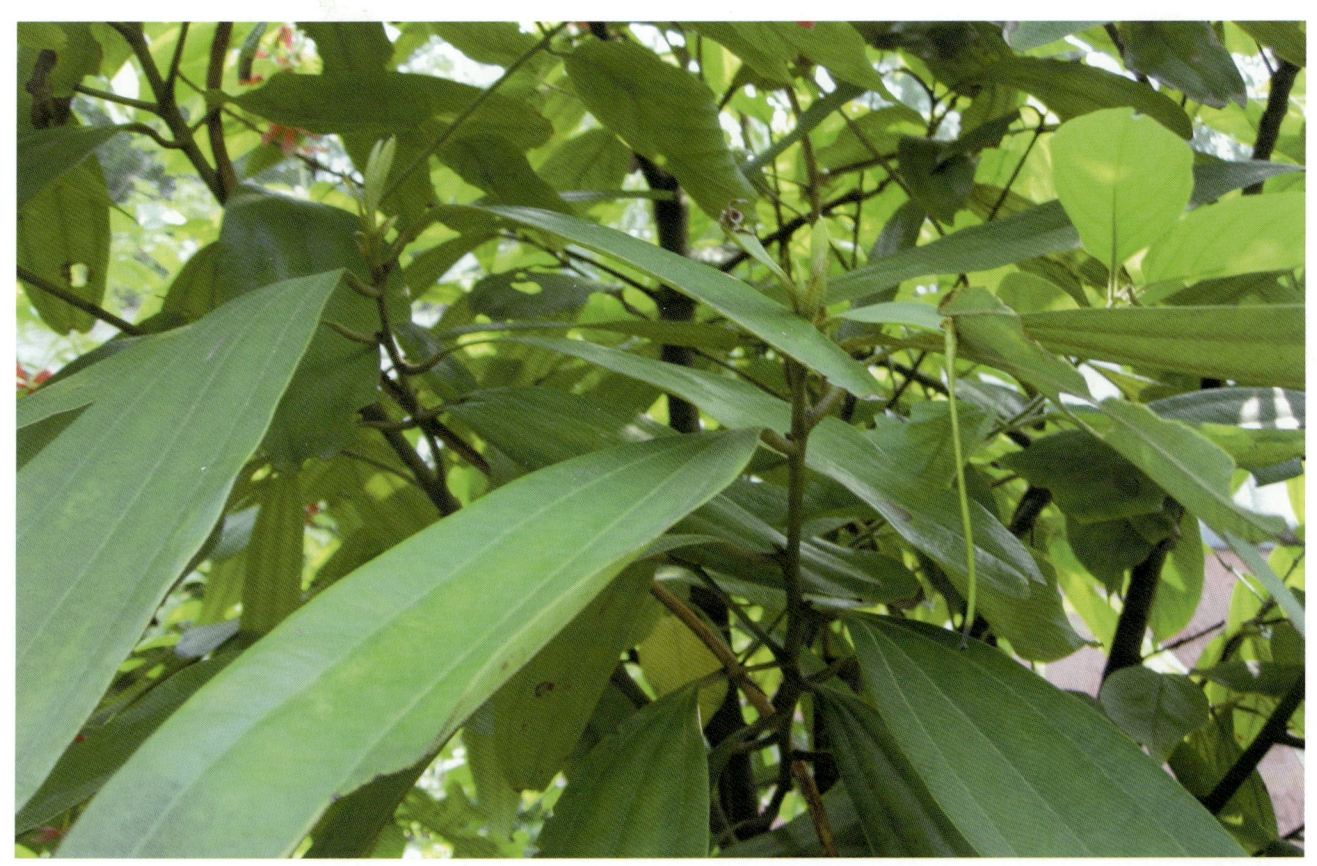

验方

①**面神经麻痹**：桂枝30克，防风20克，赤芍15克，水煎，趁热擦洗患部，每次20分钟，每日2次，以局部皮肤潮红为度。②**关节炎疼痛**：桂枝、熟附子各9克，姜黄、威灵仙各12克，水煎服。③**低血压**：桂枝、肉桂各40克，甘草20克，混合煎煮，分3次当茶饮服。④**闭经**：桂枝10克，当归、川芎各8克，吴茱萸、艾叶各6克，水煎服。⑤**胸闷胸痛**：桂枝、枳实、薤白各10克，生姜3克，水煎服。

食疗药膳

● **桂枝酒**

原料：桂枝、川芎、独活、牛膝、山药、甘草各30克，附子20克，防风、茯苓、天雄、茵芋、杜仲、白术各40克，大枣30枚，踯躅25克，白酒1000毫升。

制法：将以上各味共研为粗末，入白酒中浸泡7日。

用法：每服10～20毫升，每日2次。

功效：祛风，散寒，壮阳，暖肝。

适用：肝虚寒、卒然音哑不声、踞坐不得、面目青黑、四肢缓弱、遗失便利、疠风所损等。

使用注意

本品辛温助热，易伤阴动血，温热病、阴虚火旺和血热妄行者忌服。孕妇及月经过多者慎用。

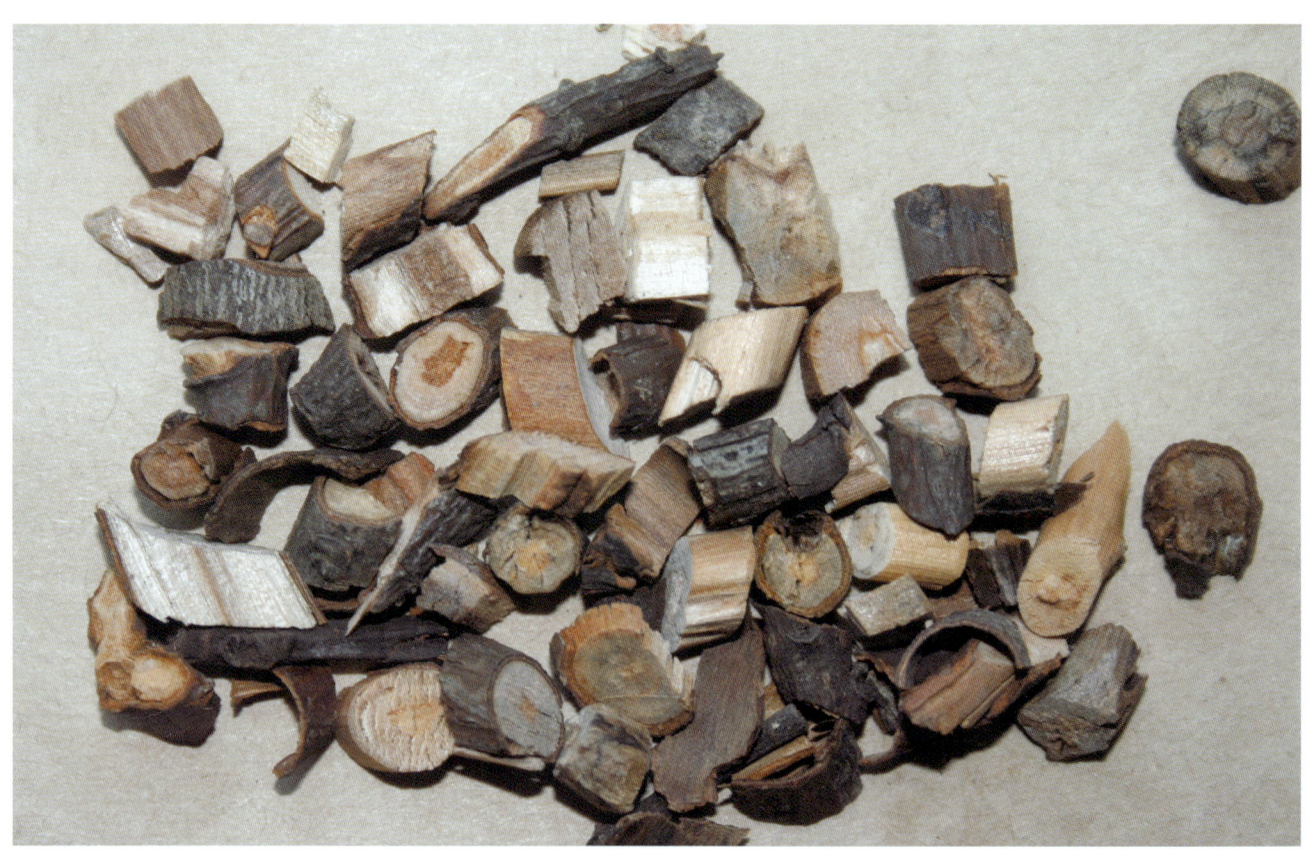

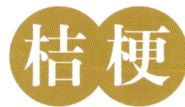

桔梗

- **别名** 白药、梗草、卢茹、苦梗、大药、苦菜根。
- **来源** 本品为桔梗科植物桔梗 Platycodon grandiflorum（Jacq.） A.DC.的干燥根。

【形态特征】年生草本，体内有白色乳汁，全株光滑无毛。根粗大，圆锥形或有分叉，外皮黄褐色。茎直立，有分枝。叶多为互生，少数对生，近无柄，叶片长卵形，边缘有锯齿。花大形，单生长于茎顶或数朵成疏生的总状花序；花冠钟形，蓝紫色，蓝白色，白色，粉红色。蒴果卵形，熟时顶端开裂。

【生境分布】适宜在土层深厚、排水良好、土质疏松而含腐殖质的砂质壤土上栽培。我国大部分地区均产。以华北、东北地区产量较大，华东地区、安徽产品质量较优。

【采收加工】春、秋二季采挖，以深秋采者为佳。洗净，除去须根，趁鲜刮去外皮或不去外皮，干燥或切片晒干。

【性味归经】苦、辛，平。归肺经。

【功能主治】宣肺化痰，利咽，排脓。用于咳嗽痰多，胸闷不畅，咽痛音哑，肺痈吐脓。

【用量用法】内服：3～10克，煎服。

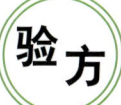

①**小儿喘息性肺炎：**桔梗、枳壳、半夏、陈皮各4克，神曲、茯苓各5克，甘草1.5克，以上为3岁小儿用量，每日服1～2剂。②**肺痈唾脓痰：**桔梗15克，冬瓜仁12克，鱼腥草30克，甘草6克，加水煎汤服。③**咽喉肿痛：**桔梗、生甘草各6克，薄荷、牛蒡子各9克，水煎服。④**风热咳嗽痰多，咽喉肿痛：**桔梗、甘草各9克，桑叶15克，菊花12克，杏仁6克，水煎服。⑤**热咳痰稠：**桔梗6克，桔梗叶、桑叶各9克，甘草3克，水煎服，每日1剂，连服2～4日。⑥**咳痰不爽：**桔梗30克，甘草60克，加水煎汤，分2次温服。

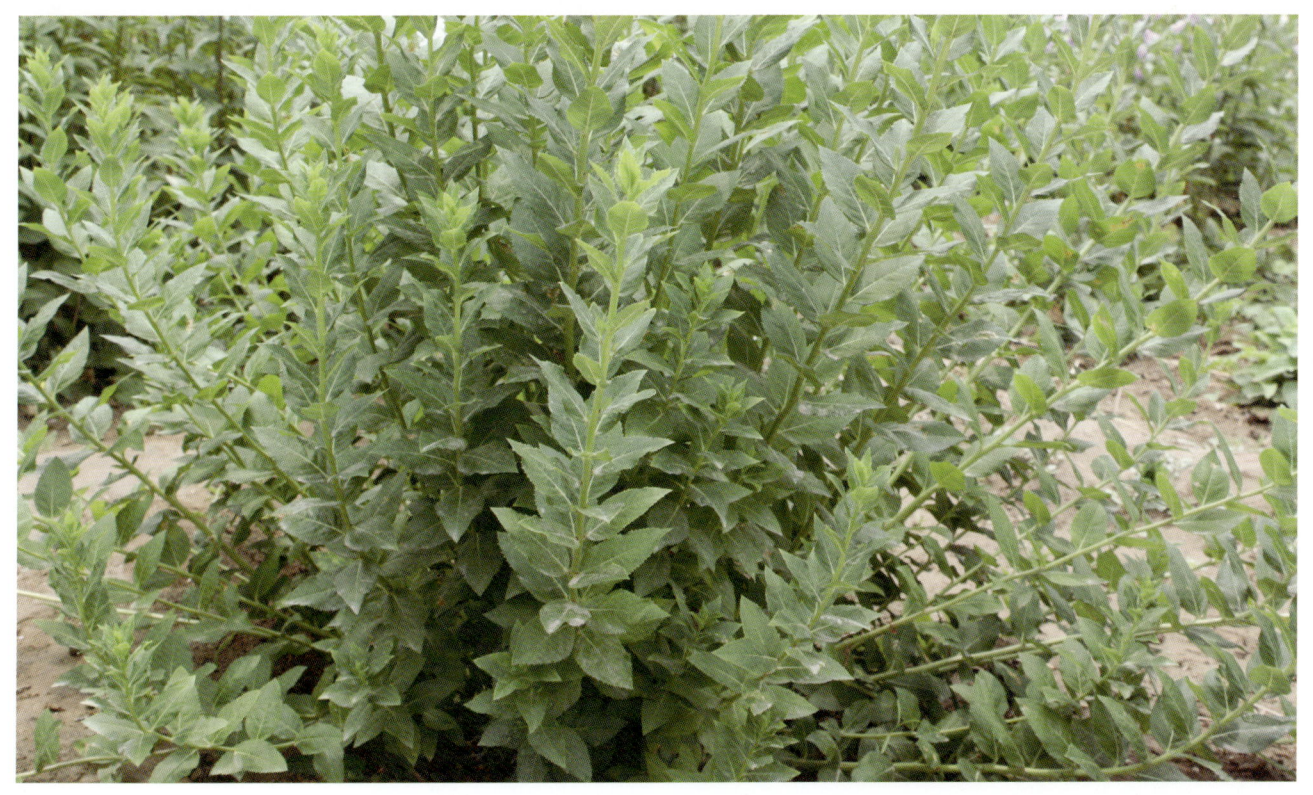

食疗药膳

●桔梗甘草茶

原料：桔梗、甘草各100克。
制法：上味药制粗末，和匀过筛，分包，每包10克，每用1包。
用法：沸水冲泡，代茶频饮。
功效：宣肺止咳化痰。
适用：肺热咳嗽、痰黄黏稠等。

●桔梗粥

原料：桔梗10克，大米100克。
制法：将桔梗择净，放入锅中，加清水适量，浸泡5～10分钟后，水煎取汁，加大米煮粥，待熟即成。
用法：每日1剂，早餐食用。
功效：化痰止咳。
适用：肺热咳嗽、痰黄黏稠或干咳难咯等。

●桔梗冬瓜汤

原料：桔梗9克，冬瓜150克，杏仁10克，甘草6克，盐、大蒜、葱、酱油、味精各适量。
制法：将冬瓜洗净、切块，放入锅中，加入食油、盐煸炒后，加适量清水，下杏仁、桔梗、甘草一并煎煮，至熟后，以盐、大蒜等调料调味即成。
用法：食冬瓜饮汤。每日1剂，佐餐服食。
功效：疏风清热，宣肺止咳。
适用：风邪犯肺型急性支气管炎患者。

使用注意

凡阴虚久咳及有咯血倾向者均不宜用。

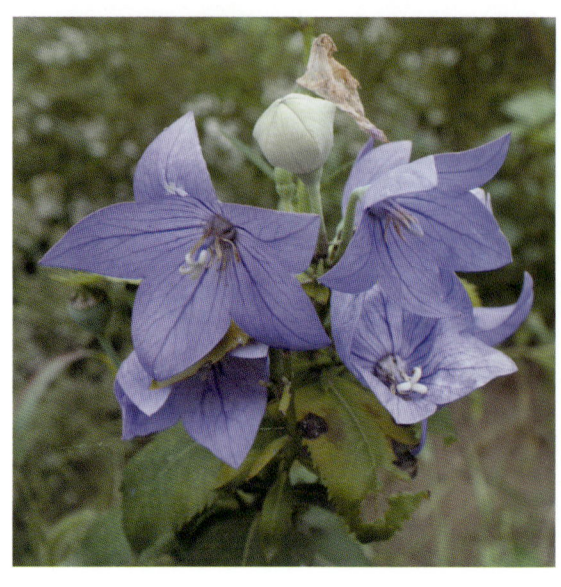
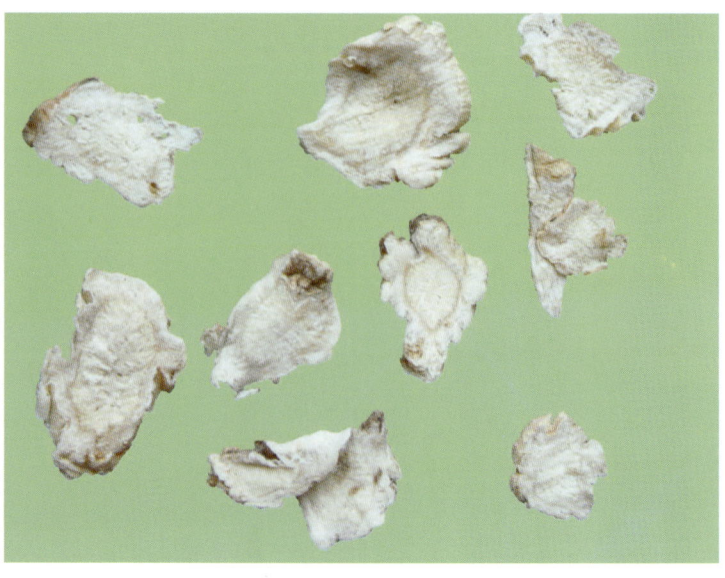

桃仁

- **别名** 毛桃仁、扁桃仁、大桃仁。
- **来源** 本品为蔷薇科植物桃 *Prunus persica* (L.) Batsch 或山桃的干燥成熟种子。

【形态特征】落叶小乔木，高3～8米。叶互生，在短枝上呈簇15厘米，宽2～3.5厘米，先端渐尖，基部阔楔形，边缘有锯齿。花单生，先叶开放；萼片5，外面被毛；花瓣5，淡红色，稀白色；雄蕊多数，短于花瓣；心皮1，稀2，有毛。核果肉质，多汁，心状卵形至椭圆形，1侧有纵沟，表面具短柔毛；果核坚硬，木质，扁卵圆形，顶端渐尖，表面具不规则的深槽及窝孔。种子1粒。花期4月，果期5～9月。

【生境分布】全国各地均有栽培。

【采收加工】果实成熟后采收，除去果肉和核壳，取出种子，晒干。

【性味归经】苦、甘，平。归心、肝、大肠经。

【功能主治】活血祛瘀，润肠通便，止咳平喘。用于经闭痛经，癥瘕痞块，肺痈肠痈，跌仆损伤，肠燥便秘，咳嗽气喘。

【用量用法】内服：6～10克，煎服。

【验方】①**血瘀闭经：** 桃仁与红花、川芎、当归、赤芍等药配用。②**血栓闭塞性脉管炎：** 桃仁配红花、当归、玄参、银花、丹参、牛膝、黄芪、蒲公英、甘草，水煎或制成丸剂服。③**肋间神经痛、肋软骨炎：** 桃仁配大黄（酒浸）、穿山甲、红花、柴胡、当归、栝楼根、甘草，如《医学发明》复元活血汤。④**精神病：** 桃仁12克，大黄21克（后下），芒硝15克（冲），甘草6克，桂枝3克，水煎服。⑤**血虚便秘：** 桃仁与杏仁、火麻仁、当归、生地、枳壳配用，如《沈氏尊生书》润肠丸。⑥**小儿支气管哮喘：** 桃仁60克，杏仁6克，栀子18克，胡椒3克，糯米4.5克，共为末，蛋清调匀，呈软面团状，分4份，用不透水的塑料薄膜包之，双侧涌泉穴及足背相对处各敷1份，12小时去药，隔12小时再用药，一般1～3次可缓解。

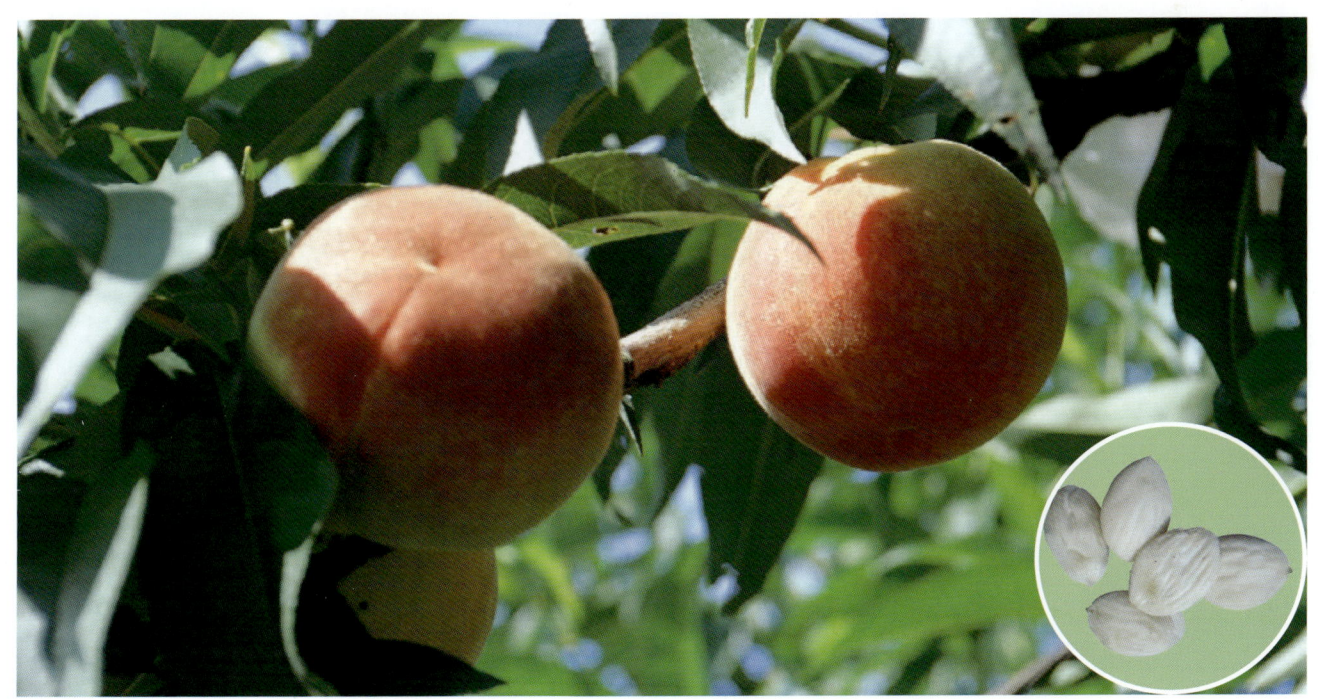

食疗药膳

●桃仁当归鹅血汤

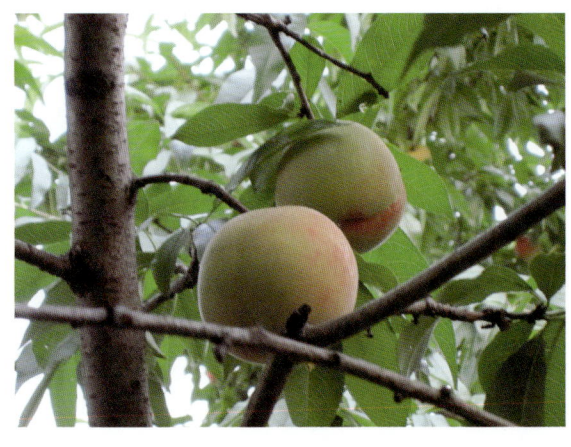

原料：桃仁、当归各10克，鲜鹅血200克，调料适量。
制法：将桃仁、当归择净，布包，加清水适量煮沸后，去掉药包，取汁，下鹅血丁及葱、姜、椒、蒜等，煮至鹅血熟后，盐、味精、猪脂等调味，再煮一、二沸即成。
用法：每日1剂。
功效：活血化瘀，养血通经。
适用：血瘀痛经、闭经等。

●桃仁朱砂酒

原料：桃仁500克，朱砂60克，18°酒500毫升。
制法：将酒放入三个瓷瓶中，逐瓶放入桃仁朱砂后封口摇匀即可。
用法：每日2次，每次10毫升。
功效：柔肝缓急，补血强筋，和颜悦色。
适用：筋脉挛急疼痛，气血亏虚。

使用注意
孕妇慎用。

●桃仁决明茶

原料：决明子12克，桃仁10克，蜂蜜适量。
制法：将上两味药以适量水煎，加蜂蜜冲服。
用法：代茶频饮。
功效：破瘀行血，润肠通便，清肝益肾，活血降压。
适用：高血压、脑血栓形成有热象者。

●丹参桃仁白薇粥

原料：白薇、桃仁（去皮尖）各10克，丹参15克，粳米50克。
制法：将桃仁研碎，与白薇、丹参同煎取汁去渣，与粳米同煮为粥。
用法：温服适量。
功效：清热凉血，化瘀。
适用：损伤后瘀血发热、大便干结等。

核桃仁

- **别名** 胡桃仁、胡桃肉。
- **来源** 本品为胡桃科植物胡桃 *Juglans regia* L. 的干燥成熟种子。

【形态特征】落叶乔木，高30~35米。枝幼时被短腺毛，髓部片状。单数羽状复叶，小叶5~11片，长圆状卵形、椭圆形或倒卵形，长5~13厘米，宽2~7厘米，先端钝或锐尖，基部圆形，或略偏斜，全缘，幼时有波状锯齿，上面无毛，下面幼时脉腋间有毛。花单性，雌雄同株；雄花集成葇荑花序，腋生，下垂，长5~12厘米，花小而密生；苞片1，矩圆形，两侧2小苞片长卵形，花被通常3片，苞片及花被均被白色柔毛；雄蕊15~30；雌花序生长于幼枝顶端，排列成穗状；苞片3，长卵形；花被4裂，裂片线形；子房下位，花柱短，柱头2裂。果实近球形，径3~5厘米，外果皮肉质，灰绿色，有棕色斑点；内果皮坚硬，有浅皱褶，黄褐色。花期4~5月，果期10月。

【生境分布】喜生长于较温润的肥沃土壤中，多栽培于平地。各地均有栽培，分布于华北、东北、西北地区。

【采收加工】9~10月果实成熟时采收。除去果皮，敲破果核（内果皮），取出种子。

【性味归经】甘，温。归肾、肺、大肠经。

【功能主治】补肾益精，补肺定喘，润肠通便。用于肾阳不足，腰膝酸软，阳痿遗精，虚寒喘嗽，肠燥便秘。

【用量用法】内服：9~30克，入汤、丸、散、膏、粥等。

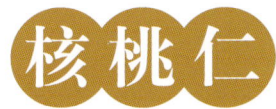

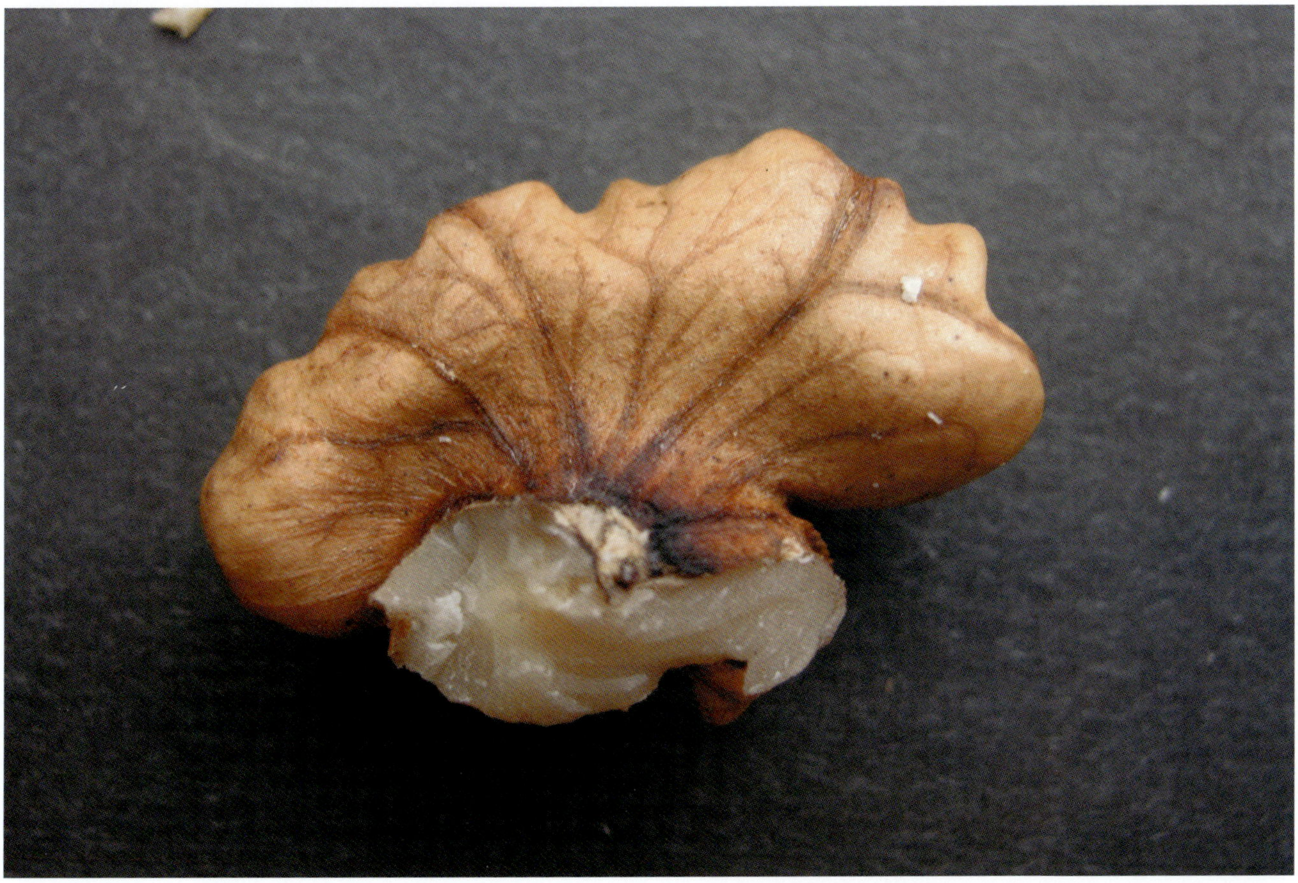

验方

①腰痛：核桃仁（炒熟）150～180克，捣烂冲酒服。②虚喘：核桃肉1000克，捣烂，蜂蜜1000毫升和匀，用瓶装好，每次食1匙，每日2次，开水送下。③神经衰弱、健忘、失眠、梦多、食欲不振：核桃肉、黑芝麻、桑叶各30克，捣如泥状，作丸，每服10克，每日2次。④胆结石：核桃肉、冰糖、麻油各500克，同蒸熟，在7～10日内食完。⑤百日咳及慢性支气管炎：核桃肉，每次3个，早晚各1次，连续半个月。⑥孕妇胎气上逆：核桃10个，打破，连壳煎汤服。⑦乳汁不通：核桃肉5个，捣烂，用黄酒冲服。

食疗药膳

●核桃仁粥

原料：核桃仁100克，大米、白糖适量。
制法：将核桃仁捣碎，大米淘洗净加适量水一同煮粥。
用法：加糖适量服食。
功效：补气养血，温肺润肠，化痰定喘，补肾。
适用：病后体虚、老年性便秘、虚寒咳嗽、腰部重痛等。

●韭菜炒核桃仁

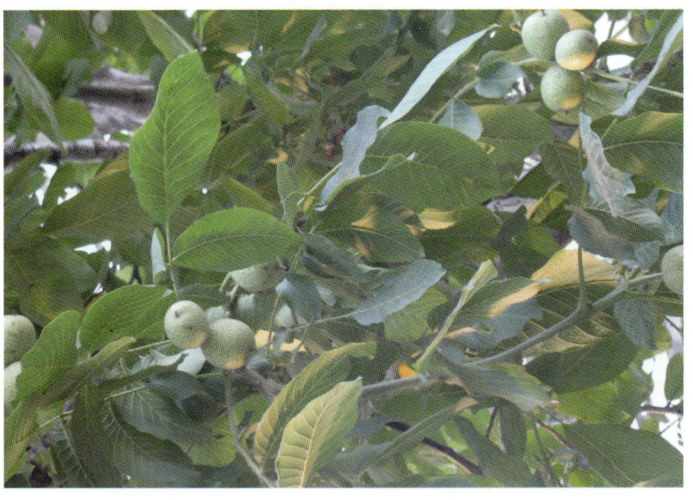

原料：韭菜500克，核桃肉100克，核桃仁20克，芝麻油、盐、味精各适量。
制法：韭菜洗净切成段。核桃仁用开水浸泡30分后再洗净，核桃去取肉洗干净用。先将锅用旺火加热，下植物油，烧至八成热后入核桃肉、仁，改用中火炒至熟后，再入韭菜翻炒片刻，加盐、味精调味后食用。
用法：佐餐食用，每日1次。
功效：补肾壮阳，和中下气。
适用：阳痿遗精、腰膝酸痛、脘腹冷痛、胃虚寒、噎膈反胃等。

使用注意

肺热咳嗽、阴虚有热者忌服。

夏天无

- **别名** 野延胡、落水珠、一粒金丹、洞里神仙、飞来牡丹、伏地延胡索。
- **来源** 本品为罂粟科植物伏生紫堇 Corydalis decumbens (Thunb.) Pers. 的干燥块茎。

【形态特征】多年生草本,无毛,高16～30厘米。块茎近球形,茎细弱,2～3枝丛生,不分枝。基生叶常1枚,具长柄,叶片轮廓三角形,二回三出全裂,末回裂片无柄,狭倒卵形,全缘,叶下面有白粉,茎生叶3～4枚,互生或对生,生长于茎中、上部,似基生叶而小,柄短。总状花序顶生,疏列数花,苞片卵形或狭倒卵形,花冠淡紫红色。蒴果细长椭圆形,略呈念珠状。

【生境分布】生长于土层疏松肥沃、富含腐殖质、排水良好的壤土。分布于湖南、福建、台湾、浙江、江苏、安徽、江西等省(区)。

【采收加工】冬、春或初夏时采挖,除去茎、叶、须根,洗净,鲜用或晒干。

【性味归经】苦、微辛,温。归肝经。

【功能主治】活血止痛,舒筋活络,祛风除湿。用于中风偏瘫,头痛,跌仆损伤,风湿痹痛,腰腿疼痛。

【用量用法】内服:6～12克,煎服;研末吞服每次2～4克。

验方

①**腰肌劳损**:夏天无全草25克,水煎服。②**风湿性关节炎**:夏天无适量,研为末,每次服15克,每日2次。③**各型高血压**:夏天无、钩藤、桑白皮、夏枯草各等份,水煎服;或夏天无研末冲服,每次2～4克,水煎服。

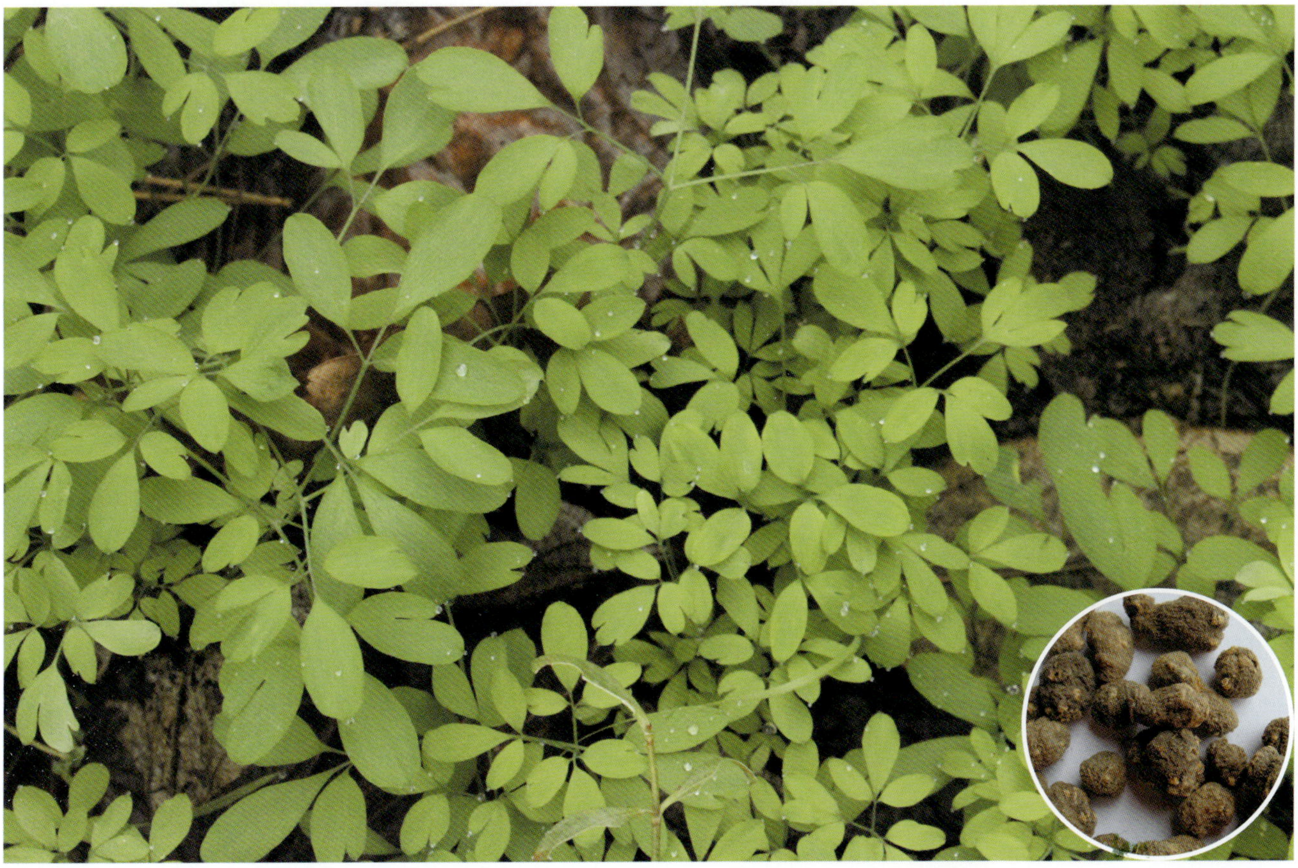

夏枯草

- **别名** 铁色草、春夏草、棒槌草、羊肠菜、夏枯头、白花草。
- **来源** 本品为唇形科多年生草本植物夏枯草 *Prunella vulgaris* L. 的全草或果穗。

【形态特征】 多年生草本，有匍匐茎。直立茎方形，高约40厘米，表面暗红色，有细柔毛。叶对生，卵形或椭圆状披针形，先端尖，基部楔形，全缘或有细疏锯齿，两面均披毛，下面有细点；基部叶有长柄。轮伞花序密集顶生成假穗状花序；花冠紫红色。小坚果4枚，卵形。

【生境分布】 均为野生，多生长于路旁、草地、林边。分布于浙江、江苏、安徽、河南等省。

【采收加工】 夏季当果穗半枯时采收，晒干入药。

【性味归经】 辛、苦，寒。归肝、胆经。

【功能主治】 清肝泻火，明目，散结消肿。用于目赤肿痛，目珠夜痛，头痛眩晕，瘰疬，瘿瘤，乳痈，乳癖，乳房胀痛。

【用量用法】 内服：9~15克，煎服；或熬膏服。

验方 ①肝虚目痛：夏枯草25克，香附子50克，共研为末，每次5克，茶汤调下。②打伤、刀伤：夏枯草适量，捣烂后敷在伤处。③巩膜炎：夏枯草、野菊花各30克，水煎，分2~3次服。④急性乳腺炎：夏枯草、败酱草各30克，赤芍18克，水煎服，每日2次。⑤急慢性结膜炎：夏枯草、菊花各18克，栀子15克，蝉蜕9克，甘草6克，水煎服，每日2次。

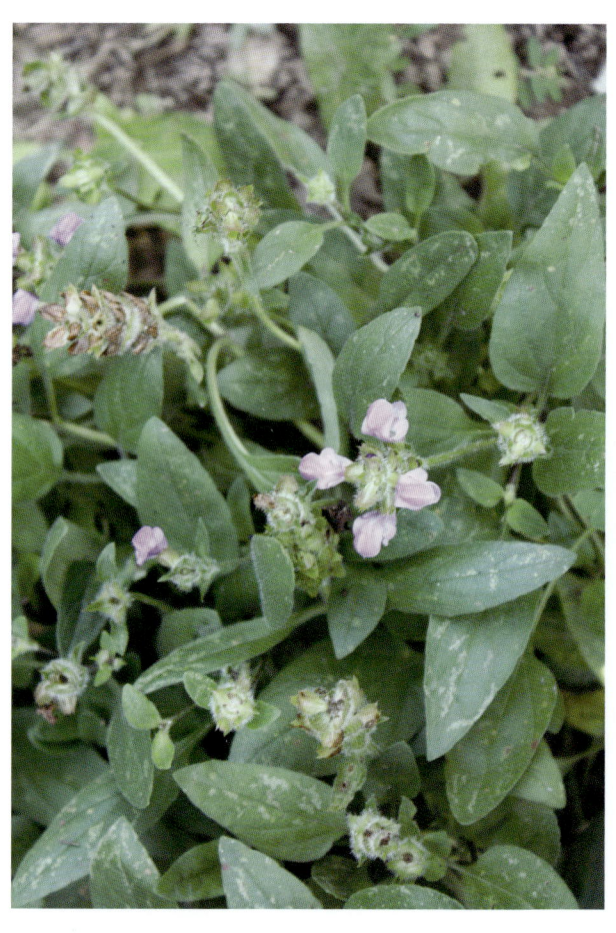
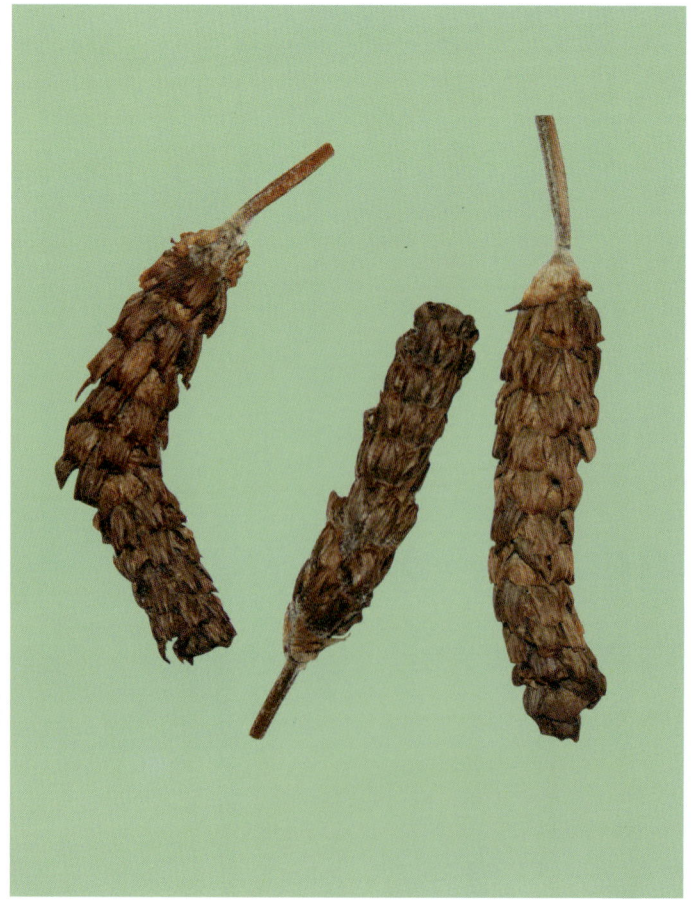

食疗药膳

●冰糖夏枯草
原料：夏枯草60克，冰糖25克。
制法：将上两味用开水冲炖。
用法：饮后服用。
功效：清肝明目。
适用：头目眩晕。

●夏枯草猪肉汤
原料：夏枯草6~10克，猪瘦肉30~60克。
制法：将上两味加水适量，煮至肉熟即可。
用法：喝汤吃肉，每日2次。
功效：清肝火，散郁结，降血压。
适用：肝火上炎、目赤肿痛、高血压头痛、眩晕等。

使用注意

脾胃虚弱者慎用。

●明目茶
原料：夏枯草、香附子各30克，腊茶适量。
制法：先将前二味捣为散备用。
用法：每服5克，腊茶调下，不计时候。
功效：精肝补虚，明目。
适用：肝虚目睛眩疼、冷泪不止、筋脉疼痛，及眼畏光怕日等。

●夏枯草粥
原料：夏枯草10克，粳米50克，冰糖少许。
制法：夏枯草洗净入砂锅内煎煮，去渣取汁，粳米洗净入药汁中，粥将熟时放入冰糖调味。
用法：每日2次，温热食用。
功效：清肝，散结，降血压。
适用：瘰疬、乳痈、头目眩晕、肺结核、急性黄疸型肝炎等。

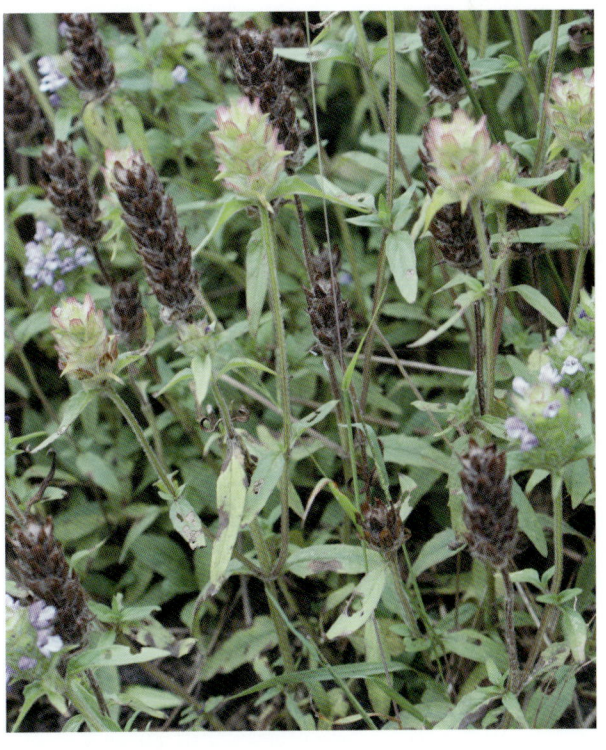

柴胡

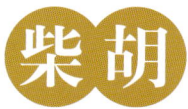

- **别名** 地熏、茈胡、山菜、茹草、柴草。
- **来源** 本品为伞形科植物柴胡（北柴胡）*Bupleurum chinense* DC.或狭叶柴胡（南柴胡）的干燥根。

【形态特征】 柴胡为多年生草本植物。主根圆柱形，有分歧。茎丛生或单生，实心，上部多分枝略呈"之"字形弯曲。基生叶倒披针形或狭椭圆形，早枯；中部叶倒披针形或宽条状披针形，长3～11厘米，下面具有粉霜。复伞形花序腋生兼顶生，花鲜黄色。双悬果椭圆形，棱狭翅状。

【生境分布】 生长于较干燥的山坡、林中空隙地、草丛、路边、沟边。柴胡分布于辽宁、甘肃、河北、河南等省，狭叶柴胡分布于江苏、湖北、四川。

【采收加工】 春、秋季采挖，除去茎苗和泥土，晒干。

【性味归经】 辛、苦，微寒。归肝、胆、肺经。

【功能主治】 疏散退热，疏肝解郁，升举阳气。用于感冒发热，寒热往来，胸胁胀痛，月经不调，子宫脱垂，脱肛。

【用量用法】 内服：3～10克，煎服。退热宜用生品，舒肝解郁用醋制品。

验方

①**黄疸：** 柴胡6克，甘草3克，白茅根15克，水煎服。②**黄疸型肝炎：** 柴胡10克，茵陈蒿15克，栀子8克，水煎服。③**流行性感冒：** 柴胡12克，黄芩、半夏各10克，太子参、炙甘草各5克，生姜6克，大枣（去核）3个，板蓝根15克，水煎服，每日1剂。④**感冒发热：** 柴胡、葛根各10克，黄芩8克，石膏15克，水煎服。⑤**疟疾寒热往来：** 柴胡10克，黄芩8克，青蒿15克，水煎服。

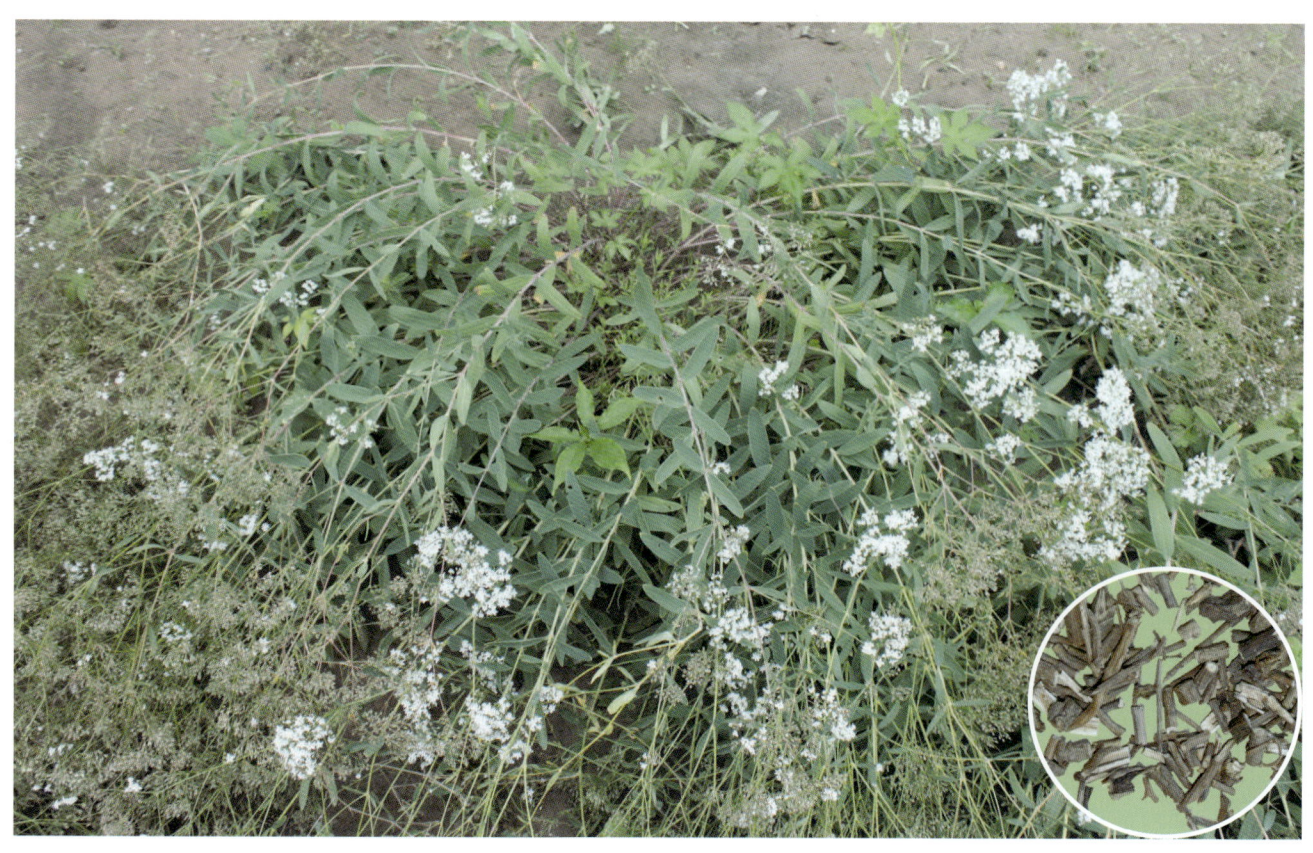

食疗药膳

●柴胡青叶粥

原料：柴胡、大青叶各15克，粳米30克。
制法：先把大青叶、柴胡加水1500毫升，煎至约1000毫升时，去渣取汁，入粳米煮粥，待粥将成时，入白糖调味。
用法：早晚分食，每日1剂，可连服数日。
功效：清泻肝火。
适用：慢性肝炎。

●柴胡疏肝粥

原料：柴胡、香附子、白芍、川芎、枳壳、麦芽、甘草各10克，粳米100克，白糖适量。
制法：将上七味药煎取浓汁，去渣，粳米淘净与药汁同煮成粥，加入白糖稍煮即可。
用法：每日2次，温热食用。
功效：疏肝解郁，理气宽中。
适用：慢性肝炎、肝郁气滞之胁痛低热者。

●柴胡黄芩粥

原料：柴胡、黄芩各10克，大米100克，白砂糖适量。
制法：将柴芩水煎取汁，加大米煮为稀粥，待熟时调入白糖，再煮一二沸服食。
用法：每日1剂，连续5～7日。
功效：清热解毒，泻火解肌。
适用：肝炎患者。

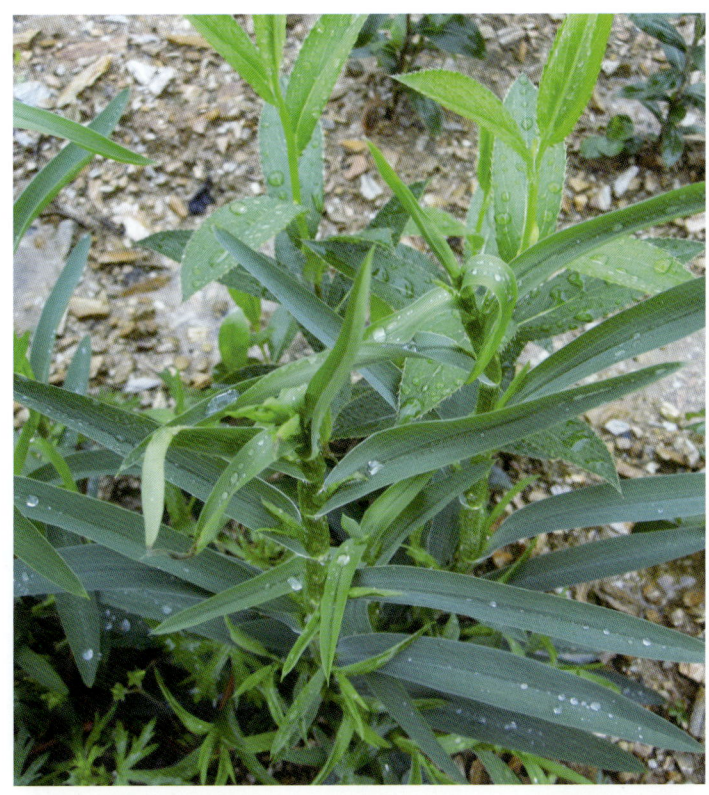

●柴草粥

原料：柴胡10克，紫草12克，粳米50克。
制法：将柴胡、紫草布包。加水适量，与粳米同煮，待米将熟时，捞出药包，再煮至米熟成粥。
用法：顿食，每日1次。
功效：调和肝脾。
适用：肝郁脾虚所致之面部蝴蝶斑。

使用注意

肝阳上亢、肝风内动、阴虚火旺、气机上逆者慎用。

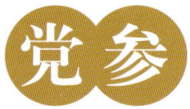

- **别名** 黄参、防党参、狮头参、上党参、中灵草、上党人参、防风党参。
- **来源** 本品为桔梗科多年生草本植物党参Codonopsis pilosula (Franch.) Nannf.、素花党参或川党参的干燥根。

【形态特征】多年生草本，有白色乳汁，根肥大肉质，呈长圆柱形，顶端有膨大的根头，具多数瘤状茎痕；茎缠绕，长而多分枝。叶在主茎及侧枝上互生，在小枝上近对生，叶卵形，全缘或微波状，上面绿色，被糙伏毛，下面粉绿色，密被柔毛。花单生长于枝端；花萼贴生至于房中部，花冠阔钟状，黄绿色，内面有紫斑。蒴果短圆锥状，种子细小，多数。

【生境分布】生长于山地林边及灌丛中。分布于山西、陕西、甘肃及东北等地。以山西产潞党参、东北产东党参、甘肃产的西党参品质俱佳。

【采收加工】3年以上者于秋季（9~10月）采挖为佳。洗净泥土，按大小分别用绳穿起，晒至半干，用手或木板搓揉，使皮部与木部紧贴，搓、晒交替，直至全干。

【性味归经】甘，平。归脾、肺经。

【功能主治】健脾益肺，养血生津。用于脾肺气虚，食少倦怠，咳嗽虚喘，气血不足，面色萎黄，心悸气短，津伤口渴，内热消渴。

【用量用法】内服：9~30克，大剂量可用至30克，水煎服；或入丸、散。

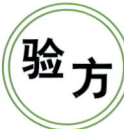

①**小儿口疮**：党参50克，黄柏25克，共为细末，吹撒患处。②**心律失常**：党参10克，麦冬8克，五味子3克，同研成细末，每日1剂，分2次服。③**肝癌**：党参、茯苓、白术、炙黄芪、炒扁豆各9克，薏苡仁15~30克，橘皮6克，炙甘草3克，每日1剂，水煎服。④**心绞痛**：党参20克，麦冬、黄芪、生地黄各15克，茯苓12克，丹参18克，甘草6克，五味子9克，水煎服。

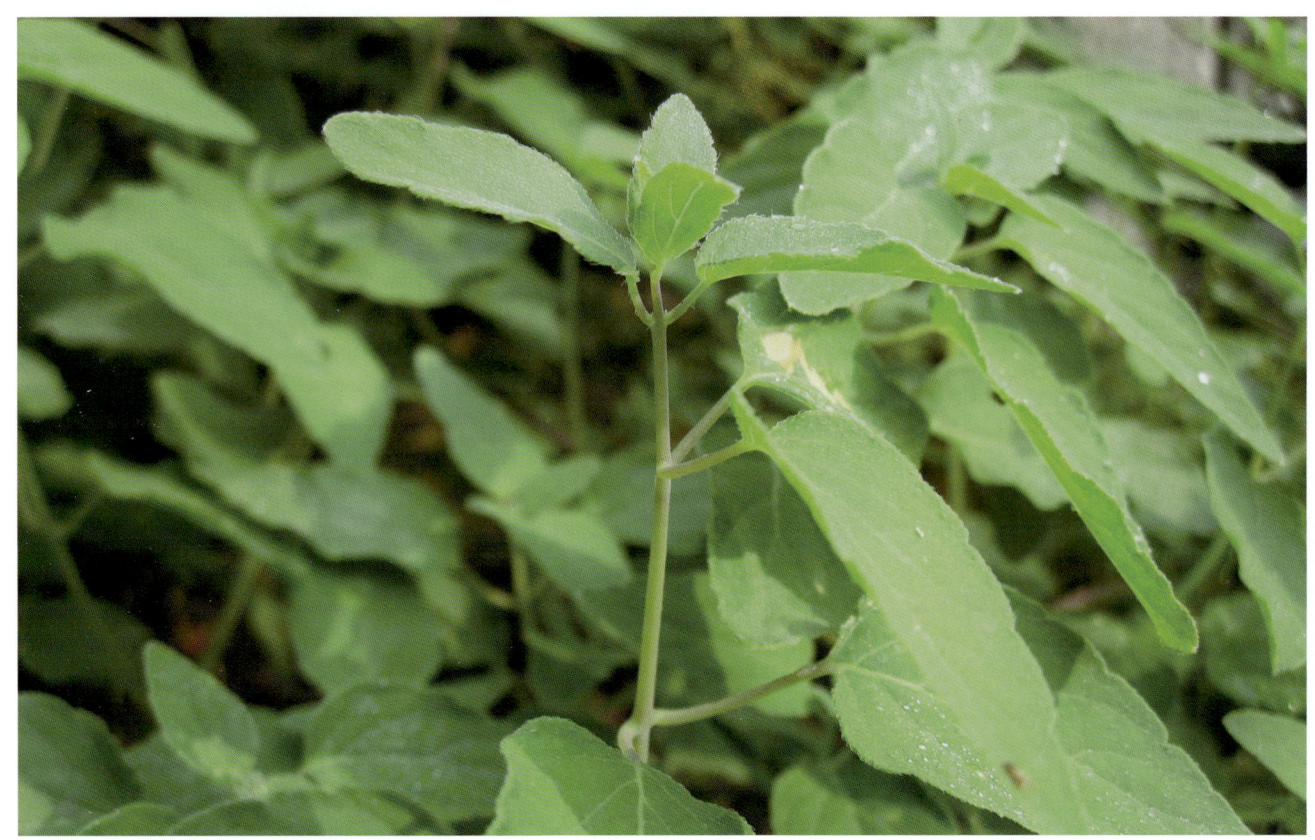

食疗药膳

●党参炖乳鸽

原料：乳鸽2只，鸽肾2个，党参50克，猪瘦肉200克，调料适量。

制法：将乳鸽剖开洗净内脏，将猪肾破开去黄衣用盐腌后冲洗干净；将猪瘦肉切成大块。将乳鸽和鸽肾在滚水中拖一下，用清水洗净；将乳鸽、鸽肾、党参、猪瘦肉放入炖盅内，上面放几片姜，倒少许绍酒，并加适量水将盅盖盖好，隔水炖3小时左右，调味后可以食用。

用法：佐餐食用，每日1～2次。

功效：补益气血，温肾壮阳。

适用：气血不足、脾肾虚损者。

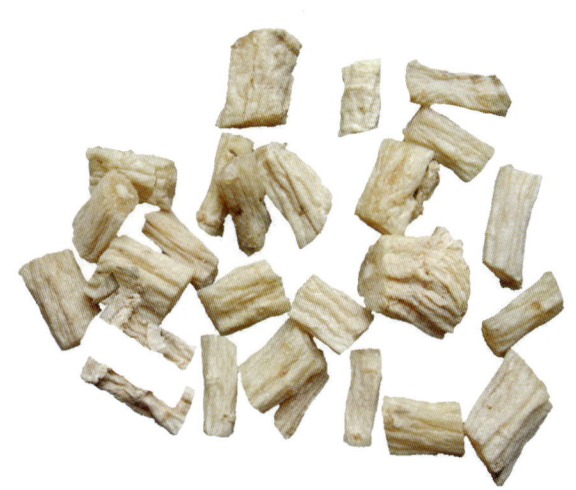

使用注意

本品虽药性平和，但味甘能补气生热助邪，虚弱无实邪者宜用。气滞者禁用，正虚邪实者不宜单独用。反藜芦，畏五灵脂。

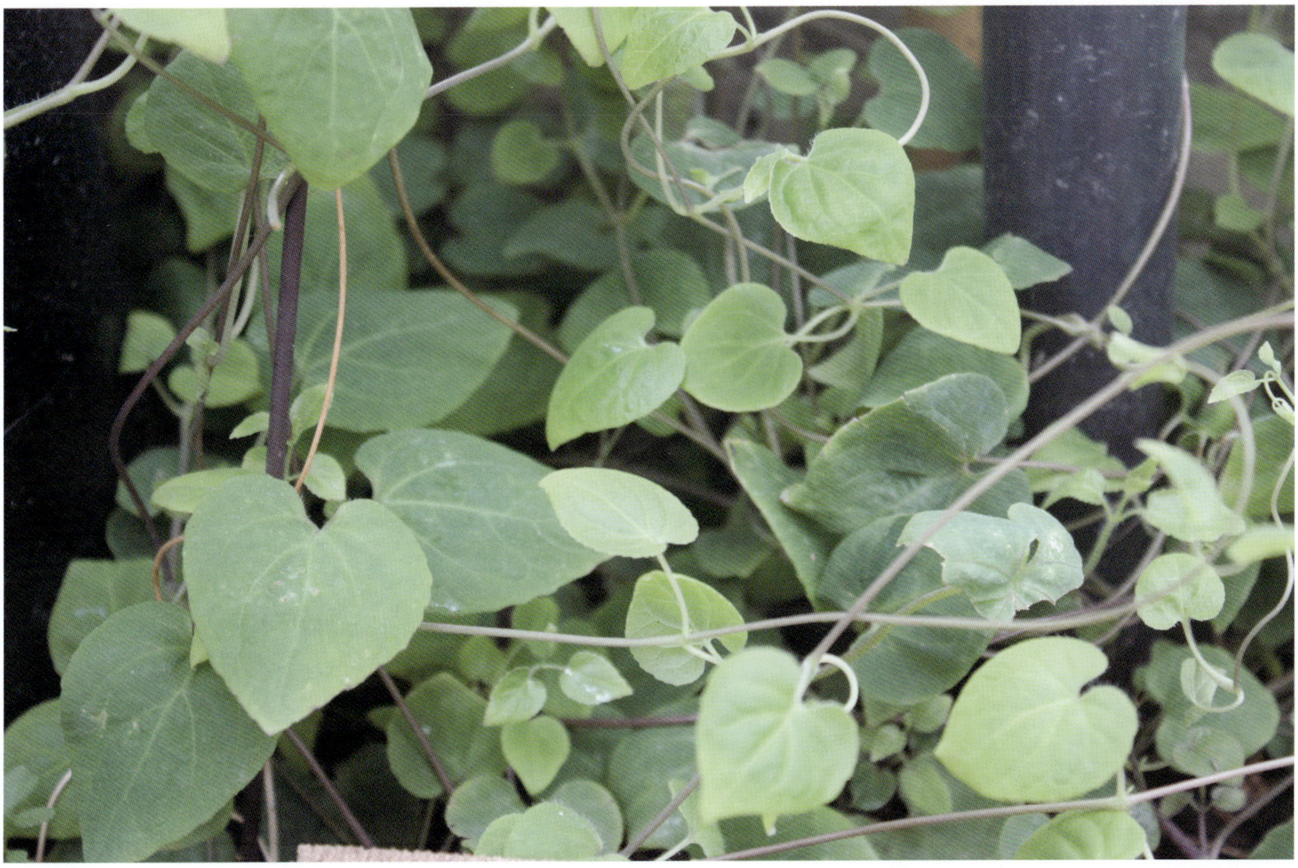

鸭跖草

- **别名** 鸡舌草、竹叶草、鸭脚草、竹节草。
- **来源** 为鸭跖草科一年生草本植物鸭跖草 Commelina communis L. 的全草。

【形态特征】一年生草本，高20～60厘米。茎基部匍匐，上部直立，微被毛，下部光滑，节稍膨大，其上生根。单叶互生，披针形或卵状披针形，基部下延成膜质鞘，抱茎，有缘毛；无柄或几无柄。聚伞花序有花1～4朵；总苞心状卵形，长1.2～2厘米，边缘对合折叠，基部不相连，有柄；花瓣深蓝色，有长爪。蒴果椭圆形。

【生境分布】生长于田野间。全国各地均有分布。

【采收加工】夏、秋二季采收，洗净鲜用或晒干切段用。

【性味归经】甘、淡，寒。归肺、胃、小肠经。

【功能主治】清热泻火，解毒，利水消肿。用于感冒发热，热病烦渴，咽喉肿痛，水肿尿少，热淋涩痛，痈肿疔毒。

【用量用法】内服：15～30克，鲜品30～60克，煎服。外用：适量。

验方 ①小便不通：鸭跖草、车前草各50克，同捣汁，入蜜少许，空心服之。②感冒：鸭跖草60克，水煎，温服，每日2～3次。③水肿：鸭跖草80克，白茅根30克，鸭肉100克，水煎，喝汤吃鸭肉，每日1次。④急性病毒性肝炎：鸭跖草6克，海金沙根30克，荸荠5个，甘蔗1段，水煎服，每日2次。⑤外伤出血：鲜鸭跖草捣烂外敷患处。

使用注意

脾胃虚弱者，用量宜少。

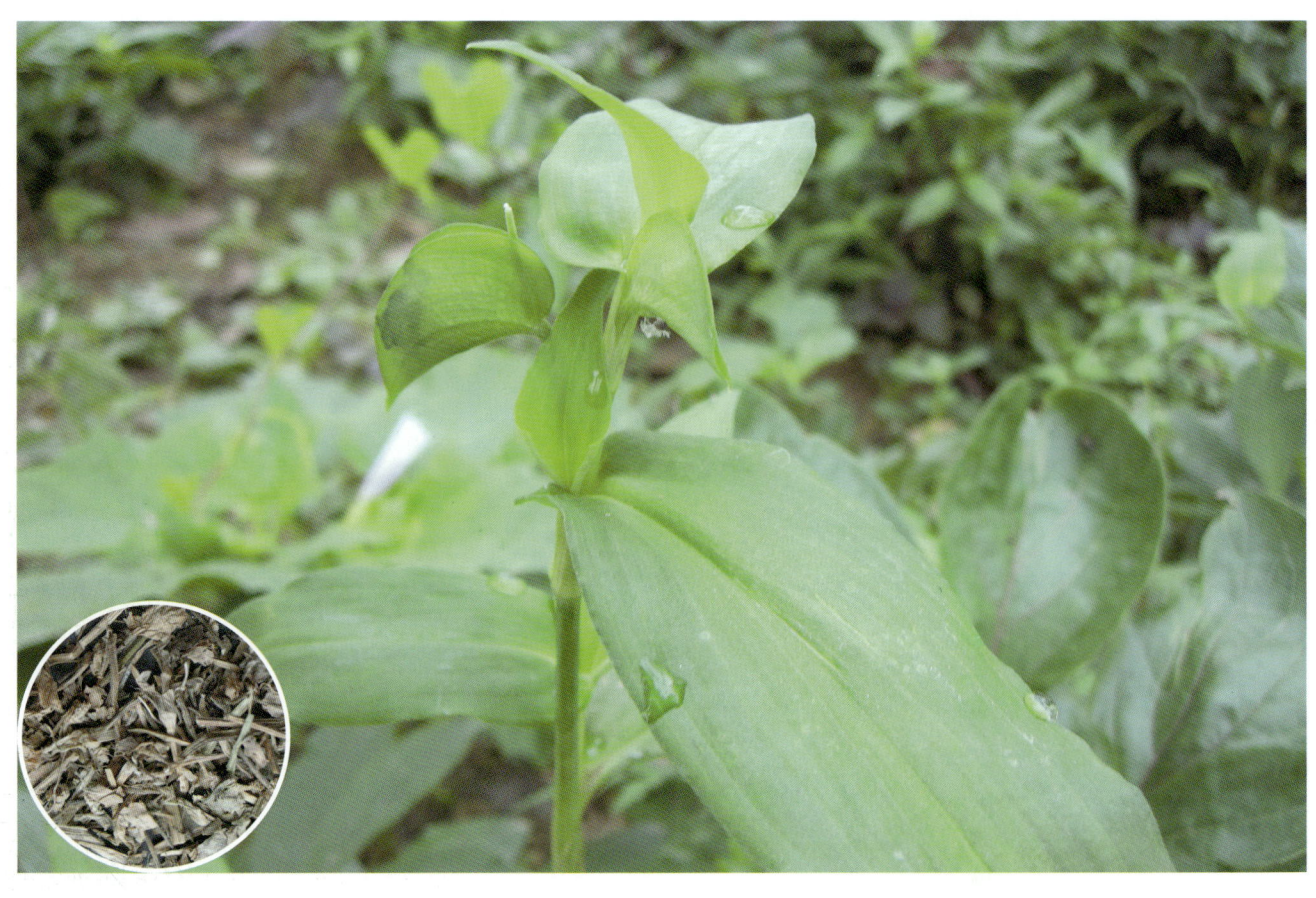

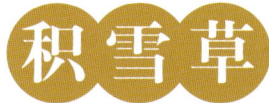

- **别名** 崩大碗、马蹄草、雷公根、蚶壳草、铜钱草、落得打。
- **来源** 本品为伞形科植物积雪草 Centella asiatica (L.) Urb. 的干燥全草。

【形态特征】匍匐草本。生长于阴湿荒地、村旁、路边、水沟边。茎伏地，节上生根。叶互生，叶柄长；叶片圆形或肾形，直径2～4厘米。夏季开花；伞形花序头状，2～3个生长于叶腋，每花序上有3～6朵无柄小花；花红紫色。果小，扁圆形。

【生境分布】喜生长于湿润的河岸、沼泽、草地中。原产于印度，现广泛分布于世界热带、亚热带区，在我国主要分布于长江以南各省。

【采收加工】夏、秋二季采收，除去泥沙，晒干。

【性味归经】苦、辛，寒。归肝、脾、肾经。

【功能主治】清热利湿，解毒消肿。用于湿热黄疸，中暑腹泻，石淋血淋，痈肿疮毒，跌仆损伤。

【用量用法】内服：15～30克，煎服。

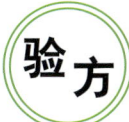

①**湿热黄疸**：鲜积雪草、冰糖各30克，水煎服。②**中暑腹泻**：积雪草鲜叶搓成小团，嚼细开水吞服一、二团。③**尿结石**：鲜积雪草30克，第二次的淘米水煎服。④**尿血**：积雪草头、草益根各一把，捣烂绞汁和冰糖30克，一次炖服。⑤**小便不通**：鲜积雪草30克，捣烂贴肚脐，小便通即去药。⑥**麻疹**：鲜积雪草30～60克，水煎服。

食疗药膳

●积雪草煮猪肉

原料：积雪草90克，猪瘦肉50克。
制法：将上2味同煎1小时，煮熟。
用法：分2次服，连服数日。
功效：祛风清热。
适用：肺热咳嗽、百日咳等。

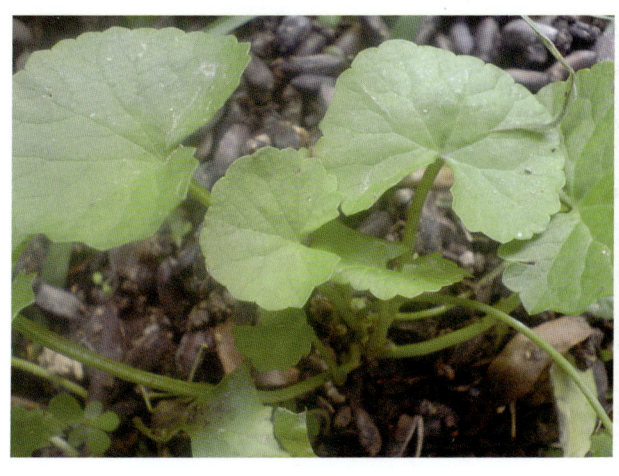
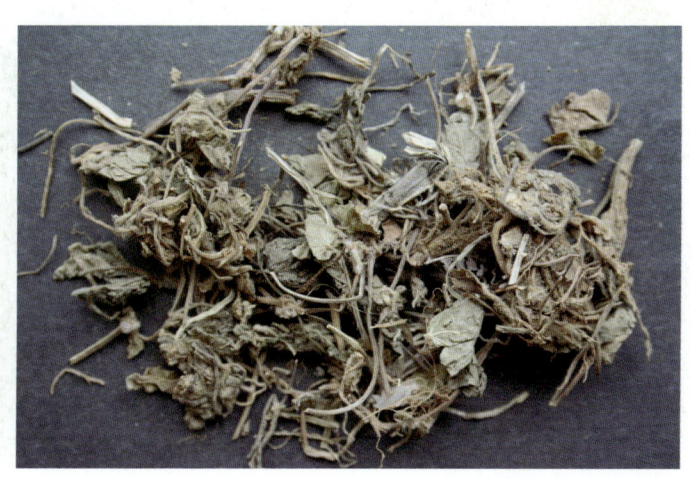

射干

- **别名** 寸干、乌扇、鬼扇、乌蒲、山蒲扇、野萱花、金蝴蝶。
- **来源** 本品为鸢尾科多年生草本植物射干 *Belamcanda chinensis* (L.) DC. 的干燥根茎。

【形态特征】多年生草本，高50～120厘米，根茎横走，呈结节状。叶剑形，扁平，嵌迭状排成二列，叶长25～60厘米，宽2～4厘米。伞房花序，顶生，总花梗和小花梗基部具膜质苞片，花橘红色，散生暗色斑点，花被片6，雄蕊3枚，子房下位，柱头3浅裂。蒴果倒卵圆形，种子黑色。根茎呈不规则结节状，有分枝，长3～10厘米，直径1～2厘米。

【生境分布】生长于林下或山坡。分布于湖北、河南、江苏、安徽等地。

【采收加工】春初刚发芽或秋末茎叶枯萎时采挖，除去须根及泥沙，干燥。

【性味归经】苦，寒。归肺经。

【功能主治】清热解毒，消痰，利咽。用于热毒痰火郁结，咽喉肿痛，痰涎壅盛，咳嗽气喘。

【用量用法】内服：3～10克，煎服。

验方

①**血瘀闭经**：射干、莪术各9克，当归、川芎各10克，水煎服。②**淋巴结核肿痛**：射干9克，玄参、夏枯草各15克，水煎服。③**慢性咽喉炎**：射干、金银花、玉竹、麦冬、知母各10克，红糖适量，水煎服，10日为1个疗程。④**风热郁结、咽喉红肿热痛**：射干12克，水煎服。⑤**跌打损伤**：鲜射干60克，捣烂敷患处。⑥**腮腺炎**：射干鲜根3～5克，水煎，饭后服，每日2次。

使用注意

孕妇忌用或慎用。

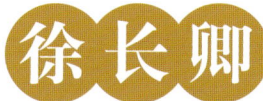

- **别名** 逍遥竹、遥竹逍、对节莲、铜锣草、一枝香、英雄草、竹叶细辛。
- **来源** 本品为萝科多年生草本植物徐长卿 Cynanchum paniculatum (Bge.) Kitag. 的干燥根及根茎。

【形态特征】多年生草本，高约65厘米。根茎短，须状根多数。茎细，刚直，节间长。叶对生，披针形至线形，长约5～14厘米，宽约2～8毫米，先端尖，全缘，边缘稍外反，有缘毛，基部渐狭，下面中脉隆起。圆锥花序顶生于叶腋，总花柄多分枝，花梗细柔，花多数；花萼5深裂，卵状披针形，花冠5深裂，广卵形，平展或下反，黄绿色；副花冠5枚，黄色，肉质，肾形，基部与雄蕊合生；雄蕊5，连成筒状，药2室；雌蕊1，子房上位，由2个离生心皮组成，花柱2，柱头合生。蓇葖果角状。种子顶端着生多数银白色绒毛。花期6～7月，果期9～10月。

【生境分布】野生长于山坡或路旁。全国大部分地区均产，以江苏、安徽、河北、湖南等地较多。

【采收加工】秋季采挖，除去杂质，阴干。切碎生用。

【性味归经】辛，温。归肝、胃经。

【功能主治】祛风，化湿，止痛，止痒。用于风湿痹痛，胃痛胀满，牙痛，腰痛，跌仆伤痛，风疹、湿疹。

【用量用法】内服：3～12克，煎服；1.5～3克，散剂。外用：适量。

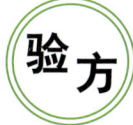

①风湿痹痛、肩周炎：徐长卿10克，炙甘草3克，洗净，用水煎煮，取汁200克，代茶饮用，每日1剂。②精神分裂症（啼哭、悲伤、恍惚）：徐长卿15克，泡水当茶饮。③皮肤瘙痒：徐长卿适量，煎水洗。④跌打肿痛，接骨：鲜徐长卿适量，捣烂敷患处。

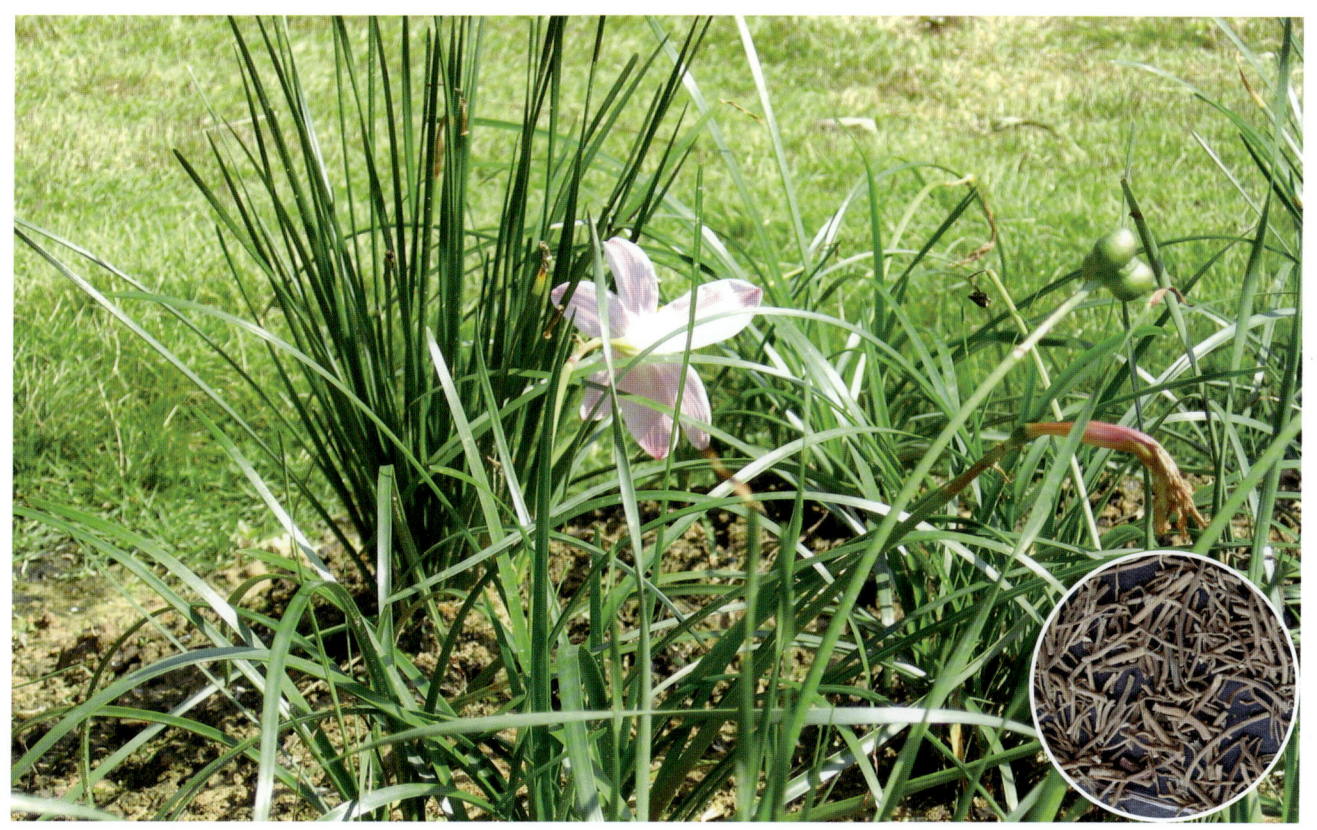

食疗药膳

●徐长卿猪肉酒
原料：徐长卿根24~30克，猪瘦肉200克，老酒100毫升。
制法：将上3味酌加水煎成半碗。
用法：饭前服，每日2次。
功效：祛风除湿，活血镇痛。
适用：风湿痛。

●徐长卿茶
原料：徐长卿10克，炙甘草3克，茶叶2克。
制法：将徐长卿、炙甘草洗净，用水煎煮，入茶叶取汁200毫升。
用法：代茶饮用，每日1剂。
功效：祛风通络，止痛。
适用：风湿痹痛、肩周炎等。

使用注意

本品气味芳香，入汤剂不宜久煎。

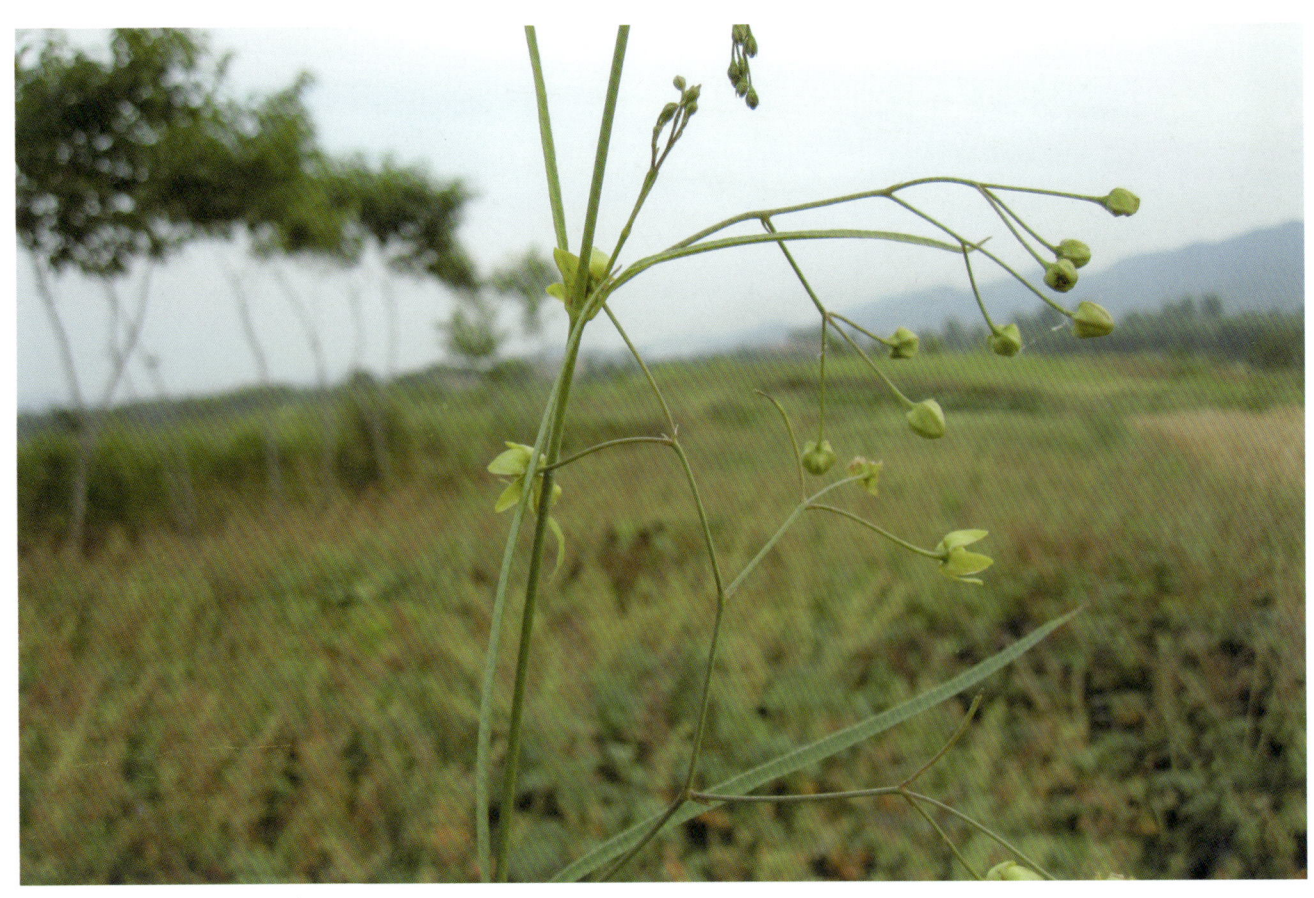

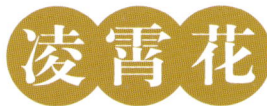

- **别名** 紫葳、中国霄、拿不走、大花凌霄。
- **来源** 本品为紫葳科植物凌霄 *Campsis grandiflora* (Thunb.) K. Schum. 或美洲凌霄的干燥花。

【形态特征】薄叶木质藤本，借气根攀附于其依附物上，茎黄褐色具棱状网裂。叶对生，奇数羽状复叶，小叶卵形至卵状披针形，先端尾状渐尖，基部阔楔形，两侧不等大，边缘有粗锯齿，两面无毛，小叶柄着生处有淡黄褐色束毛。花序顶生，圆锥状，花大，花萼钟状，花冠漏斗状钟形。蒴果长如豆荚，具子房柄，种子多数，扁平，有透明的翅。

【生境分布】生长于墙根、树旁、竹篱边。全国各地均有，分布于江苏、浙江等地。

【采收加工】夏、秋二季花盛开时采摘，晒干或低温干燥入药。

【性味归经】甘、酸，寒。归肝、心包经。

【功能主治】活血通经，凉血祛风。用于月经不调，经闭症瘕，产后乳肿，风疹发红，皮肤瘙痒，痤疮。

【用量用法】内服：5~9克，煎服。外用：适量。

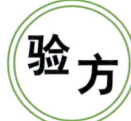

①**皮肤湿癣**：凌霄花、白矾、雄黄各9克，黄连、天南星、羊蹄根各10克，研细末，用水调匀外擦患处，每日3次。②**瘀血阻滞、月经闭止、发热腹胀**：凌霄花、牡丹皮、桃仁各9克，赤芍15克，红花6克，当归10克，水煎服，每日1剂。③**血热风盛的周身痒症**：凌霄花9克，水煎服。④**闭经**：凌霄花为末，每次10克，食前温酒下。⑤**便血**：凌霄花适量，浸酒饮服。

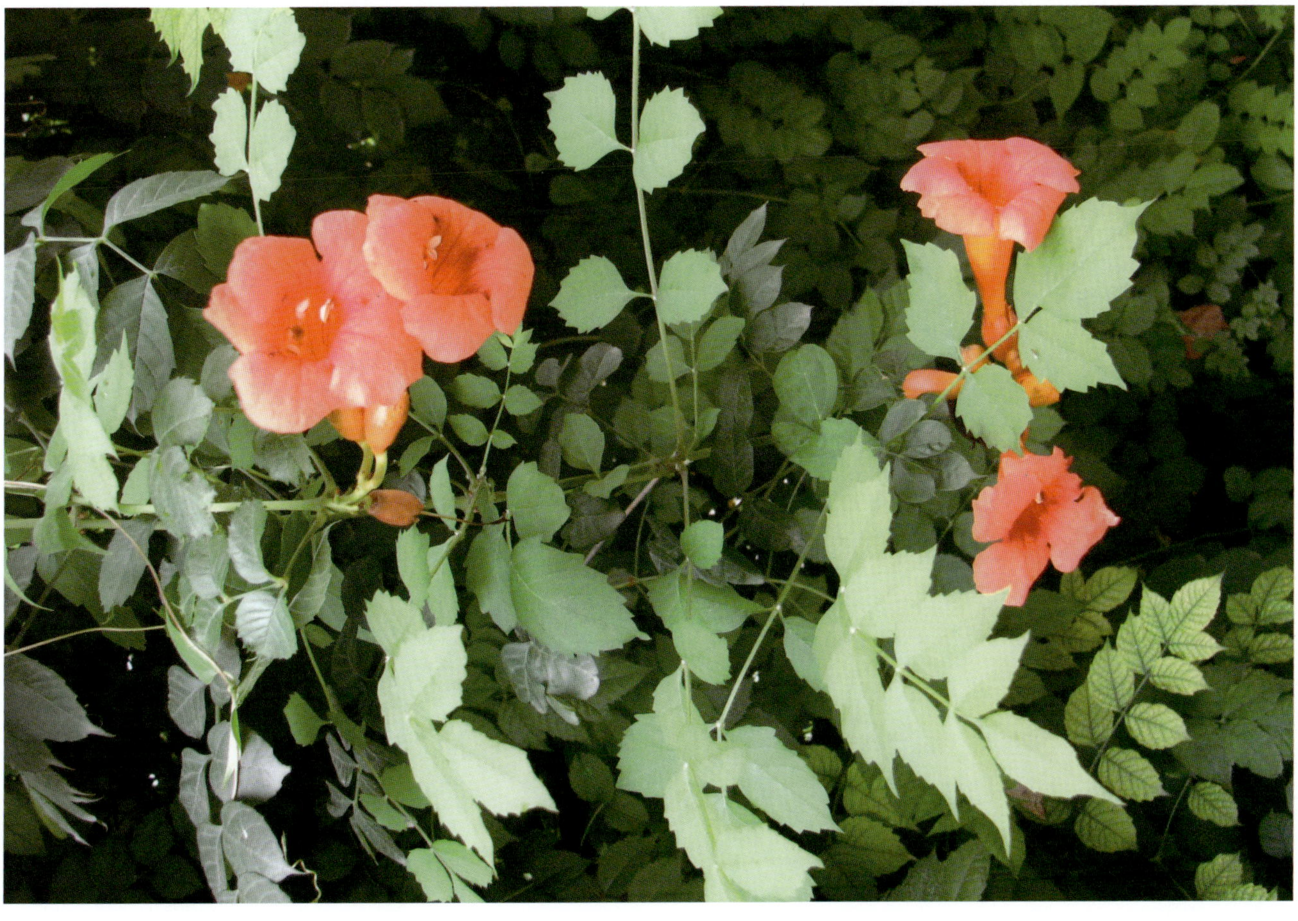

食疗药膳

●南蛇藤酒
原料：凌霄花、南蛇藤（穿山龙）各120克，八角枫根60克，白酒250毫升。
制法：将上3味放入白酒中浸泡7日。
用法：每日临睡前服25毫升。
功效：祛风湿，活血脉。
适用：风湿性筋骨痛、腰痛、关节痛等。

●凌霄花粥
原料：凌霄花25克，粳米100克，冰糖10克。
制法：先将凌霄花洗净，把花粉冲洗干净备用。再把粳米洗净，放入开水锅里煮成稀粥，待粥快好时，放入凌霄花与冰糖，改慢火至粥稠便可食用。
用法：每日早晚温热食服，3～5日为1个疗程，孕妇忌服本粥。
功效：凉血祛瘀。
适用：大便下血、妇女崩漏、皮肤湿癣、风疹、荨麻疹等。

●紫葳根酒
原料：凌霄花根（紫葳根）30克，白酒250毫升。
制法：将凌霄花根入白酒中，浸泡7日即可使用。
用法：每日2次，每次15～30克。
功效：行瘀，祛风。
适用：痛风。

使用注意

破血之品，孕妇及气血虚弱者忌用。

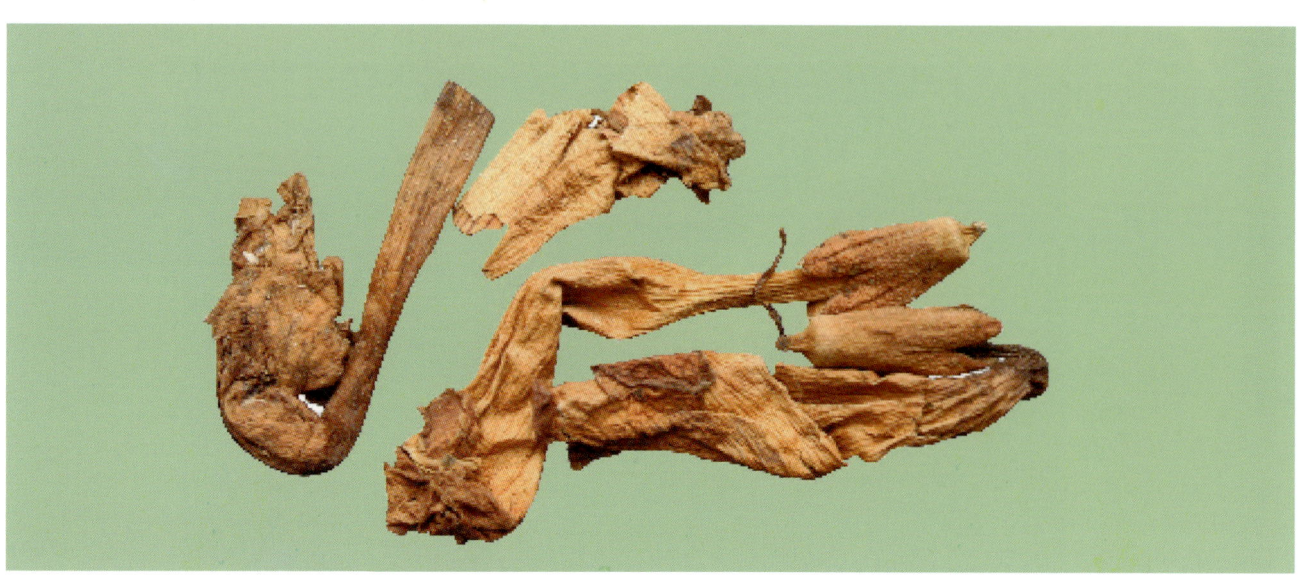

高良姜

- **别名** 风姜、良姜、蛮姜、小良姜、高凉姜、佛手根、海良姜。
- **来源** 本品为姜科植物高良姜 *Alpinia officinarum* Hance 的干燥根茎。

【形态特征】多年生草本，高30~110厘米，根茎棕红色或紫红色。叶互生，叶片线状披针形，先端渐尖或尾尖，基部渐窄，全缘或具不明显的疏钝齿，两面颇净；叶鞘开放抱茎，叶舌膜质，长达3厘米，棕色。总状花序顶生，花序轴被绒毛，小苞片极小，花萼先端不规则3浅圆裂，外被短毛；花冠管漏斗状。蒴果球形，不开裂，被绒毛，熟时橙红色。

【生境分布】生长于山坡、旷野的草地或灌木丛中。分布于广东、广西、台湾等地。

【采收加工】夏末秋初采挖生长4~6年的根茎，除去地上茎、须根及残留鳞片，洗净，切段，晒干。

【性味归经】辛，热。归脾、胃经。

【功能主治】温胃止呕，散寒止痛。用于脘腹冷痛，胃寒呕吐，嗳气吞酸。

【用量用法】内服：3~6克，煎服；研末服，每次3克。

验方 ①**霍乱吐泻：**高良姜（炙令焦香）250克，加酒1000毫升，煮三四沸，一次服完。②**养脾温胃、去冷消痰、宽胸下气：**高良姜、干姜各等份，炮过，研细，加面糊做成丸子，如梧桐子大。每次15丸，饭后服，橘皮汤送下。孕妇忌服。③**牙痛：**高良姜9克，荜茇10克，细辛4克，冰片3克，共研细末，过筛装瓶备用，牙痛时取药粉少许，塞入鼻孔内用力吸入。

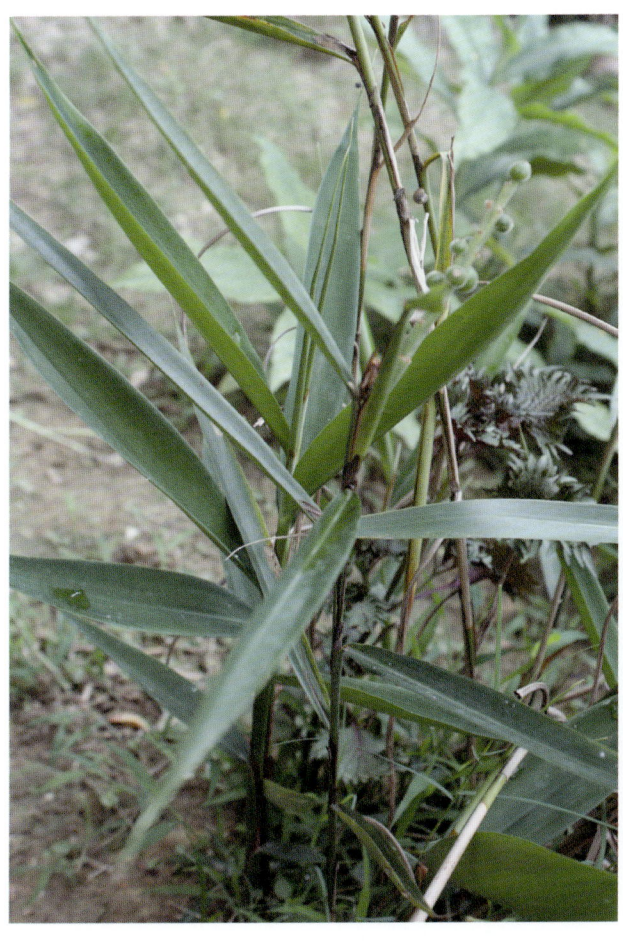
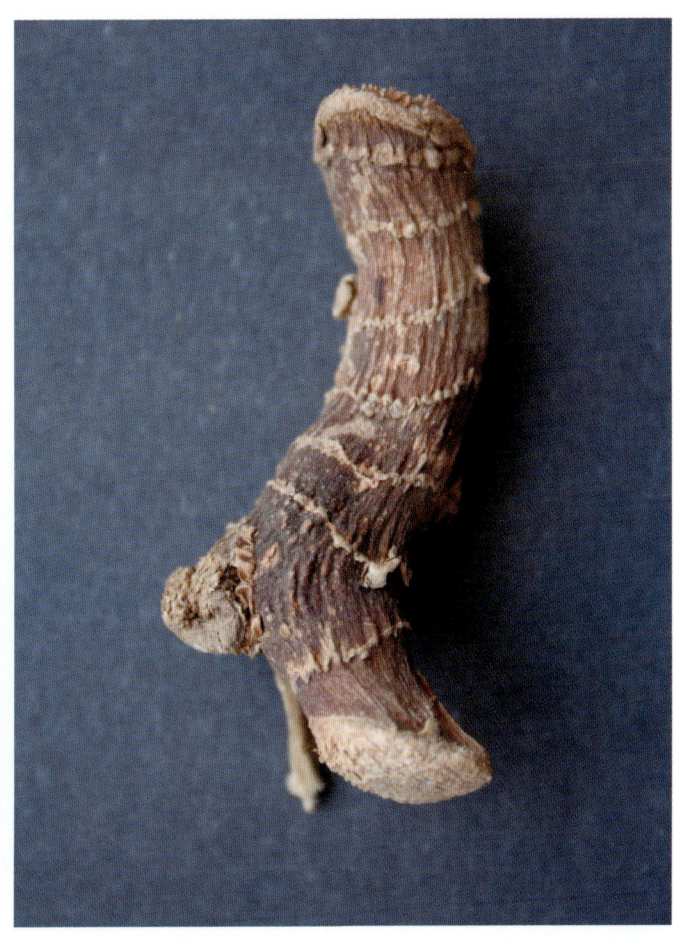

食疗药膳

● 良姜粥
原料：高良姜60克，高粱米50克。
制法：先煮良姜取汁，去滓，用汁煮米成粥即可。
用法：早餐食用。
功效：温中下气，散寒止痛。
适用：胃寒虚冷、心腹冷痛、吐泻、转筋等。

● 高良姜酒
原料：高良姜70克，藿香50克，黄酒500毫升。
制法：先将高良姜用火炙出焦香，打碎，藿香切碎，置砂锅中，加入黄酒，煮沸至3～4沸，过滤去渣即成。
用法：口服。每次15～20毫升，每日2次。霍乱1次顿服150～200毫升。
功效：暖胃散寒，芳香化浊，理气止痛。
适用：胃寒呕吐、脘腹冷痛、霍乱吐痢等。

● 香附良姜鸡肉汤
原料：高良姜15克，香附12克，鸡肉250克，红枣5粒。
制法：鸡肉洗净，去肥油斩件，用开水稍烫过，沥干水；香附、高良姜、红枣（去核）洗净，与鸡肉一起放入沙煲内，加清水适量，大火煮沸后，改用小火煲2小时。
用法：调味随量食用。
功效：行气疏肝，祛寒止痛。
适用：用于溃疡病属肝气犯胃或寒邪犯胃者，症见胃脘胀痛、时发时止、痛连胸胁、呕吐、口淡食少等。

● 良姜陈皮粥
原料：高良姜、陈皮各10克，粳米60克。
制法：将良姜切片，与陈皮、粳米一起熬粥。
用法：温热食用。
功效：温中止痛，行气健脾，燥湿化痰。
适用：脘腹冷痛，呕吐，泄泻，胀满以及痰湿壅滞的咳嗽痰多等。

● 高良姜羊肉汤
原料：高良姜、赤芍药、桂心、当归各5克，羊肉500克，盐、葱、姜、椒各适量。
制法：以上除羊肉外，捣碎包，以水1500毫升，煮取300毫升，去滓即可食用。
用法：不计时候，吃肉喝汤。
功效：温肾散寒止痛。
适用：寒疝、心腹痛，及胁肋里急、不下饮食等。

使用注意
阴虚有热者忌服。

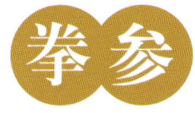

拳参

- **别名** 紫参、山虾、草河车、倒根草。
- **来源** 本品为蓼科多年生草本植物拳参 *Polygonum bistorta* L.的干燥根茎。

【形态特征】多年生草本，高35～85厘米。根茎肥厚，黑褐色。茎单一，无毛，具纵沟纹。基生叶有长柄，叶片长圆披针形或披针形，长10～20厘米，宽2～5厘米，叶基圆钝或截形，延叶柄下延成窄翅，茎生叶互生，向上柄渐短至抱茎。托叶鞘筒状，膜质。总状花序成穗状圆柱形顶生。花小密集，淡红色或白色。瘦果椭圆形，棕褐色，有三棱，稍有光泽。根茎呈扁圆柱形，常弯曲成虾状。长1～1.5厘米，直径1～2.5厘米，两端圆钝或稍细。

【生境分布】生长于草丛、阴湿山坡或林间草甸中。分布于东北、华北及山东、江苏、湖北等地。

【采收加工】春季发芽前或秋季茎叶将枯萎时采挖，除去泥沙，晒干，去须根。

【性味归经】苦、涩，微寒。归肺、肝、大肠经。

【功能主治】清热解毒，消肿，止血。用于赤痢热泻，肺热咳嗽，痈肿瘰疬，口舌生疮，血热吐衄，痔疮出血，蛇虫咬伤。

【用量用法】内服：5～10克，煎服。外用：适量。

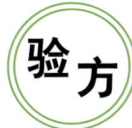

①细菌性痢疾、**肠炎**：拳参50克，水煎服，每日1～2次。②**肺结核**：拳参洗净晒干粉碎，加淀粉调匀压成0.3克的片剂。成人每次4～6片，小儿酌减。③**阴虚久咳、喘嗽**：拳参、蜜百合各9克，沙参、炙甘草各6克，水煎服。④**蛇咬伤**：鲜拳参捣烂外敷，随干随换药。

使用注意

无实火热毒及阴证外疡忌用。

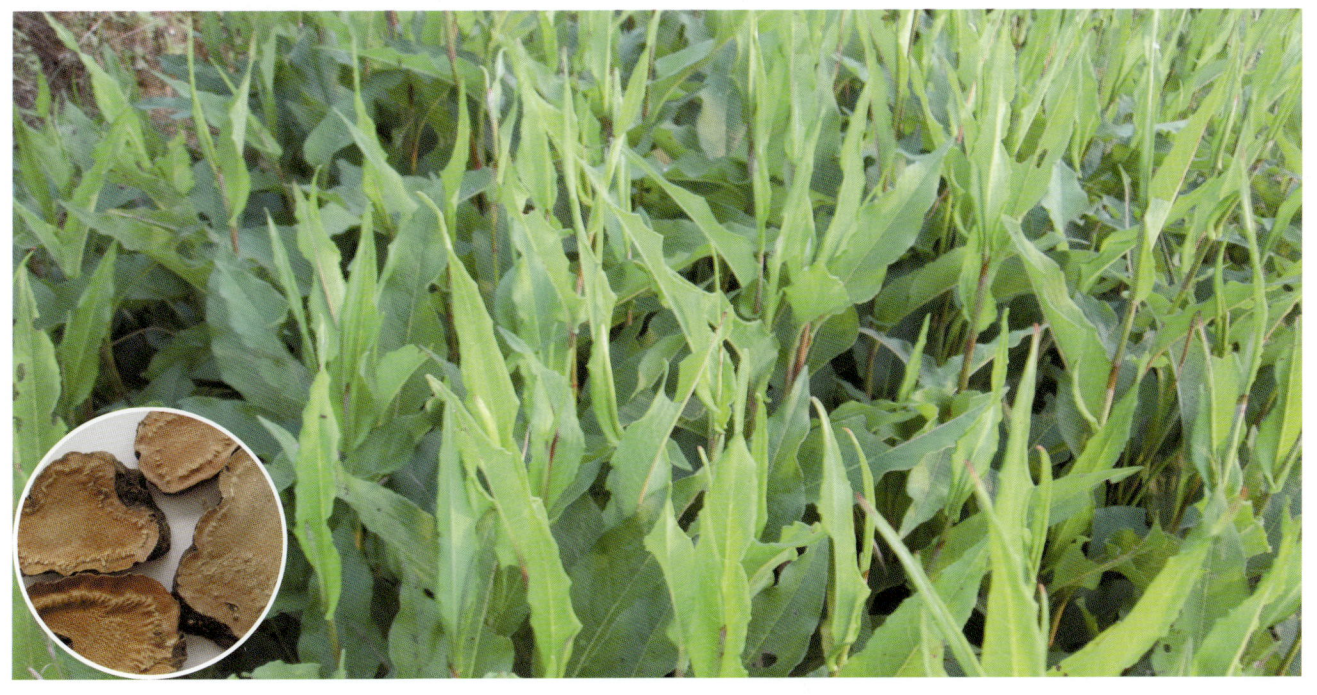

粉葛

- **别名** 干葛、甘葛、葛麻茹、葛子根、葛条根、鸡齐根。
- **来源** 本品为豆科植物甘葛藤 Pueraria thomsonii Benth. 的干燥根。

【形态特征】藤本，根肥大。茎枝被黄褐色短毛或杂有长硬毛。三出复叶，具长柄；托叶披针状长椭圆形，有毛；小叶片菱状卵形至宽卵形，有时3裂，长9～21厘米，宽8～18厘米，先端短渐尖，基部圆形。总状花序腋生；小苞片卵形；花萼钟状，长1.2～1.5厘米，萼齿5，披针形，较萼筒长，被黄色长硬毛；花冠紫色，长1.3～1.8厘米。荚果长椭圆形，扁平；长10～12厘米，宽1～1.2厘米，密被黄褐色长硬毛。种子肾形或圆形。花期6～9月，果期8～10月。

【生境分布】栽培或野生长于山野灌丛和疏林中。分布于广东、广西、四川、云南等地。

【采收加工】秋、冬二季采挖，除去外皮，稍干，截段或再纵切两半或斜切成厚片，干燥。

【性味归经】甘、辛，凉。归脾、胃经。

【功能主治】解肌退热，生津止渴，透疹，升阳止泻，通经活络，解酒毒。用于外感发热头痛，项背强痛，口渴，消渴，麻疹不透，热痢，泄泻，眩晕头痛，中风偏瘫，胸痹心痛，酒毒伤中。

【用量用法】内服：10～15克，煎服。

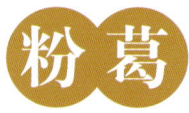

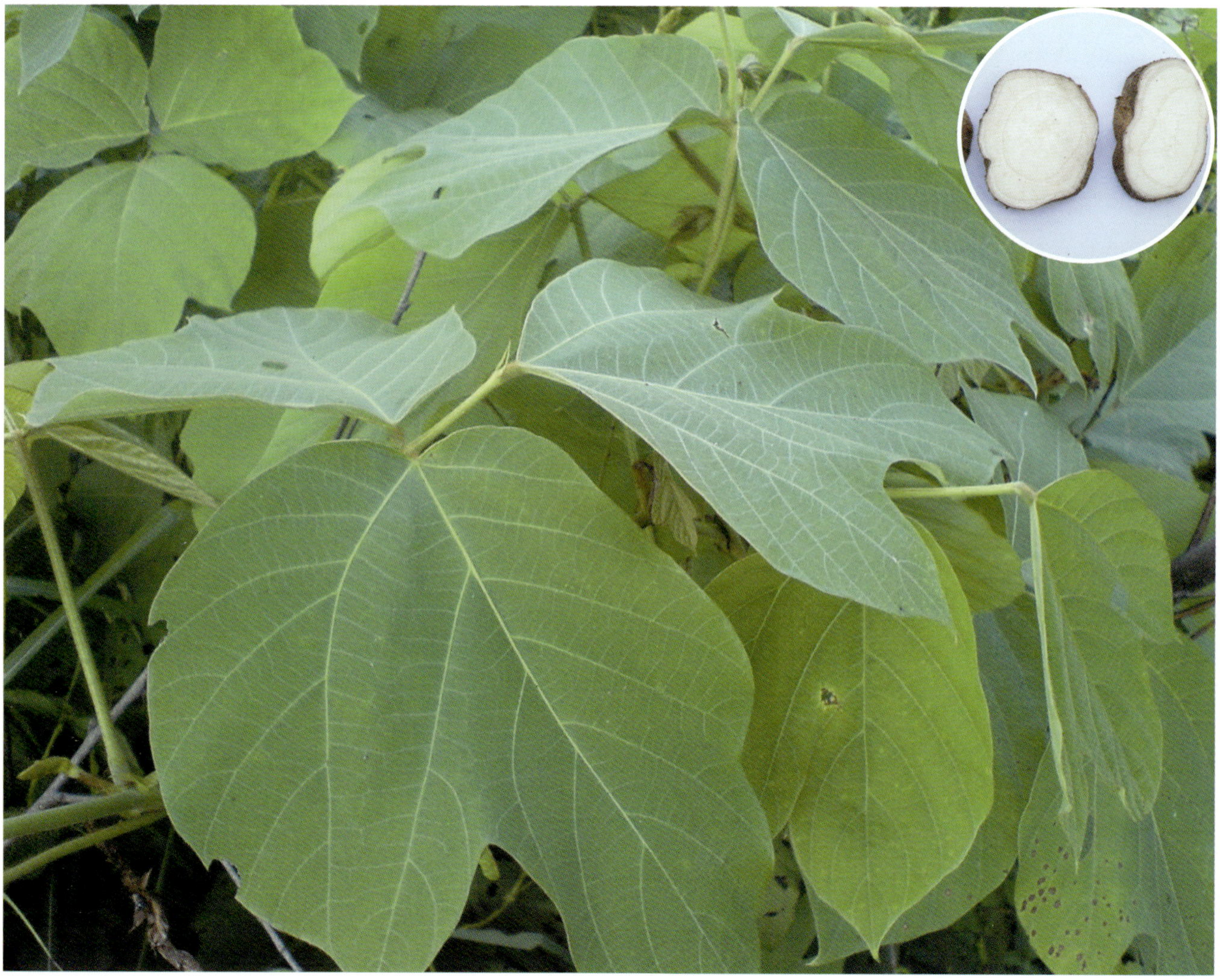

益母草

- **别名** 坤草、益母蒿、益母艾、红花艾。
- **来源** 本品为唇形科植物益母草 Leonurus japonicus Houtt. 的新鲜或干燥地上部分。

【形态特征】一年或二年生草本。幼苗期无茎，基生叶圆心形，浅裂，叶交互对生，有柄，青绿色，质鲜嫩，揉之有汁；下部茎生叶掌状3裂；花前期茎呈方柱形，轮伞花序腋生，华紫色，多脱落。花萼内有小坚果4。花果期6～9月。

【生境分布】生长于山野荒地、田埂、草地等。全国大部分地区均有分布。

【采收加工】鲜品春季幼苗期至初夏花前期采割；干品夏季茎叶茂盛、花未开或初开时采割，晒干，或切段晒干。

【性味归经】苦、辛，微寒。归肝、心包、膀胱经。

【功能主治】活血调经，利尿消肿，清热解毒。用于月经不调，痛经经闭，恶露不尽，水肿尿少，疮疡肿毒。

【用量用法】内服：9～30克；鲜品12～40克，煎服。

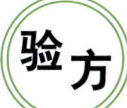

①**痛经**：益母草30克，香附9克，水煎，冲酒服。②**闭经**：益母草90克，橙子30克，红糖50克，水煎服。③**功能失调性子宫出血**：益母草50克，香附15克，鸡蛋2个，加水煮熟，再去壳煮10分钟，去药渣，吃蛋饮汤，每日1次。④**产后腹痛**：益母草50克，生姜30克，大枣20克，红糖15克，加水煎服。

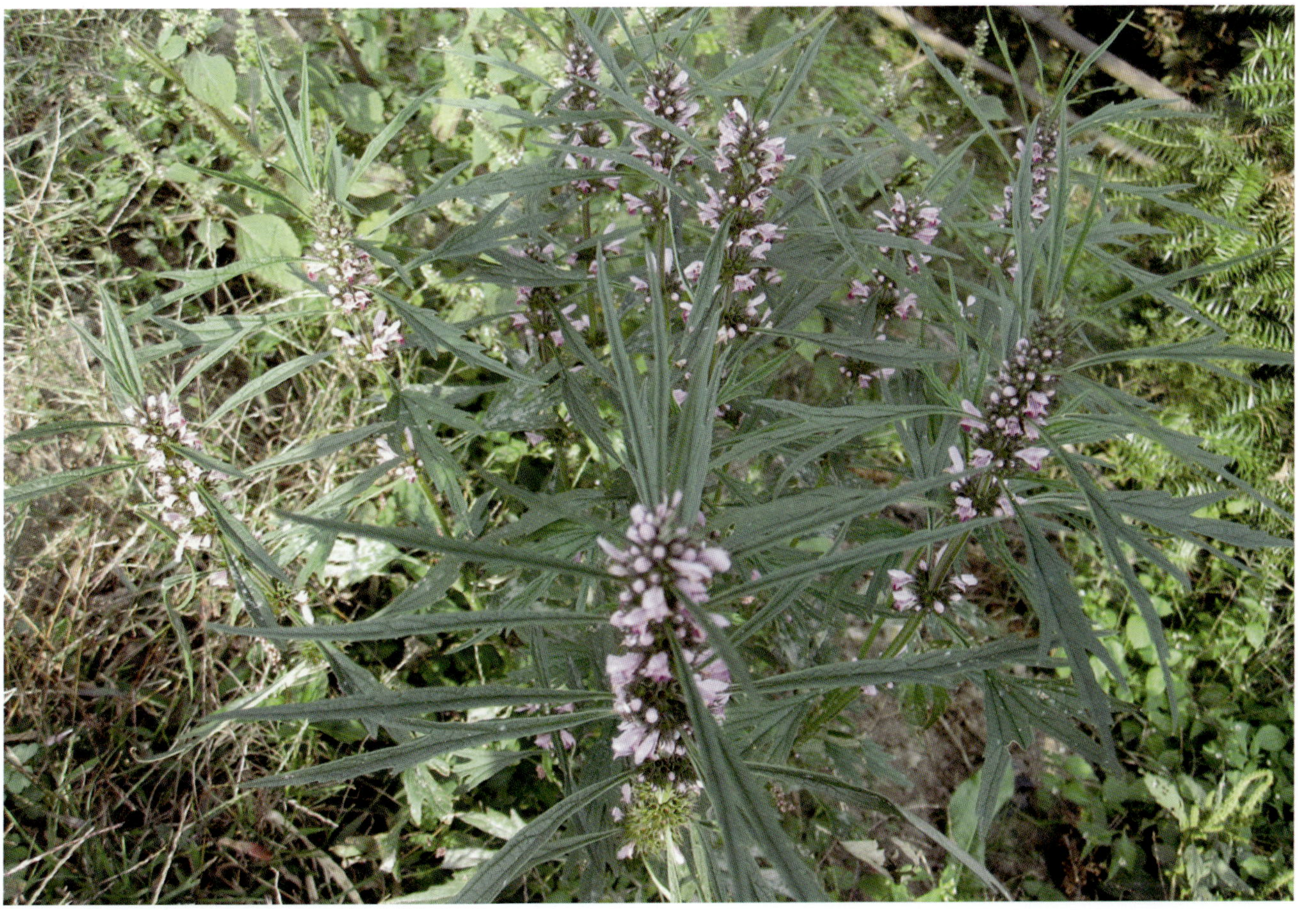

食疗药膳

● 益母羊肉汤

原料：益母草50克，生姜20克，羊肉300克，绍酒、葱各10克，盐8克，味精6克，花生油15克。

制法：羊肉洗净斩块，益母草洗净，生姜切片，葱切段。烧锅下油，将羊肉放入锅中炒至干身，铲起待用。烧锅下油，下姜片、羊肉，放入酒暴香，加入清水、益母草，用慢火煮40分钟，放入盐、味精、葱段即成。

用法：该汤可在经前、经后各食2次。每日1次。

功效：温中散寒，健脾益气，活血祛瘀。

适用：月经不调、痛经、产后恶露不尽等。

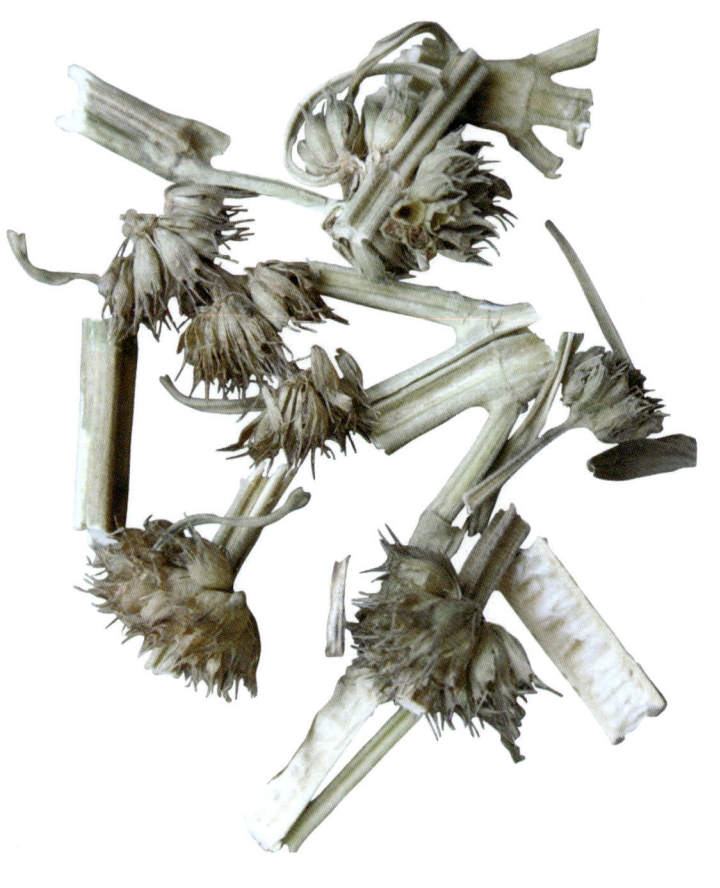

● 益母草陈皮煮鸡蛋

原料：益母草50~60克，陈皮10~15克，鸡蛋2个。

制法：将药物和鸡蛋同入锅，加水煮至蛋熟，剥去蛋壳，再煮片刻，取汁与鸡蛋同服。

用法：每日1剂，顿服，连服5~7日。

功效：扶阳散寒，活血化瘀。

适用：阳气不足、血寒内阻所致的月经延后等。

● 益母草粳米粥

原料：新鲜益母草叶120克（干品减半），粳米60克，红糖30克。

制法：将新鲜益母草叶洗净，切碎，置锅中加水1000毫升，煎取汁700毫升。将粳米淘洗干净，放锅中，兑入药汁，置大火上煮沸，倒入红糖，搅匀，改用小火炖至粥成。

用法：每日2次，供餐，温热服食，连用5~7日。

功效：活血祛瘀。

适用：妇女气滞血瘀所致的月经不调、痛经、崩中漏下、瘀血腹痛等。

● 益母草元胡煮鸡蛋

原料：益母草50~80克，元胡15~25克，鸡蛋2个。

制法：将元胡打碎，与益母草、鸡蛋同放锅内，加水煮，至蛋熟，剥去外壳，再煮10分钟，弃药渣即可。

用法：每日2次，每次吃蛋1个，药汤送服。

功效：行气活血，补中止痛。

适用：脾虚，气血生化之源不足，气虚无力推动血行的痛经。

使用注意

孕妇慎用。

益智

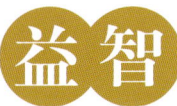

- **别名** 益智仁、益智子。
- **来源** 本品为姜科植物益智 *Alpinia oxyphylla* Miq. 的干燥成熟果实。

【形态特征】多年生草本，高1～3米。根茎延长。茎直立，丛生。叶2列，具短柄；叶片披针形，长20～35厘米，宽3～6厘米，先端尾状渐尖，基部宽楔形，边缘具脱落性小刚毛，基残痕呈细齿状，两面无毛；叶舌膜质，二裂，被淡棕色柔毛。总状花序顶生，在花蕾时包藏于鞘状的总状苞片内；花序轴被极短的柔毛；小花梗长1～2毫米；苞片膜质，棕色；花萼管状，长约1.2厘米，先端3浅齿裂，一侧深裂，外被短柔毛；花冠管与萼管几等长，裂片3，长圆形，长约1.8厘米，上方1片稍大，先端略呈兜状，白色，外被短柔毛；唇瓣倒卵形，长约2厘米，粉红色，并有红色条纹，先端边缘皱波状；侧生退化雄蕊锥状，长约2毫米；雄蕊1，花丝扁平，线形，长约1.2厘米，花药长6～7毫米，药隔先端具圆形鸡冠状附属物；子房下位，密被绒毛。蒴果球形或椭圆形，干时纺锤形，果皮上有明显的纵向维管束条纹，长1.2厘米，直径约1厘米，不开裂，果熟时黄绿色或乳黄色。种子多数，不规则扁圆形，被淡黄色假种皮。花期2～4月，果期5～8月。

【生境分布】生长于林下阴湿处或栽培。分布于广东、雷州半岛、海南岛山区、广西、云南、福建等地。

【采收加工】夏、秋间果实由绿转红时采收，晒干。

【性味归经】辛，温。归肾、脾经。

【功能主治】温肾固精缩尿，温脾止泻摄涎。用于肾虚遗尿，小便频数，遗精白浊，脾寒泄泻，腹中冷痛，口多垂涎。

【用量用法】内服：3～10克，煎汤；或入丸、散。

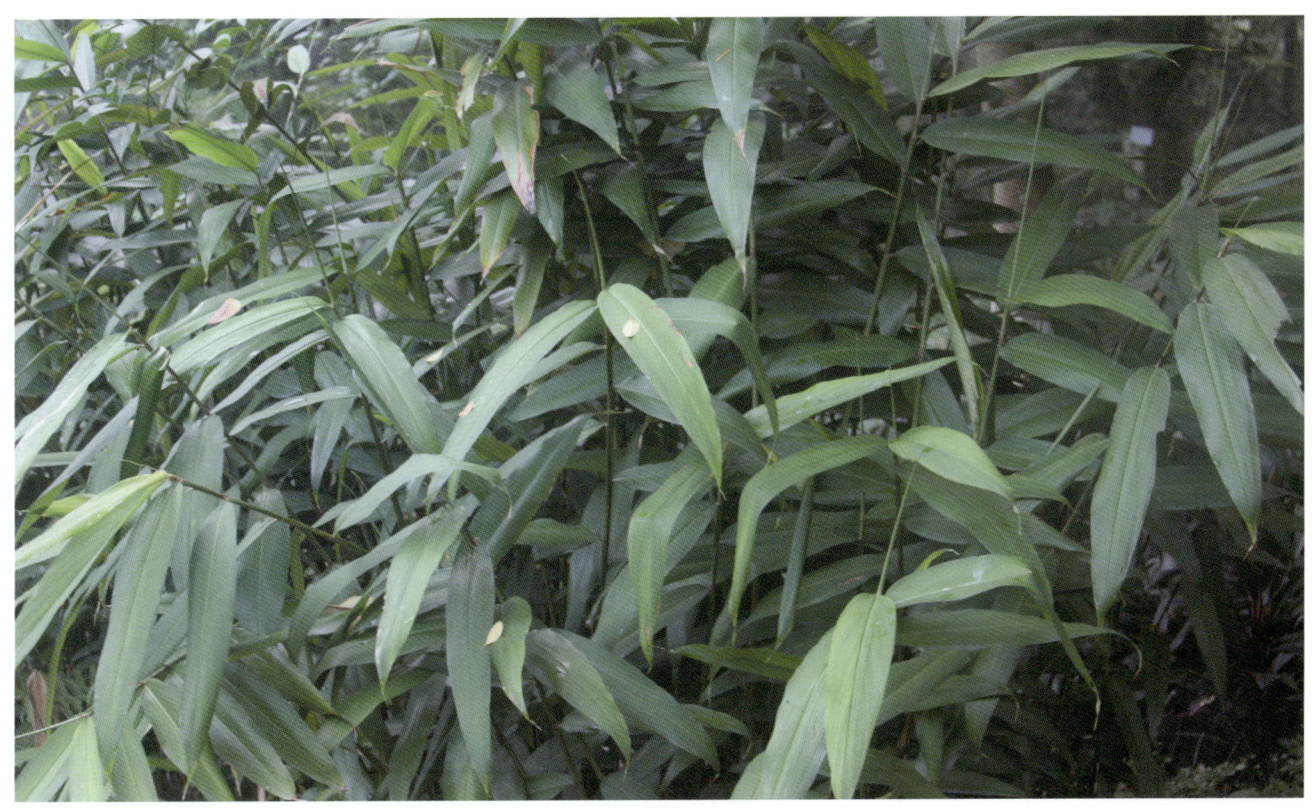

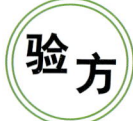

验方

①腹胀腹泻：益智仁100克，浓煎饮用。②妇人崩中：益智仁（炒）碾细，米饮入盐，每次5克。③香口辟臭：益智仁50克，甘草10克，碾粉舔舐。④漏胎下血：益智仁25克，缩砂仁50克，为末，每次15克，空腹白开水送服，每日2次。

食疗药膳

●益智仁粥

原料：益智仁5克，糯米或粳米50克。

制法：先将益智仁焙干，研为细末，过100目筛备用；将糯米洗净，放入沙罐，加水如常法煮至粥熟。下益智仁末，搅匀，加盐少许，稍煮片刻即可。

用法：每日1剂，于空腹时顿服。

功效：补肾益肾，暖脾温中，固精缩尿，止泻摄涎。

适用：肾虚脾寒，下关失约之腰腹冷痛、神疲倦怠、食欲不振、泄泻遗精、阳痿早泄等。

●益智仁炖肉

原料：益智仁10克，牛肉（或猪肉）30克。

制法：将益智仁、牛肉（或猪肉）炖煮至肉熟烂，加调料即成。

用法：每食适量。

功效：健脾益胃，补肾健脑。

适用：儿童食欲不振、发育迟缓等。

使用注意

阴虚火旺者忌服。因热而致遗尿、尿频、崩漏忌用。

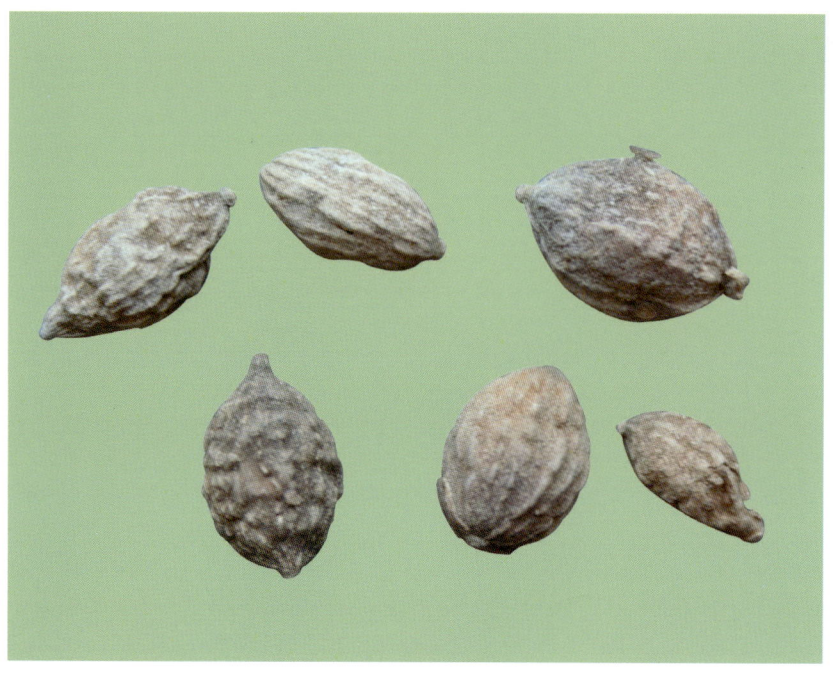
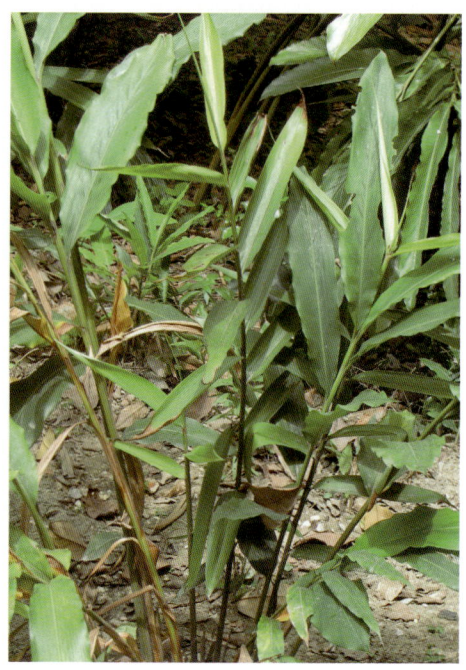

娑罗子

- **别名** 开心果、苏罗子、梭椤子、索罗果。
- **来源** 本品为七叶树科植物七叶树 Aesculus chinensis Bge.、浙江七叶树 Aesculu chin-ensisBge. var. chekiangensis（Hu et Fang）Fang 或天师栗 Aesculus wilsonii Rehd. 的干燥成熟种子。

【形态特征】落叶乔木，高达25米。掌状复叶对生；小叶5～7，长椭圆形或长椭圆状卵形，长9～16厘米，宽3～5.5厘米，先端渐尖，基部楔形，边缘有锯齿，侧脉13～17对，有小叶柄；总叶柄长。圆锥花序大型；花萼筒状；花瓣4，白色，有爪；雄蕊6，花丝不等长；子房上位。蒴果近球形，顶端扁平，棕黄色，有小突起，熟时3瓣裂，种子近球形。花期5～7月，果期8～9月。

【生境分布】生长于低海拔的丛林中，多为栽培，少有野生。分布于浙江、江苏、河南、陕西等地。

【采收加工】秋季果实成熟时采收，除去果皮，晒干或低温干燥。

【性味归经】甘，温。归肝、胃经。

【功能主治】理气宽中，和胃止痛。用于肝胃气滞，胸腹胀闷，胃脘疼痛。

【用量用法】内服：3～9克，煎服。

使用注意

气虚及阴虚者忌用。

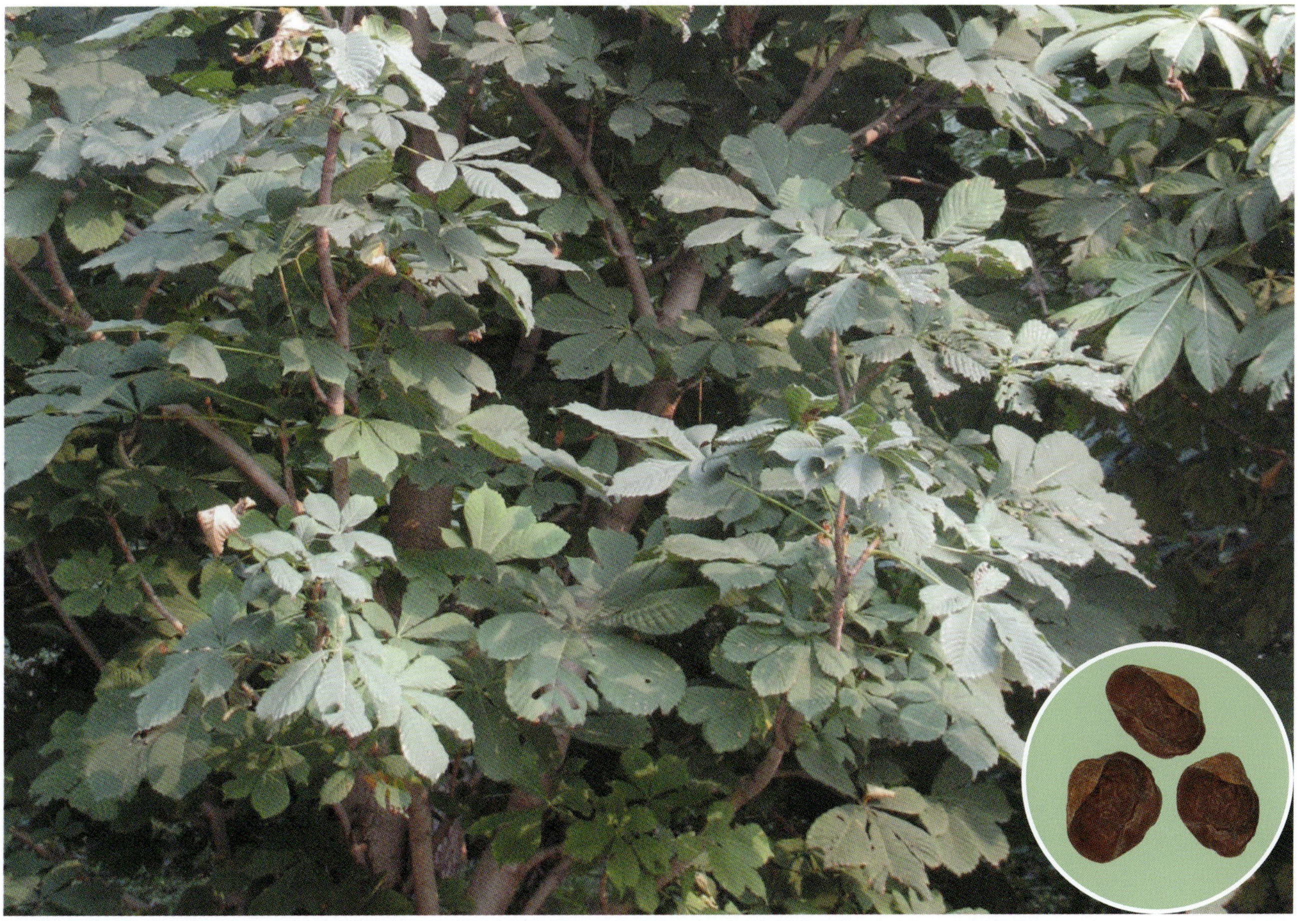

海风藤

- **别名** 老藤、满坑香、大风藤、岩胡椒。
- **来源** 本品为胡椒科常绿攀缘藤本植物海风藤 Piper kadsura (Choisy) Ohwi 的藤茎。

【形态特征】常绿木质藤本，全株有香气。茎枝长约3米，有条棱，具节，节上生不定根，幼枝疏被短柔毛。叶互生，卵形或卵状披针形，长5～8厘米，宽2～6厘米，先端渐尖，基部近圆形，上部叶有时基部近截形，全缘，质稍厚，无毛，上面暗绿色，下面淡绿色，有白色腺点，叶脉5～7条，叶柄长约1厘米。穗状花序与叶对生，花单性，无花被，雌雄异株，雄花序长3～5.5厘米，苞片盾状，雄蕊2枚；雌花序长1～2厘米；浆果近球形，褐黄色，直径3～4毫米。藤茎呈扁长圆柱形，微弯曲，长短不等。

【生境分布】生长于深山的树林中或海岸。分布于广东、福建、台湾等地。

【采收加工】夏秋季采割。切片，晒干，生用。

【药性性能】辛、苦，微温。归肝经。

【功能主治】祛风除湿，通经活络。用于风寒湿痹，肢节疼痛，筋脉拘挛，屈伸不利。

【用量用法】内服：6～12克，煎服；或浸酒。

验方

①**跌打损伤：** 海风藤、山沉香、大血藤、地乌龟、竹根七、红牛膝各适量，泡酒饮之。
②**支气管哮喘、支气管炎：** 海风藤、追地风各60克，白酒500毫升，浸泡1周，每次10毫升，每日2次，早晚空腹时服，服时不可加温。③**冠心病心绞痛：** 海风藤总黄酮注射液160毫克加入10%葡萄糖250毫升中，静脉滴注，每日1次，连续14次为1个疗程，间隔3日进行第2个疗程。

使用注意

心脏病人及孕妇忌服。

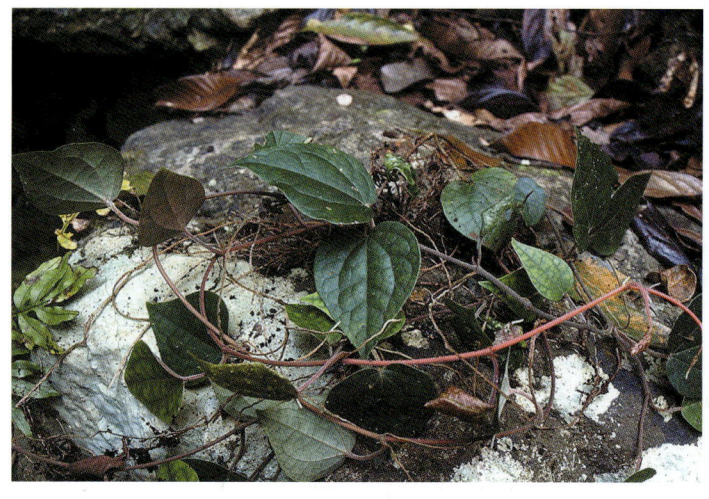
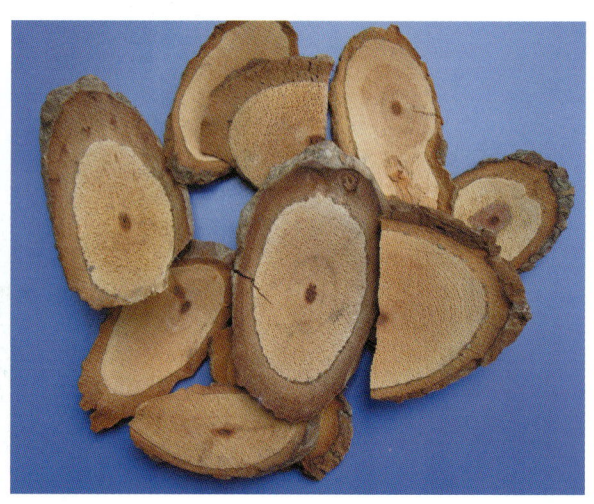